高职高专医药类规划教材

药用化学基础

主　编　唐　雨　王　旭　仲继燕
副主编　林　丽　廖　红　周　倩

中国石化出版社
·北京·

内 容 提 要

本教材依据教育部《“十四五”职业教育规划教材建设实施方案》，按照食品药品与粮食大类、医药卫生类专业教育标准，结合我国高职教育的发展特点和课程特点编写而成。本教材共13章，分为上下两篇。上篇为无机化学(第一章~第四章)；下篇为有机化学(第五章~第十三章)。上篇主要包括元素及其化合物、溶液浓度表示方法、溶液配置等；下篇主要包括烃、醇、酚、醚、醛、酮、醌、羧酸、氨基酸和蛋白质、糖、酯等。

本教材可供高职院校药学相关专业学生使用，也可作为相关专业五年制、成人教育等的教材和其他医药行业人员的参考资料。

图书在版编目(CIP)数据

药用化学基础／唐雨，王旭，仲继燕主编．—北京：中国石化出版社，2024.10.—(高职高专医药类规划教材).—ISBN 978-7-5114-7629-6

Ⅰ. R914

中国国家版本馆CIP数据核字第2024KJ7580号

中国石化出版社出版发行

地址：北京市东城区安定门外大街58号

邮编：100011　电话：(010)57512500

发行部电话：(010)57512575

http://www.sinopec-press.com

E-mail:press@sinopec.com

北京科信印刷有限公司印刷

全国各地新华书店经销

*

787毫米×1092毫米 16开本 11.5印张 276千字

2024年10月第1版　2024年10月第1次印刷

定价：36.00元

《药用化学基础》

编　委　会

主　编　唐　雨　王　旭　仲继燕

副主编　林　丽　廖　红　周　倩

主　审　张嘉杨　冉龙富

编　委（按姓氏笔画为序）

丁世环（重庆能源职业学院）

王　旭（中国石油天然气管道工程有限公司）

王小红（重庆市万和药房连锁有限公司）

叶　红（重庆九州通医药有限公司）

仲继燕（重庆能源职业学院）

李　洋（重庆江津第一中学）

李梦连（重庆港力环保股份有限公司）

张雪梅（华邦制药有限公司）

林　丽（重庆能源职业学院）

周　倩（重庆能源职业学院）

唐　雨（重庆能源职业学院）

唐　欣（重庆轻工职业学院）

黄游洪（重庆唐氏药业有限公司）

鲁群岷（重庆能源职业学院）

蒋南芳（重庆工程职业技术学院）

廖　红（重庆能源职业学院）

前言

本教材突出基础课程服务专业教学的整体原则，围绕“依据专业培养和后续课程需求→确定课程知识和技能需求→整合课程内容→形成基础知识和实训任务”的指导思想；体现理论知识适度、药学应用能力强、知识面宽、综合素质高的编写要求。主要特色包括：

1. 依托专业，定位准确

教材力求与生产生活实践、社会需求接轨，教材的深度和广度符合专业教学要求和特定对象、特定层次的培养目标，突出体现行业企业特色，科学设计教学活动和实训内容，使之更加符合教改实际、适应药学类人才培养要求和支撑后续专业课程的需要。

2. 夯实基础，整体优化

以培养高素质、创新型药学类人才为宗旨，以体现医药用化学基本理论、基本知识、基本思维、基本技能为指导，优化整合教学内容、科学设计教学活动、针对性选择实训项目，既综合考虑药学类专业的需要，又充分体现学科自身特点，注意与后续课程的有机衔接，确保知识点结合完备，内容精练、完整，切合教学实际。

3. 纸质数字，融合发展

教材编写充分体现与现代信息技术、现代药学发展融合的理念，充分培养学生的自主探索和创新精神，将微课视频、网络增值等学习方式融入教材建设，开发新媒体形式教材。

4. 校企合作，与时俱进

为了实现与专业课程的“零对接”，教材编写团队特别邀请了一批具有丰富经验的行业专家、专业课教师参与编写工作，教材课堂活动、案例选取具有很强的专业针对性，确保教材内容紧贴教学目标，符合现代职业教育教材建设的要求。

本教材的编写得到了高职院校和校企合作单位的积极支持和指导。参与编写人员有：唐雨(第一、二、三、四章)、丁世环(第五、六章)、仲继燕(绪论、第七、八章)、林丽(第九章)、廖红(第十、十一章)、蒋南芳(第十二章)、鲁群岷、李洋(第十三章 第一、二节)、张雪梅。全书由唐雨统稿。

由于时间仓促，编者水平有限，书中难免有不足之处，恳请读者与同行批评指正。

编　者

2024 年 7 月

目 录

上篇　无机化学部分

下篇 有机化学部分

绪　论

化学是在原子、分子层次上研究物质的组成、结构、性质、转化及其应用的一门自然科学。化学的研究对象是物质，其显著特点是从微观的角度研究物质，如从分子、原子、离子角度入手，探讨自然界的奥秘。

药用化学主要研究化学中与药学有密切联系的物质组成、结构、性质及其变化规律的学科。

一、化学的发展

化学源自生活和生产实践，历史悠久而又充满活力，是人类认识、改造自然的重要方法和有力工具。从石器时代到青铜器时代，再到铁器时代，人们学会了用陶土烧制陶瓷，用矿石冶炼金属，创造了光辉灿烂的古代文明。在长期的生活和生产实践中，人们积累了大量有关物质及其变化的实用知识和技能。例如，我国明代李时珍(1518—1593 年)的《本草纲目》和宋应星(1587—约 1666 年)的《天工开物》等著作中，都蕴含着丰富的化学知识和经验，当时的化学还处于孕育和萌芽状态。17 世纪中叶以后，化学开始走上以科学实验为基础的发展道路。在后来的 200 多年里逐渐形成了独立的学科体系。科学的元素概念、燃烧的氧化学说、原子和分子学说等奠定了近代化学的基础。19 世纪中叶元素周期律的发现、分子结构学说的提出以及 20 世纪初以来原子结构的化学研究内容非常丰富。随着人们研究的逐步深入，到 19 世纪末 20 世纪初，化学形成了四大分支：研究无机物的组成、结构、性质及其应用的无机化学；研究碳氢化合物及其衍生物的有机化学；研究物质化学组成及含量的分析化学；运用物理学原理和实验方法研究物质化学变化基本规律的物理化学。

从 20 世纪开始，在现代科学技术方法和手段的帮助下，化学在理论、研究方法、实验技术和应用方面发生了深刻的变化，又衍生出许多新的分支，如高分子化学、生物化学和分子生物学等。同时，化学在其发展过程中还与其他学科相互渗透、相互融合、相互交叉，形成了多种边缘学科和交叉学科，如医用化学、药物化学、材料化学、食品化学、环境化学、生物化学等。

20 世纪生命化学的崛起，给古老的生物学注入了新的活力，人们在分子水平上为破解生命的奥秘打开了一个又一个通道。从 20 世纪初开始的生物小分子到后来的生物大分子(多糖、蛋白质、核酸等)的化学研究，先后有多项成果获得诺贝尔奖。特别是 1953 年 DNA 分子双螺旋结构模型的提出，为整个生命科学带来了一场深刻的革命。在研究生命现象的领域，化学不仅提供了技术和方法，还提供了理论依据。

二、化学对人类社会发展的贡献

化学的研究成果为生命科学、医药学、环境科学、材料科学等提供了极大的帮助，对推动社会的发展和人类文明的进程起着重要的作用。早在数千年之前，人类就开始利用黏土烧制陶瓷器具，利用矿石冶炼青铜器，利用木炭炼铁，利用谷物酿酒、制醋等。这些技术的应用有力地推动了当时社会的发展和进步。作为四大文明古国之一，我国是世界上使用陶瓷、冶金、火药、造纸、酿造和印染等较早的国家。尤其是火药与造纸，都是化学发展的标志性产物，是中华民族对人类文明的重大贡献。近代，著名科学家侯德榜(1890—1974 年)作为我国化学工业的奠基人之一和世界制碱业的权威，发明了侯氏制碱法，主持建成亚洲第一座纯碱厂，1926 年，中国“红三角”牌纯碱参加万国博览会，获金质奖章。20 世纪 40—50 年代，侯德榜又发明了连续生产纯碱与氯化铵的联合制碱工艺，以及碳化法合成氨流程制碳酸氢铵化肥工艺，并在 20 世纪 60 年代实现了工业化和大面积推广。

随着社会的发展，人们越来越善于运用化学的观点来观察和思考社会问题，用化学知识来分析和解决社会问题，如粮食问题、能源问题、环境污染等。德国物理化学家哈伯(Haber)于 1908 年发明高压合成氨工艺，今天我们仍然利用空气、水、煤、石油、天然气等生产合成氨，进而用于生产氮肥(约 80%)，或用作化工原料(约 20%)。合成氨方法生产的氮肥如尿素等，为农作物提供了更多的养料，使粮食增产，缓解了全球人口的饥饿问题。合成氨方法的发明是 20 世纪科学领域中最辉煌的成就之一，为此，Haber 获得了 1918 年诺贝尔化学奖。氮肥可以使粮食增产，杀虫剂、除草剂等的作用也是毋庸置疑的。我国粮食作物由于使用化学农药，每年挽回的粮食损失约占总产量的 7%，挽回棉花损失占总产量的 18%左右，这对于人口众多、耕地面积越来越少的我国，在缓解人口与粮食矛盾方面发挥了极其重要的作用。由高分子化学发展形成的三大合成材料——塑料、合成橡胶、合成纤维制成的日常用品，如服装、鞋帽、脸盆、大棚膜、装饰板、橡皮、轮胎、电线电缆等不胜枚举。石油化工行业生产的产品已有 3000 多种，涉及轻工、军工、建筑、包装、纺织、电子、农药、医药等许多领域。化学在改善人民生活、提高人类健康等方面做出了巨大贡献。

三、化学与医药学的关系

药物化学家起初从细菌、植物、动物体材料中提取有一定疗效的化学药物，后来对天然药物进行结构改造或人工合成，生产了大批的临床有效药物，如青霉素、阿司匹林、普鲁卡因、磺胺类药、蒿甲醚等，为人类的健康提供了强有力的保障。

早在 1797 年英国化学家戴维(Davy)发现笑气(氧化亚氮，N_2O)具有止痛作用，1844 年，笑气被一位美国牙医用于牙科手术麻醉。后来研究发现乙醚具有更有效的麻醉作用，但易挥发不易控制，随后促进了合成药的发展，将乙烯与乙醚合成为乙烯基乙醚，麻醉效果好、毒性小，被用于临床外科，后来又合成许多更好的麻醉剂。麻醉剂的广泛应用是当代外科学发展的重要基础。

阿司匹林是具有一百多年历史的解热镇痛药，最早由德国化学家霍夫曼(Hofmann)于 1897 年利用从柳树皮提取的水杨酸与醋酸酐合成的。阿司匹林不仅具有解热、镇痛、抗炎、抗风湿的作用，后来发现它还具有扩张血管、防治心脑血管病等作用，为人类健康作出了重要贡献，被誉为“世纪神药”。

1928 年英国细菌学家弗莱明(Fleming)偶然发现了青霉菌具有杀菌作用，并将其分泌的物质称为青霉素，找到了攻克细菌的妙方。此后，英国生化学家钱恩(Ernst Boris Chain)和病理学家弗洛里(Howard Florey)进一步进行了研究，从青霉菌中提取了青霉素。在第二次世界大战中，青霉素的使用拯救了无数伤口感染的士兵。当时，有人将青霉素与原子弹、雷达并列为第二次世界大战期间的三大科学发明。抗生素的发现具有划时代意义，彻底扭转了人类在细菌性疾病面前束手无策、坐以待毙的被动局面。第一次世界大战期间，死于伤口感染的士兵数量远远高于战场阵亡的人数，那时人们的生命极其脆弱，破伤风、败血症、链球菌感染，甚至轻微的皮肤擦伤都可能丢掉性命。时隔 20 年，第二次世界大战期间，抗生素的发现和应用拯救了无数士兵的生命，战争结束后我们也迎来了属于抗生素的黄金时代。然而，所有的一切都源于青霉素这个 20 世纪最伟大的发现之一，它从意外发现到应用这段波澜壮阔的历史足以惊叹世人。但早期青霉素的合成和大规模生产极为困难，后来在各方的努力下人们才将其实现了商品化，但生产方法却始终依赖青霉菌或者改良的青霉菌，效率很低。1945 年英国化学家霍奇金(Hodgkin)利用 X 射线晶体仪测定了青霉素的分子结构，为后来实现青霉素的化学合成奠定了基础。这一发现震惊了世界，也成为结晶学新时代的开端之举。

1932 年德国药物化学家多马克(Domagk)发现了一种红色偶氮染料——百浪多息，使一位患细菌性败血症的女孩得以康复，后来研究发现，百浪多息在体内分解为对氨基苯磺酰胺而具有杀菌作用。在此基础上，化学家制备了许多新型的磺胺类药物(如磺胺甲噁唑、甲氧苄啶)用于临床感染性疾病的治疗。

1965 年，我国科学家在世界上第一次用化学方法合成了具有生物活性的蛋白质——结晶牛胰岛素，20 世纪 80 年代，又在世界上首次用人工方法合成了一种具有与天然分子相同的化学结构和完整生物活性的核糖核酸，为人类揭开生命奥秘作出了贡献。21 世纪以来，我国化学科学与技术的发展更加迅速，在基础研究领域和经济发展中取得了许多有影响力的成果，为建设创新型国家作出了重要贡献。

我国第一位获得诺贝尔生理学或医学奖的本土科学家屠呦呦一生致力于中国现代中草药研究，她从东晋葛洪《肘后备急方》中对青蒿截疟的记载——“青蒿一握，以水二升渍，绞取汁，尽服之”中获得灵感，不断探索研究，发现了治疗疟疾的新药——青蒿素，已拯救了全球数百万疟疾患者的生命。为了表彰屠呦呦所作的贡献，2011 年屠呦呦获得拉斯克奖，2015 年授予其诺贝尔生理学或医学奖。

化学及化学药物对于人类生命与健康的贡献不胜枚举。

上篇 无机化学部分

第一章　元素及其化合物

具有相同核电荷数(即核内质子数)的同一类原子总称为元素。也就是说同种元素原子的质子数一定相同。那么中子数是不是也相同呢?

氢元素有三种原子，分别是氕(H)、氘(D)、氚(T)，这三种原子的原子核中只有1个质子，原子核外只有1个电子，不同的是，氕原子核中没有中子，氘原子核中有1个中子，氚原子核中有2个中子。人们把质子数相同而中子数不同的同一元素的原子互称为同位素。氕、氘、氚就是氢元素的三种同位素。许多元素都有同位素，例如，碳元素有三种同位素：^{12}C、^{13}C、^{14}C。

自然界中的同位素可分为稳定同位素和放射性同位素，放射性同位素能自发地放射出肉眼看不见的α、β或γ射线，稳定同位素则不能。例如，氢元素中的氘、氚是放射性同位素，氕是稳定同位素。放射性同位素在医学上有着广泛的应用，可用于临床诊断、放射治疗及医学研究。

知识拓展1

放射性同位素在医学上的应用

放射性同位素在医学领域中有着广泛的应用，无论是从研究、诊疗、治疗，还是防治方面都发挥着重要作用。例如，氧-14同位素示踪法可用于研究生物体内的氧代谢过程、放射性碘-131可用于测定甲状腺功能、铁-59可用于测定体内铁的含量和分布规律、钾-40可用于测定体内钾的含量和分布规律等。放射性同位素在医学治疗中也有着重要的应用。放射性碘-131可用于治疗甲状腺功能亢进和甲状腺癌等疾病，铀-238可用于治疗皮肤癌和前列腺癌等疾病，锶-89可用于治疗骨转移性疼痛等疾病。这些放射性同位素可以通过适当的剂量和途径，促进机体的恢复和自我修复能力，在治疗过程中，可刺激病变的组织细胞死亡，减轻疾病的症状和疼痛，提高患者的生活质量。

第一节　原子结构

原子是物质的基本单位，是构成化学元素的最小粒子。原子由带正电荷的原子核和围绕核运动的带负电荷的电子组成。原子核由质子和中子构成，而电子则绕着原子核运行在不同的能级轨道上。原子的特性和结构决定了物质的化学性质和反应行为。不同种类的原子组合形成各种不同的化学物质，而原子内部的质子数决定了元素的原子序数。原子通过化学反应和核反应来进行能量和物质的转化。

原子中存在如下关系：原子序数=核电荷数=核内质子数=核外电子数

一、原子结构示意图

根据原子核外电子排布规律，Na、Cl的原子结构示意图如下：

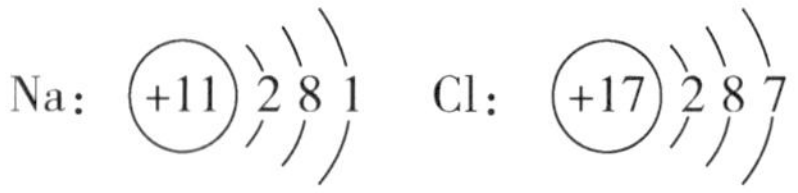

从钠原子的原子结构示意图可以看出，钠原子有 3 个电子层，最外层有 1 个电子，在元素周期表中的位置是第三周期，第 Ⅰ A 族，是典型的金属元素。从氯原子的原子结构示意图可以看出，氯原子有 3 个电子层，最外层有 7 个电子，在元素周期表中的位置是第三周期，第ⅦA族，是典型的非金属元素。

课堂活动

回顾：(1)请写出 1~20 号元素的名称、化学符号和原子结构示意图。

(2)请写出铁、铜、锌、钡、银、铂、硒、锰、溴、铅、砷、汞、碘的化学符号。

二、化学键

元素周期表中有 118 种元素，由这些元素所组成的物质却数以千万计。那么，元素的原子是通过什么作用形成这么多物质的呢？

原子和原子能够相互结合，说明它们之间一定存在着某种相互作用。我们将分子中相邻原子之间强烈的相互作用称为化学键。根据相互作用的方式不同，化学键可以分为离子键、共价键等不同类型。

1. 离子键

我们以氯化钠为例，讨论离子键的形成。从钠原子和氯原子的原子结构示意图可以看出，钠原子最外层有 1 个电子，容易失去，形成带 1 个单位正电荷的 Na^{+}，从而达到最外层 8 电子的稳定结构；而氯原子最外层有 7 个电子，容易获得 1 个电子，形成带 1 个单位负电荷的 Cl^{-}，也达到最外层 8 电子的稳定结构。钠与氯气反应时，钠原子最外层的 1 个电子移到了氯原子的最外电子层。钠离子(Na^{+})和氯离子(Cl^{-})这两种带有相反电荷的离子通过静电作用结合在一起，形成了氯化钠(图 1-1)。

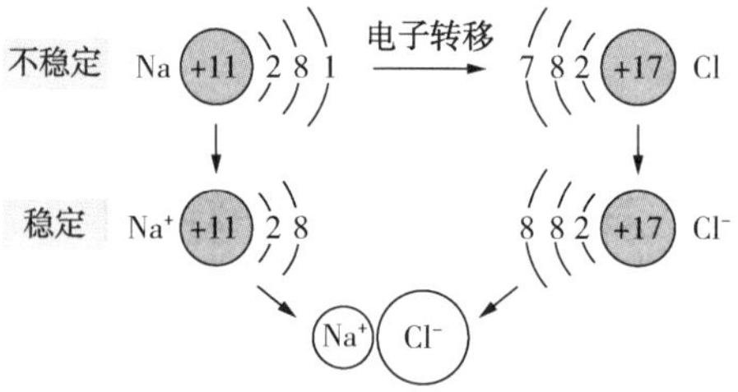

图 1-1　氯化钠的形成

这种阴、阳离子通过静电作用形成的化学键，称为离子键。

一般活泼的金属元素(如 K、Na、Ca、Ba)与活泼的非金属元素(如 F、Cl、O)之间化合时易形成离子键。以离子键结合形成的化合物称为离子化合物，如 NaCl、KBr 等。

2. 共价键

以氯化氢为例，讨论共价键的形成。当氢原子和氯原子相互作用时，氢原子需获得一个电子，达到最外层 2 个电子的稳定结构；而氯原子也需获得 1 个电子，达到最外层 8 电子的稳定结构，因此，氢、氯原子是通过原子之间共用电子对使每个原子具有稳定的稀有气体原子的电子层结构。这种由 2 个原子各提供 1 个电子形成的电子对，称为共用电子对。分子中原子之间通过共用电子对形成的化学键称为共价键。非金属原子相互化合时，易形成共价键。如 Cl_2、H_2、H_2O 都是由共价键形成的(图 1-2)。

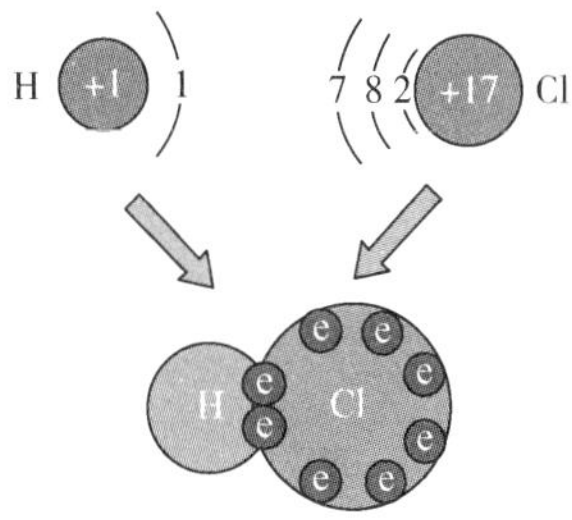

图 1-2　氯化氢的形成

共价键的形成过程可用电子式表示，如氢气分子的形成：H·+·H ⟶ H：H(小黑点表示原子的最外层电子)。

形成共价键的共用电子对也可以用"—"表示，如果 2 个原子之间共用一对电子，则形成的共价键称为单键；共用两对电子形成的共价键称为双键，用"═"表示；共用三对电子形成的共价键称为三键，用"≡"表示，用这种方法表示分子结构的式子称为结构式，例如：

氯化氢 H—Cl　　　氧气 O═O　　　水 H—O—H

课堂活动

思考：(1)氧化钠、甲烷这种物质中原子和原子之间是离子键还是共价键？

(2)用电子式表示水分子、氧分子、甲烷分子的形成过程。

第二节　生物元素

在已知的百余种元素中，人们认为生命必需元素有 20 多种，包括氢、硼、碳、氮、氧、氟、钠、镁、硅、磷、硫、氯、钾、钙、钒、铬、锰、铁、钴、镍、铜、锌、砷、硒、溴、碘等。生物元素是维持有机生物体正常生物功能不可或缺的化学元素，又称为营养元素。

一、生物元素的生理功能

生物元素在生物体内起到的生理和生化作用，即为生物元素的生理功能。体现的生理功能主要包括以下几个方面：

(1) 结构材料：无机元素中 Ca、P 可构成硬组织，C、H、O、N、S 可构成有机大分子。

(2) 运载功能：人对某些元素和物质的吸收、输送、传递，物质能量在体内的代谢过程，需要载体介质，金属离子或金属离子的配合物在这些过程中起重要作用。如含有 Fe^{2+} 的血红蛋白，对 O_2、CO_2有运载作用。

(3) 组成金属酶：作为酶的激活剂，人体内约有 1/4 的酶的活性与金属离子有关。金属酶是指金属离子参与酶的固定组成。有些酶需要金属离子存在才能被激活并发挥催化功能，这些酶称为金属激活酶。如金属锌，不仅是碳酸酚酶、DNA 聚合酶、RNA 聚合酶等几十种酶的必需成分，而且也是近百种酶的激活剂。酪氨酸酶不仅是一种氧化酶，而且是调控黑色素生成的限速酶。

(4) 调节体液的物理、化学特性：体液主要是由水和溶解于其中的电解质组成的，生物体的大多数生命活动是在体液中进行的。如 Na、K、Cl 可维持体液中水、电解质、酸碱平衡，保证体内正常的生理、生化功能。

(5) 充当"信使"作用：生物体需要不断协调机体内各种生物过程，需要有传递各种信息的完善体系。如Ca^{2+}是细胞中功能最多的“信使”，当钙媒介蛋白质与Ca^{2+}结合而被激活后，可调节多种酶的活性。因此，Ca^{2+}起到传递某种生命信息的作用。

常见的生物元素在人体中的主要生理功能见表1-1。

表1-1　生物元素在人体中的主要生理功能

元素名称	主要生理功能
碳、氢、氧	蛋白质、脂肪、碳水化合物、核糖核酸的组成成分
氮	某些蛋白质、核糖核酸的组成成分
氟	人体骨骼成长必需的元素，如牙齿、细胞壁的形成
硅	骨骼、软骨形成的初期阶段所必需的元素，能参与排除体内铝元素
碘	甲状腺素的组成成分，参与甲状腺素的合成
硫	某些蛋白质、硫胺素的成分
硒	谷胱甘肽过氧化酶的必要构成组分，与肝功能代谢有关，具有抗衰老、抗癌的生理作用
磷	存在于ATP等之中，是生物合成与代谢必需的元素
氯	细胞外的阴离子(Cl^-)，维持体液平衡
钾	细胞内的阳离子(K^+)，维持体液平衡，参与神经信息的传递
钠	细胞外的阳离子(Na^+)，维持体液平衡，参与神经信息的传递
钙	骨骼、牙齿的主要组分；神经传递和肌肉收缩必需的元素
镁	叶绿素的重要组成部分；可参与三百种酶促反应，如糖酵解、脂肪酸氧化、蛋白质合成，以及核酸代谢等；对神经、肌肉产生兴奋或抑制作用
锌	可以直接参与胰岛素的合成与分泌、稳定胰岛素的结构与功能；许多酶的活性中心；维持维生素A的正常代谢功能；能促进人体正常生长发育，增强食欲，增强人体免疫功能
锰	酶的激活剂；光合作用中水分解必需的元素；与骨骼形成、维生素C合成有关
铁	组成血红蛋白、细胞色素、铁-硫蛋白等，参与氧气输送
钴	维生素B_{12}的成分
铜	可参与造血过程，调节体内铁的吸收、运送、利用
钼	黄素氧化酶、固氮酶等必需的元素，抑制食管和肾对亚硝胺的吸收
钒	促进牙齿的矿化，能降低血液中胆固醇的含量
铬(Ⅲ)	胃蛋白酶的重要组分，促进葡萄糖的利用，辅助胰岛素降糖
锡	促进蛋白质和核酸的合成，有利于身体的生长发育
镍	促进体内铁的吸收，促进红细胞的增长、氨基酸的合成、酶的激活

知识拓展2

生物元素的来源

钙的主要膳食来源是奶及奶制品，绿色蔬菜如甘蓝、韭菜、小白菜等，海产品如虾皮、紫菜、海带等，肉类食品。

磷的主要膳食来源是肝、肾、鱼、蛋、瘦肉、海带、花生、干豆类、坚果等。磷是人体内含量较多的元素，是细胞膜必需的构成元素。

镁的主要膳食来源：乳制品、粗粮、干豆、坚果、绿叶蔬菜、肉类、海产品等。

钾的主要膳食来源：植物性食物如蔬菜、水果等。钾大量存在于肌肉中，其余分布在脑髓、内脏、红细胞中。

钠的主要膳食来源：正常膳食中的食盐、酱油、味精等。

铁的主要膳食来源：动物性食物如猪肝、瘦肉、鸡蛋、禽类、鱼类等含丰富的血红素，是铁的良好来源；植物性食物如豆类以及包菜、菠菜、油菜等深绿色蔬菜含大量的非血红素铁，也是人们膳食中铁的主要来源。食物中的铁分为两种类型：血红素铁和非血红素铁。其中，血红素铁主要存在于动物性食物中，非血红素铁主要存在于植物性食物中，动物性食物含二价铁(Fe^{2+})容易被吸收，植物性食物含三价铁(Fe^{3+})不易被吸收。维生素 C、有机酸、动物性食物等有助于人体对铁的吸收。

含锌丰富的食物有谷类、粗粮、蛋黄、瘦肉、鱼、牡蛎和坚果等。长期食用多种强化锌的食品，锌摄入量过多可导致中毒。锌在视网膜、前列腺及胰腺中的浓度最高，在肌肉及骨骼中储存。锌可作为多种酶的功能成分或激活剂，如锌是碳酸酐酶、DNA 聚合酶、RNA 聚合酶、胸嘧啶核苷激酶、碱性磷酸酶、亮氨酸氨肽酶等含锌酶的组成成分，促进核酸及蛋白质的生物合成，促进机体生长发育。正常成人体内含锌 2~2.5g。

碘的主要膳食来源：海产品如海带、紫菜、海参、鲜海鱼、干贝等，其中海带的含碘量最高，蛋、奶的含碘量也较高。另外，动物性食物的含碘量大于植物性食物。

硒的主要膳食来源：海产品和动物内脏如鱼子酱、牡蛎、猪肾、海参等。食物和饮水是人体中硒的主要来源。

铜主要存在于肌肉及骨骼内，其次是肝脏，也分布于血液中。肝是重要的储铜库。铜主要参与造血及酶的合成。铜是人体不可或缺的金属元素之一，主要由小肠上部的黏膜上皮细胞主动吸收，成年人每日从食物中摄取 2mg 铜就能满足生理需要，富含铜的食品是牡蛎、蛤类、小虾及动物肝肾等。

富含氟的食品有海味(牡蛎)、葱、豆类、茶叶等。人体中氟的主要来源是饮水，由胃肠道吸收，进入血液后与球蛋白结合运输到骨骼、牙齿、指甲、毛发等部位。

课堂活动

案例：患儿，3 岁，因面黄、食欲减退就诊。患儿无原因面黄半年余，且伴有食欲低下，易患感冒；平时吃饭严重偏食：喜欢喝牛奶和吃鸡蛋，很少吃蔬菜和水果，也不吃肉和鱼等食物，有嗜食土块的异食癖。实验室检查：血红蛋白 80g/L，血涂片红细胞大小不等，中央淡染区明显增大。

思考：结合患儿饮食、实验室检查，判断患儿可能缺乏什么元素，该元素对于机体有何作用？

二、常量元素

人体内的元素除碳、氢、氧、氮以有机的形式存在外，其余元素统称为矿物质元素，或称矿物质。矿物质分为常量元素和微量元素，共有 20 多种，其中体内含量较多(>0.01%体重)，每日膳食需求量都在 100mg 以上者，称为常量元素，有钙、镁、钾、磷、钠、氯共 6 种。微量元素是指在人体内的含量小于 0.01%体重的矿物质。分为三类：第一类为人体必需的微量元素，有铁、碘、锌、硒、铜、钼、铬、钴共 8 种；第二类为人体可能必需的微量元素，有锰、硅、镍、硼、钒共5种；第三类为具有潜在毒性，但在低剂量时，对人体有益的微量元素，包括氟、铅、镉、汞、砷、铝、锂、锡共8种。矿物质的生理功能主要是构成机体组织的重要组分，如骨骼、牙齿中的钙、磷、镁，蛋白质中的硫、磷等；细胞内外液的成分钾、钠、氯，与蛋白质一起维持细胞内外液适宜渗透压，使机体组织能储存一定量的水分；维持体内酸碱平衡，如钾、钠、氯离子和蛋白质的缓冲作用；参与构成功能性物质，如血红蛋白中的铁、甲状腺素中的碘、超氧化物歧化酶中的锌、谷胱甘肽过氧化酶中的硒等；维持神经和肌肉的正常兴奋性及细胞膜的通透性。人体可以通过食用不同的食物，获取人体生理需要的各种矿物元素。但是，人体通过食品摄入的矿物质元素，有一定的需要范围，摄入量不足，会产生矿物质元素缺乏症状；摄入量过多，则可能出现矿物质元素超量中毒现象。

课堂活动

案例：患者赵某，女，65岁，于2023年10月29日入院。主诉：头晕、乏力3天。

现病史：患者3天前无明显诱因出现头晕、乏力，伴视物旋转，伴眼黑、恶心、头晕，呕吐两次，呕吐物为胃内容物，患者来医院急诊就诊。查血钾2.5mmol/L。

思考：查阅资料，分析患者出现症状可能与什么元素代谢异常有关？

1. 钙

钙是人体中含量最多的矿物质元素，是构成骨骼、牙齿的重要成分。钙离子与细胞膜的蛋白质和柠檬酸或无机酸阴离子基团结合，维持体内细胞的正常生理状态，具有调节神经肌肉兴奋性的作用。当身体的钙缺乏到一定程度，应在医生的指导下进行合理的补钙治疗，主要包括中药的钙剂、口服的钙剂，以及维生素D等。适当增加户外活动以及体育锻炼，合理的户外活动、日照时间，可以保证皮肤维生素D的合成，有利于钙、磷的吸收，能使血钙得到提升和补充。

2. 磷

磷与钙、镁结合生成磷酸盐，存在于骨骼、牙齿中，参与机体能量代谢。如三磷酸腺苷（ATP）是一种具有储存、转移、释放能量的物质。同时，磷还参与酶的合成，维持体液酸碱平衡。

3. 镁

主要存在于骨髓和软组织中，是多种酶的辅助因子，与神经、肌肉、内分泌调节作用有关，同时参与维持体内酸碱平衡。镁离子参与多种酶促磷酸化反应。

4. 钾

钾在人体内能维持渗透压和酸碱平衡，参与新陈代谢及糖原、肌蛋白、ATP的合成，有利尿降压的作用。

5. 钠

大量存在于血浆、骨骼中，钠在人体中能维持正常血压和酸碱平衡，加强神经肌肉的兴奋性，调节体内水量恒定。

三、微量元素

微量元素又名痕量元素，人体每日对微量元素的需要量在100mg以下，但对人体来说必不可少。主要包括铁、碘、锌、铜、铬、硒、钴、氟等。微量元素虽然在人体内的含量不多，但对调节人体新陈代谢起着重要的作用。微量元素缺乏时人体的健康状况就会出现问题，甚至危及生命。膳食补充是维持微量元素平衡的重要方法。元素对人体的利与弊，是难以给出明确界限的，许多微量元素在适当范围内对人体是有益的，但超出范围则会对人体产生毒害作用。如人体中的氟，主要来源是饮用水，当饮用水中氟含量低于 0.5mg/L 时，容易导致儿童龋齿病、老年人骨骼失去韧性而变脆；若含量过高时，可能会造成儿童出现斑釉齿，少数人患氟骨病。

课堂活动

思考：(1)有的牙膏中为何加氟，食盐中为何加碘？

(2)你知道“克山病”“克丁病”与缺乏什么元素有关吗？

1. 铁

铁是人体内含量最多的微量元素，主要存在于红细胞(血红蛋白铁，参与血液中输送氧)、肌肉(肌红蛋白铁，参与肌肉细胞呼吸)、肝、脾、骨髓(铁蛋白及含铁血黄素铁，可储存铁)、血液(转肽蛋白铁，为铁的主要转运形式)中。

铁的代谢吸收主要是在十二指肠及空肠上段完成，因此切除空肠可引起铁的吸收障碍导致缺铁性贫血。缺铁性贫血是影响育龄妇女和儿童健康的常见疾病，重度缺铁性贫血可增加儿童和母亲的死亡率。缺铁还会影响儿童智力发育，使婴幼儿易激动、淡漠，对周围事物缺乏兴趣，还可造成儿童、青少年注意力、学习能力、记忆力异常。富含铁的食物是补充人体必需铁的最佳选择，口服补铁制剂(富马酸亚铁、硫酸亚铁、乳酸亚铁等)也是临床常用的方法。铁不具有毒性，但摄入量过多或误服过量的铁制剂可能导致铁中毒。

2. 锌

锌的代谢主要经小肠上皮细胞吸收，进入毛细血管后由血浆运输至肝及全身，70 种酶必须有锌才能发挥其功能，锌又是 DNA、RNA 聚合酶的主要成分。在蛋白质合成和氨基酸代谢过程中，锌也是不可缺少的。锌缺乏症是锌摄入、代谢或排泄障碍所致的体内锌含量过低的现象。锌缺乏症表现为代谢功能紊乱、生长迟缓等严重发育障碍，孕妇缺锌时胎儿畸形率增高。

3. 碘

人体中碘含量为 20~50mg，在甲状腺组织内含量最高，占总碘量的 70%~80%。碘进入血流被输送到全身，主要被甲状腺摄取和利用。甲状腺激素在维持机体正常生长发育及智力发育、调节能量代谢方面发挥重要作用。

当人体碘缺乏时就会出现甲状腺代偿性肿大，称为地方性甲状腺肿。严重碘缺乏会引起克丁病(Cretinism)，俗称呆小病，表现为痴呆、身材矮小、反应迟钝，多伴有聋哑症。海带、海鱼等含碘丰富的食品，对于防治甲状腺肿大也很有效。补充碘化物是预防和治疗甲状腺肿大和克丁病的方法。我国普遍食用加碘食盐，成人每日需摄入 50~100μg 碘，但碘过多可造成碘中毒。

4. 硒

硒是人体必需的微量元素，存在于所有细胞和组织器官中。硒是谷胱甘肽过氧化酶的必需组成成分，对清除自由基、减少过氧化物、保护细胞膜、保护细胞敏感分子起重要作用。硒是谷胱甘肽过氧化酶活性中心的组成成分；能保护细胞，有抗氧化作用；能促进体内重金属排出体外，有解毒作用，能促进生长、保护心血管及抗肿瘤等。

克山病亦称地方性心肌病，于1935年在我国黑龙江省克山县被发现，由此而得名。患者主要表现为急性和慢性心功能不全、心脏扩大、心律失常以及脑、肺和肾等脏器的栓塞。缺硒是发生克山病的重要原因之一。

5. 铜

铜影响铁的吸收，促进储存铁进入骨髓，加速血红蛋白及铁卟啉的合成。铜还促进幼稚红细胞的成熟，使成熟红细胞从骨髓释放进入血液循环。铜构成体内许多含铜的酶及含铜的生物活性蛋白质(如血浆铜蓝蛋白、血铜蛋白等)，含铜酶多属于氧化酶类，如细胞色素氧化酶、酪氨酸酶等，这些酶类参与儿茶酚胺类激素的代谢、黑色素的生成以及神经递质的代谢，因而对中枢神经系统的功能、智力及精神状态、防御功能以及内分泌功能等均有重要影响。

6. 氟

氟为骨骼、牙齿的必需组分，与牙齿及骨的形成有关，可增加骨硬度及牙齿的耐酸蚀能力。氟在细胞内可抑制多种酶的活性，干扰胶原的合成。成人每日氟的摄入量约2.4mg，缺氟易发生龋齿，氟过多可引起骨密度增加和斑釉齿。

四、主要的重金属元素

食物中除了富含各种人体必需的营养元素，还存在某些对人体非营养且有毒的元素，它们的存在会对人体健康造成危害。重金属主要是因工业污染进入环境，并通过多种途径进入人类食物链。一旦发生重金属中毒，将损坏人体肝、肾及神经系统、造血系统、消化系统等。现代食品中，主要的有害重金属元素是铅、汞、镉等。

知识拓展3

重金属的来源与毒性

铅对食品的污染，主要是由于工业“三废”的排放，含铅农药和劣质食品添加剂的过度使用，以及食品加工过程中的铅污染。铅的毒性主要是对人体神经、造血、消化三大系统的损害，如食欲不振，贫血和溶血，儿童生长发育迟缓、智力低下、癫痫、脑瘫、神经萎缩，抑制精子的形成和受精卵着床等。一般认为，存在于人体软组织中的铅能直接产生有害作用，存在于硬组织中的铅则具有潜在的毒性作用。

食品中汞的含量通常很少，但随着环境污染的日益加重，现代食品中汞的含量越来越多。水中藻类、水生植物、贝类、鱼类体中汞的富集，是汞进入食物链的主要途径。机体中如出现局部汞的高浓度富集，将造成机体器官的营养障碍、蛋白质合成能力下降，直至导致器官功能衰竭、死亡。

镉在自然界属于比较稀有的元素。现在，镉被广泛应用于冶金、电镀、印染以及制造电池、食品防腐剂、杀虫剂等产品，通过废水、废渣、废气等造成环境和食品的污染。直接导致农作物、水产品中镉的含量超标，造成食品中镉的污染。

砷虽然不属于金属元素，但因为它有强毒性，通常与汞、铅等一起讨论。砷在自然界中主要以硫化矿的形式存在，含砷化合物被广泛用于生产除草剂、杀虫剂、杀鼠剂和各种防腐剂。砷的化合物具有不同的毒性，三价砷的毒性比五价砷大得多。长期摄入被砷污染的食品可引起慢性中毒。

1. 铅

铅是最常见的有毒重金属，通过呼吸道、食道进入人体，不断在体内积蓄，达到一定程度时就会引起慢性中毒。

铅中毒的解毒方法：目前，疗效比较肯定的可用于驱铅的药物有钙促排灵、乙二胺四乙酸二钠钙、乙二胺四乙酸二钠锌、二巯基丁二酸钠(DMSA)等。多吃蔬菜、水果有利于解毒排铅，如柠檬、卷心菜、柿子、大蒜等，其中的维生素C可缓解铅中毒，有解毒作用；果胶、海藻酸、膳食纤维等多糖类大分子物质，也可以使肠道中的铅形成凝胶沉淀，有利于排铅，减少铅的吸收；适量补充微量元素如铁、锌、镁、硒等可减弱铅的毒性，可用食物有南瓜、茄子、海带、动物血、蛋类、豆奶、花生、核桃等；绿豆甘草汤、茶叶水可加速毒物在体内的代谢，有一定的解毒作用。

2. 汞

长期摄入被汞污染的食品，会引起慢性中毒，导致神经系统不可逆转的中毒症状，严重者可出现精神紊乱，进而疯狂。

汞中毒的解毒方法：可用药物有DMSA和α-硫辛酸，且安全性高。解毒期间可适当补充复合维生素、还原谷胱甘肽。如误服汞盐，宜用温盐水及0.2%活性炭交替洗胃，服用牛奶、生蛋清排除、减缓汞的毒性，也可服用50%硫酸镁导泻。常喝牛奶、豆浆，可在食道表面形成一层保护膜，阻止汞的吸收。此外，桃仁、山萸肉、绿豆汤、甘草水也有解毒、利尿作用。

3. 镉

人体摄入镉污染的食品和饮用水，随着镉在人体内的积累，可发生慢性中毒，引起肾衰竭、肝脏损伤、高血压、软骨症、贫血等。

镉中毒的解毒方法：可用10%硅酮雾化吸入，消除泡沫；定量使用肾上腺皮质激素。慢性镉中毒引起肾脏损伤，膳食中应增加钙和磷酸盐的摄入，同时供给足量的锌和蛋白质。平时多饮水，食用绿豆汤、淡盐水、紫菜、海带、动物血等有利于排镉，防止镉中毒。

4. 砷

砷能麻痹血管运动中枢，使内脏毛细血管麻痹、扩张及透性增加。

砷中毒通常采用的急救措施有：催吐、洗胃(用微温水或生理盐水、1%硫代硫酸钠溶液等)、服用0.2%活性炭；用药为二巯基丁二酸钠、二巯基丙磺酸钠、二巯基丙醇及青霉胺等。静脉补液促进毒物排泄并纠正水和电解质紊乱，如有严重溶血，可以实施换血。腹部或肌肉剧烈疼痛时，可用葡萄糖酸钙静脉缓注。绿豆可解砷毒，《本草纲目》记载：绿豆“解金石、砒霜、草木一切诸毒”，用绿豆煮水、熬粥频服，有助消除砷中毒。

总之，食品中的矿物质元素种类繁多，不同元素有各自的生理作用。各种矿物质对人体的营养程度主要是由元素的种类和含量共同决定的。合理的饮食营养，应尽可能要求各种所需元素种类齐全，有适当的供应量，否则会导致微量元素缺乏或因含量过高而发生中毒。

第三节　重要的化合物

一、氧及其化合物

氧是地壳中分布最广、含量最多的元素，约占地壳总质量的48%。氧的化合物广泛存在于岩石层和江、河、湖、海，氧在大气层中以单质的形式存在，以质量分数计约占23%，以体积分数计约占21%。氧有^{16}O、^{17}O、^{18}O三种同位素。单质有O_2和O_3(臭氧)两种同素异形体。

1. 过氧化氢(H_2O_2)

市售的过氧化氢是质量分数为30%的水溶液，常称为双氧水。在医药上常用3%的过氧化氢溶液作为消毒剂，它具有很强的杀菌作用，涂抹患处能急剧反应产生气泡冲掉患处的细菌和污物。过氧化氢具有腐蚀性，使用时要注意。

2. 高锰酸钾($KMnO_4$)

高锰酸钾是紫黑色有蓝色光泽的固体，在医药上简称为PP粉，其水溶液呈紫红色，医药上用其稀溶液做外用局部消毒和除臭。

3. 硫代硫酸钠($Na_2S_2O_3$)

常用的是五水合硫代硫酸钠，它具有还原性。在医药上，其水溶液可外用治疗疥疮、癣等皮肤病，还可作为一些重金属离子中毒时的静脉解毒药。

二、氯及其化合物

氯(Cl)是一种重要的非金属元素，易和活泼的金属元素结合成盐，一般以氯化物的形式广泛存在于自然界。例如，盐井、盐湖、海水里都含有丰富的氯化钠等盐类。

氯化物在日常生活中有着重要的用途，例如，常用的饮食调味品食盐，其主要成分就是NaCl；医疗上给患者大量补液及清洗伤口所用的生理盐水就是浓度为0.9%的NaCl溶液；氯化钾在医疗上用于治疗和预防低钾血症；氯化钙静注液可以治疗血钙降低引起的手足搐搦、肠绞痛、渗出性水肿及镁中毒等病症。

氯原子最外层电子数是7个，很容易得到一个电子而成为带一个负电荷的氯离子，化合价为-1价，属典型的非金属元素。氯在自然界中以化合态的形式存在，不存在游离态。元素周期表中，最外层电子数是7个的元素有：氟(F)、氯(Cl)、溴(Br)、碘(I)、砹(At)，它们都位于周期表中第ⅦA族，统称为卤族元素，简称卤素。

1. 氯化氢(HCl)

氯化氢是无色、有刺激性气味的气体，比空气密度大，极易溶于水。氯化氢的水溶液呈酸性，称为氢氯酸，俗称盐酸。盐酸是无色、有刺激性气味的溶液，是常用的强酸之一，具有酸的一般特性，能使酸碱指示剂变色，能与活泼金属发生置换反应，能与碱发生中和反应，能与盐发生复分解反应。

胃酸(Gastric Acid)是由胃腺壁细胞分泌的盐酸，是胃液的主要成分。

知识拓展4

胃酸的作用

胃酸在食物的消化过程中起着极其重要的作用。盐酸能激活胃蛋白酶原，使其转变为胃蛋白酶，并为胃蛋白酶发挥作用提供适宜的酸性环境。当胃酸进入小肠时，还可促进胰液、胆汁及肠液的分泌，有助于小肠对铁、钙等物质的吸收。分解食物中的结缔组织和肌纤维，使食物中的蛋白质变性，易于被消化。胃酸分泌过少或医源性致胃酸过少，常可产生腹胀、腹泻等消化不良症状；但若胃酸分泌过多，对人体也不利，过多的胃酸对胃黏膜具有侵蚀作用，引起胃的炎症或溃疡。

2. 氯化钠(NaCl)

氯化钠，商品名生理盐水、食盐、盐。氯化钠注射液可补充血容量和钠离子，用于各种缺盐性失水症(由大面积烧伤、严重吐泻、大量发汗、使用强利尿药、出血等引起)。在大量出血而又无法进行输血时，可输入其注射液以维持血容量进行急救。氯化钠注射液为含0.9%氯化钠的灭菌水溶液。

三、钠及其化合物

钠(Na)原子序数是11，在周期表中位于第三周期、第ⅠA族，是碱金属元素的代表，质地柔软，化学性质较活泼，在空气中会迅速氧化，并与水发生剧烈反应，所以只能存在于化合物中。钠是一种身体所需的微量元素，它的主要生理作用是维持身体的渗透压。

1. 碳酸钠(Na_2CO_3)和碳酸氢钠($NaHCO_3$)

碳酸钠俗称纯碱或苏打，碳酸氢钠俗称小苏打。两者的水溶液都呈碱性，碳酸钠溶液碱性稍强。

碳酸钠主要用作食品、医药、肥皂、造纸、印染、玻璃等工业原料，还可用于冶金工业作助熔剂等。碳酸氢钠可应用于食品工业，也可用作灭火剂。

2. 氢氧化钠(NaOH)

氢氧化钠是一种最常用的强碱，俗称烧碱、火碱、苛性碱。NaOH具有强腐蚀性，其固体或浓溶液一般用塑料容器存放，不能用玻璃容器存放。

氢氧化钠广泛应用于石油、造纸、制皂、纺织、印染等行业。常把盐酸、硫酸、硝酸、碳酸钠、氢氧化钠称为“三酸二碱”，是化学工业的基本原料。

四、铝及其化合物

铝呈银白色光泽，以化合态的形式存在于自然界中。铝及其合金具有许多优良的性能，在社会生产和人类生活中具有广泛用途。铝既能与盐酸反应，又能与氢氧化钠溶液反应，反应后生成氢气，因此，铝制品不宜存放酸性和碱性较强的物质。

氢氧化铝是几乎不溶于水的白色胶状物质，能吸附水中的悬浮物和色素。游泳池中用明矾作净水剂，就是应用了明矾水解所产生的胶状$Al(OH)_3$有很强的吸附能力，可以吸附水中的杂质，并形成沉淀，使水澄清。

氢氧化铝属于两性氢氧化物，既能与酸反应，又能与碱反应。$Al(OH)_3$是临床中常见的抗酸药物。

五、镁及其化合物

硫酸镁($MgSO_4$)是一种渗透性导泻剂，大量口服后SO_4^{2-}、Mg^{2+}在肠道中难以被吸收，使肠内容物渗透压增高，又可抑制肠内水分的吸收，增加肠腔容积、扩张肠道、刺激肠道蠕动。口服或将硫酸镁溶液灌入十二指肠，药物刺激十二指肠黏膜，分泌缩胆囊素，反射性引起胆总管括约肌松弛、胆囊收缩，促进胆道小结石排出。临床用于治疗胆囊炎、胆石症，也用于十二指肠引流检查。

湿敷硫酸镁，有消炎去肿的功效。50%硫酸镁局部湿敷，其高渗透作用能迅速消除局部组织的炎性水肿；Mg^{2+}还可降低血管对致痛物质的敏感性，进而减轻局部刺激症状，从而解除肌肉痉挛、松弛肌肉、扩张血管、促进血液循环，起到消炎、消肿、消瘀和止痛的作用。

目标检测一

一、最佳选择题

1. 胃有很强的消化功能，靠的是胃酸、胃蛋白酶和黏液等，胃酸是(　　)。

A. 盐酸　　B. 醋酸　　C. 硝酸　　D. 草酸

2. 医生建议患甲状腺肿大的病人多吃海带等海产品，这是因为海带中含有较丰富的(　　)。

A. 氟元素　　B. 碘元素　　C. 锌元素　　D. 钙元素

3. 人体内必需的以下元素中，因摄入量缺乏而导致骨质疏松的是(　　)。

A. K　　B. Ca　　C. Na　　D. Fe

4. 缺铁主要会引起(　　)。

A. 骨质疏松　　B. 甲亢　　C. 血虚　　D. 克山病

5. 人体胃液正常 pH 在 0.3~12 之间，酸度过高就会患胃酸过多，以下物质不用于治疗胃酸过多的是(　　)。

A. 氢氧化铝　　B. 氢氧化镁　　C. 碳酸钙　　D. 氢氧化钠

6. 由于铝制品对大脑发育有不良影响，铝制品已渐渐被不锈钢所取代，不锈钢的构成是(　　)。

A. 含铁、锌、铜的合金　　B. 含铁、镁、铝的合金

C. 含铁、铬、镍的合金　　D. 镀镍的铁

7. 室内污染的重要来源之一为当代人利用的化工原料，如泡沫绝缘材料制造的办公用品、化纤地毯、油漆等会释放出气体，该气体是(　　)。

A. 甲烷　　B. 甲醛　　C. 一氧化碳　　D. 二氧化碳

8. 酸性药物中毒需要碱化尿液，促进排泄，选用的是(　　)碱化尿液。

A. 碳酸钠　　B. 碳酸氢钠　　C. 氢氧化钠　　D. 食盐

二、简答题

1. 试述化学与药学的关系。

2. 简述钠的化合物在药学中的应用。

第二章　药用化学相关计算

参与化学反应的单个原子或分子都是极小的微粒，不能直接称量，而实际工作中又是以可以称量的物质进行反应的。因此，在化学上引入了物质的量这一特殊物理量，将极小的微粒与可以称量的宏观物质联系起来。

第一节　物质的量

在日常生活、生产和科学研究中，人们常常根据不同的需要使用不同的计量单位。例如，用米、厘米等来计量长度；用千克、毫克等来计量质量。同样，人们用摩尔作为计量原子、离子或分子等微观粒子的“物质的量”的单位。

一、物质的量与粒子数

物质的量是一个物理量，它表示含有一定数目粒子的集合体，符号为 n。物质的量的单位为摩尔，简称摩，符号为 mol。国际规定，1mol 粒子集合体所含的粒子数约为 6.02×10^{23}。1mol 任何粒子的粒子数叫作阿伏伽德罗常数，符号为 N_A，通常用 $6.02\times10^{23}\text{mol}^{-1}$ 表示。

物质的量、阿伏伽德罗常数与粒子数(N)之间存在下述关系：

$$n=\frac{N}{N_A} \tag{2-1}$$

作为物质的量的单位，mol 可以计量所有微观粒子(包括原子、分子、离子、原子团、电子、质子、中子)。1mol 不同物质中所含的粒子数是相同的(如 1mol 氧分子和 1mol 氮分子中含的分子数约为 6.02×10^{23} 个)，但由于不同粒子的质量不同，1mol 不同物质的质量也不同。例如：

1mol H_2O 的质量是 18g，约含有 6.02×10^{23} 个水分子

0.5mol H_2O 的质量是 9g，约含有 3.01×10^{23} 个水分子

1mol Al 的质量是 27g，约含有 6.02×10^{23} 个铝原子

2mol Al 的质量是 54g，约含有 12.04×10^{23} 个铝原子

课堂活动

思考：喝掉一瓶 500mL 的饮用纯净水，大约喝掉了多少个水分子?

二、摩尔质量

单位物质的量的物质所具有的质量叫作摩尔质量。1mol 任何粒子或物质的质量以克为单位时，其数值与该粒子的相对原子质量或相对分子质量相等。摩尔质量的符号为 M，常用的单位为 g/mol(或 $\text{g}\cdot\text{mol}^{-1}$)。例如：

H_2的摩尔质量为 2g/mol；H_2O 的摩尔质量为 18g/mol；Na 的摩尔质量为 23g/mol；NaCl 的摩尔质量是 58.5g/mol；Na_2CO_3的摩尔质量为 106g/mol。

物质的量(n)、质量(m)和摩尔质量(M)之间存在下述关系：

$$m = n \times M \qquad n = \frac{m}{M} \tag{2-2}$$

【例题 2-1】26.5g Na_2CO_3的物质的量是多少？

（查阅元素周期表，相对原子质量：Na-23　C-12　O-16）

【解】Na_2CO_3的相对分子质量为 106，摩尔质量为 106g/mol

$$n = \frac{m}{M} = \frac{26.5\text{g}}{106\text{g/mol}} = 0.25\text{mol}$$

答：26.5g Na_2CO_3的物质的量是 0.25mol。

【练习 2-1】成人在平静状态下，每小时呼出的 CO_2气体约为 0.5mol，问每小时呼出的 CO_2的质量是多少？

第二节　溶液浓度的表示法

溶液的浓度是指一定量的溶液或溶剂中所含溶质的量，它是表达溶液中溶质跟溶剂的相对数量标记。溶液中溶质和溶剂的相对含量不同，溶液的性质和用途也存在差异，因此，使用溶液时，我们往往需要准确知道溶液中溶质和溶剂之间的量的关系。

医药上常用溶液浓度的表示方法有很多，常用的有质量分数、体积分数、质量浓度、物质的量浓度等。为了叙述方便，以下内容都将以“溶质 B”来表示某种溶质。

一、质量分数

溶液中溶质的质量与溶液的质量之比称为溶质 B 的质量分数，用符号 ω_B表示，即

$$\omega_B = \frac{m_{溶质}}{m_{溶液}} \times 100\% \tag{2-3}$$

式中，$m_{溶质}$、$m_{溶液}$分别表示溶质的质量、溶液的质量。质量分数的单位为 1，可用小数表示，亦可用百分数表示。例如，市售浓硫酸的 $\omega_B = 0.98$ 或 $\omega_B = 98\%$。

【例题 2-2】将 50g 葡萄糖($C_6H_{12}O_6$)溶于 950g 蒸馏水中配成溶液，计算该葡萄糖溶液中葡萄糖的质量分数？

【解】$\omega_B = \frac{m_{溶质}}{m_{溶液}} \times 100\%$

$$= \frac{50\text{g}}{50\text{g} + 950\text{g}} \times 100\%$$

$$= 5\%$$

答：溶液中葡萄糖的质量分数为 5%。

【练习 2-2】在农业生产中常用质量分数为 10%～20%的食盐溶液来选种，现要配制 200kg、质量分数为 15%的食盐溶液，需要氯化钠和水各多少 kg？

二、体积分数

在医药上，对于溶质为液态的溶液来说，常用溶质的体积（V_B）与溶液的体积（$V_{溶液}$）之比来表示溶液的浓度，这种溶液浓度的表示方式叫作体积分数，用符号 φ_B 表示。体积分数的表示式为：

$$\varphi_B = \frac{V_B}{V_{溶液}} \times 100\% \qquad (2-4)$$

式中，体积分数的单位是 1，在表示量值时一般不写出；体积分数既可用小数表示，也可用百分数表示。例如，医用消毒酒精溶液中乙醇的体积分数为 $\varphi_B = 0.75$ 或 $\varphi_B = 75\%$。

要注意，在医药上体积分数的定义式中，溶质应为液态，溶质和溶液的体积单位须相同。

【例题 2-3】《中华人民共和国药典》（2020 年版）规定，药用乙醇的 $\varphi_B = 0.95$，问 500mL 药用乙醇中含纯乙醇多少毫升？

解：已知 $\varphi_B = 0.95$，$V_{溶液} = 500\text{mL}$，则

$$V_B = V_{溶液} \times \varphi_B = 500 \times 0.95 = 475\text{mL}$$

答：500mL 的药用乙醇中含纯乙醇 475mL。

【练习 2-3】配制 1000mL 消毒用酒精，$\varphi_B = 0.75$，需无水乙醇多少毫升？

乙醇的体积分数是商业上表示酒类浓度的方法。白酒、黄酒、葡萄酒等酒类的度就是指乙醇的体积分数。如 60 度的白酒，表示 100mL 白酒溶液里含有乙醇 60mL，相当于将 60mL 乙醇溶于水配制成 100mL 乙醇溶液的体积分数。

三、质量浓度

溶质 B 的质量浓度用符号 ρ_B 表示，其定义为：溶液中溶质 B 的质量除以溶液的体积。

$$\rho_B = \frac{m_B}{V_{溶液}} \qquad (2-5)$$

式中，m_B 为溶质 B 的质量；$V_{溶液}$ 为溶液的体积。质量浓度的常用单位为 g/L、g/mL、mg/mL 等。

【例题 2-4】《中华人民共和国药典》（2020 年版）规定，生理盐水的规格为：0.5L 生理盐水中含 NaCl 4.5g，计算生理盐水中氯化钠的质量浓度。

解：

$$\rho_B = \frac{m_B}{V_{溶液}} = \frac{4.5\text{g}}{0.5\text{L}} = 9\text{g/L}$$

答：生理盐水中氯化钠的质量浓度为 9g/L。

【练习 2-4】某患者静脉滴注了 9.0g/L 的生理盐水 1 瓶、50g/L 的葡萄糖溶液 2 瓶，每瓶溶液为 500mL。问该患者补充 NaCl 和葡萄糖各多少克？

医药上，由固态溶质配制溶液时，常用质量浓度表示溶液的组成。例如，50g/L 葡萄糖溶液、12.5g/L 碳酸氢钠溶液等。

四、物质的量浓度

物质的量浓度表示单位体积的溶液里所含溶质 B 的物质的量，也称为 B 的物质的量浓

度，符号为 C_B。物质的量浓度常用的单位为 mol/L(或 $mol \cdot L^{-1}$)。如果 1L 溶液中含有 1mol 溶质，这种溶液中溶质的物质的量浓度就是 1mol/L。

$$C_B = \frac{n_B}{V_{溶液}} \tag{2-6}$$

式中，n_B为溶质 B 的物质的量；$V_{溶液}$为溶液的体积。

【例题 2-5】100mL 血清中含有 90mg 葡萄糖($C_6H_{12}O_6$)，计算该血清中葡萄糖的物质的量浓度。

解：已知葡萄糖的摩尔质量是 180g/mol，则

$$C_B = \frac{n_B}{V_{溶液}} = \frac{0.09\text{g}}{180\text{g/mol} \times 0.1\text{L}} = 5\text{mmol/L}$$

答：葡萄糖的物质的量浓度为 5mmol/L。

【练习 2-5】临床上纠正酸中毒时，常使用乳酸钠($C_3H_5O_3Na$)注射液，它的规格是 20mL 注射液含乳酸钠 2.24g，试着计算乳酸钠注射液中溶质的物质的量浓度。

课堂活动

思考：从 1L 1mol/L 的 $C_{12}H_{22}O_{11}$溶液中取出 100mL，取出的溶液中 $C_{12}H_{22}O_{11}$的物质的量浓度是多少？

五、比例浓度

比例浓度是表示溶液(或混合物)中各组分相对含量的浓度，是化验室里常用的粗略表示溶液(或混合物)浓度的一种方法，包括容量比浓度和质量比浓度两种。

(1) 容量(体积)比浓度，指液体试剂混合或用溶剂(大多数为水)稀释时的表示方法，例如：

(1+3)(V_1+V_2)盐酸溶液，表示 1 体积市售盐酸和 3 体积蒸馏水混合而成的溶液，体积比浓度只在对浓度要求不太精确时使用。

例如，将 100mL 市售浓盐酸加入 400mL 蒸馏水中，混合均匀，可得到约 500mL(1+4)的盐酸溶液。

(2) 质量比浓度，指两种固体试剂相互混合的表示方法，例如：

1+100(m_1+m_2)钙指示剂-氯化钠混合指示剂，表示 1 个单位质量的钙指示剂与 100 个单位质量的氯化钠相互混合，这是一种固体稀释方法。

例如，将 1g 钙指示剂加入 100g 氯化钠中，研磨均匀，可得到 101g(1+100)的钙指示剂-氯化钠混合指示剂。

六、溶液浓度之间的换算

根据实际工作的需要，可选择不同的方法来表示同一溶液的组成，所以经常涉及溶液组成浓度的换算。

(一) 物质的量浓度 C_B与质量浓度 ρ_B之间的关系

物质的量浓度 C_B与质量浓度 ρ_B之间的关系如下：

$$C_B=\frac{\rho_B}{M}\text{或}\rho_B=C_B\times M \quad (2-7)$$

式中，M 为溶质 B 的摩尔质量。

【例题 2-6】生理盐水(NaCl)注射液的 $\rho=9.0g/L$，试计算该注射液的物质的量浓度。

解：$C_B=\frac{\rho_B}{M}$

$=\frac{9.0g/L}{58.5g/mol}=0.154mol/L=154mmol/L$

答：9.0g/L 该注射液的物质的量浓度为 154mmol/L。

【练习 2-6】计算 0.278mmol/L 葡萄糖($C_6H_{12}O_6$)溶液的质量浓度。

（二）物质的量浓度 C_B 与质量分数 ω_B 之间的关系

物质的量浓度 C_B 与质量分数 ω_B 之间的关系如下：

$$C_B=\frac{1000\rho\omega_B}{M_B} \quad (2-8)$$

式中，ρ 为溶液的密度，单位为 g/mL。

【例题 2-7】市售浓硫酸的密度一般为 1.84g/mL，H_2SO_4 的质量分数为 98%，试着计算 H_2SO_4 的物质的量浓度。

解：$C_B=\frac{1000\rho\omega_B}{M_B}=\frac{1000\times1.84\times98\%}{98}mol/L$

. $=18.4mol/L$

答：H_2SO_4 的物质的量浓度为 18.4mol/L。

【练习 2-7】配置 2.0mol/L 的硫酸溶液 1000mL，需要密度为 1.84g/mL、质量分数为 98%的市售浓硫酸多少毫升？

第三节　溶液的配置与稀释

在实验室中，我们可以直接用固体或液体试剂来配制一定物质的量浓度的溶液。按照计量准确程度的不同，溶液分为计量较粗略的非标准溶液和计量较准确、一般为四位有效数字的标准溶液两类。标准溶液的配制需要使用准确度较高的测量仪器，例如，使用分析天平称物质的质量；用滴定管、移液管、容量瓶等定量物质的体积。容量瓶有不同的规格，常用的有 50mL、100mL、250mL、500mL 和 1000mL 等。而非标准溶液的配制只需要使用准确度不太高的测量仪器，即使用托盘天平称物质的质量；量筒(或量杯)、烧杯定量物质的体积。

一、用固体溶质配制一定浓度的溶液

在用固体试剂配制溶液时，首先需要根据所配溶液的体积和溶质的物质的量浓度，计算出所需溶质的质量。然后根据所要配制的溶液的体积，选用合适的容量瓶(图 2-1)。

【例题 2-8】如何配制 100mL 0.100mol/L 氯化钠溶液？

(1) 计算需要 NaCl 固体的质量：$m=n\times M=C_B\times V_{溶液}\times M$

$=0.100mol/L\times0.1L\times58.8g/mol=0.585g$

（2）称量：用分析天平称出 0.585g NaCl 固体。

（3）溶解：将称好的 NaCl 固体放入烧杯中，加入适量蒸馏水，用玻璃棒搅拌，使 NaCl 固体全部溶解。

（4）转移、洗涤：将烧杯中的溶液沿玻璃棒注入 100mL 容量瓶中，用蒸馏水洗涤烧杯内壁和玻璃棒 2~3 次，洗涤液均需转入容量瓶中。轻轻摇动容量瓶，使溶液混合均匀。

（5）定容：将蒸馏水注入容量瓶，当液面离容量瓶颈部的刻度线 1~2cm 时，改用胶头滴管逐滴滴加蒸馏水至溶液的凹液面与刻度线相切。盖好瓶塞，反复上下颠倒、摇匀。

（6）装瓶贴签：将配制好的溶液倒入试剂瓶中，并贴好标签，标注配置溶液的名称、浓度等信息。

注意：由于容量瓶等不适宜长期存放溶液，配好的溶液应该转入试剂瓶保存。

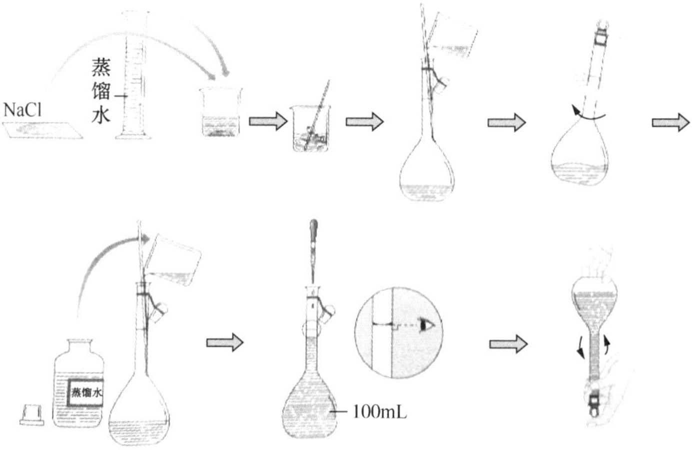

图 2-1　溶液配置过程

【练习 2-8】如何配制 1000mL 0.0500mol/L 碳酸钠溶液？写出配置过程。

二、用稀释法配制一定浓度的溶液

液态试剂，如乙醇、硫酸、氨水等，配制其稀溶液时，可以往一定量的浓溶液中加入适量溶剂稀释。溶液稀释过程中虽然溶液的量发生了变化，但溶质的量却保持不变，即

稀释前溶质的量=稀释后溶质的量（稀释前后，溶质的质量、物质的量均不变）

m_B（稀释前）= m_B（稀释后）　　　n_B（稀释前）= n_B（稀释后）

根据溶液组成的表示方法及其计算，可得稀释公式如下：

$$C_1V_1 = C_2V_2 \tag{2-9}$$

式中，C_1、C_2为稀释前后溶质的物质的量浓度，mol/L 或 mmol/L；V_1、V_2为稀释前后溶液的体积，L 或 mL。

【例题 2-9】取 3mol/L 的盐酸溶液 20mL，转移至 100mL 容量瓶中，加水至容量瓶刻度线，求此时溶质的物质的量的浓度是多少？

解：稀释前后，溶质的物质的量不变：

$$C_1V_1 = C_2V_2$$

$$3\text{mol/L} \times 20\text{mL} = C_2 \times 100\text{mL}$$

求得：$C_2 = 0.6\text{mol/L}$

答：稀释后溶质的物质的量浓度是 0.6mol/L。

需要特别注意的是，稀释过程中有强烈放热的溶液，如稀释浓硫酸，应在不断搅拌下将浓溶液缓慢倒入盛水的烧杯中稀释，待冷却后再转入量筒（量杯或容量瓶）中定容，切勿颠倒操作顺序。

【练习 2-9】如何用 95%的医用酒精配制 100mL 75%的消毒酒精。

目标检测二

一、填空题

1. 物质的量可以用来描述分子、________、________、质子、中子等微观粒子。

2. 水的摩尔质量是________，90g 水的物质的量是________。

3. 向 500mL 物质的量浓度为 1mol/L 氯化钠溶液中加入 1L 蒸馏水后，________不变。

4. ^{131}I 原子核中的质子数是________、中子数是________。

二、选择题

1. 若几种微粒的核电荷数不同，核外电子数相同，则它们是（　　）。

A. 同一元素的相同原子　　B. 同一元素的原子或离子

C. 互为同位素　　D. 不同元素的原子或离子

2. 0.15mol/L 的 $FeCl_2$ 溶液中 Fe^{2+} 和 Cl^- 的物质的量浓度是（　　）。

A. 0.15mol/L 0.15mol/L　　B. 0.15mol/L 0.3mol/L

C. 0.3mol/L 0.15mol/L　　D. 0.2mol/L 0.3mol/L

3. 从 200mL 1.5mol/L NaOH 溶液中取出 50mL 溶液，剩余溶液的物质的量浓度为（　　）。

A. 6mol/L　　B. 3mol/L　　C. 2mol/L　　D. 1.5mol/L

4. 1L NaOH 溶液中含有 20g NaOH，该溶液物质的量浓度为（　　）。

A. 0.05mol/L　　B. 0.4mol/L　　C. 0.5mol/L　　D. 0.01mol/L

5. 配置 0.1mol/L NaCl 溶液 250mL，需称 NaCl 的质量为（　　）g。

A. 1.46　　B. 1.44　　C. 2.93　　D. 5.85

三、计算题

1. 欲配制体积分数 $\varphi_B = 0.75$ 的消毒酒精 200mL，需无水乙醇和蒸馏水各多少毫升？

2. 临床上使用 0.154mol/L 生理盐水 0.5L，其中含有 NaCl 多少克？

第三章　溶　　液

溶液在医疗实践、科学研究及日常生活中，有着十分重要的作用。如人体内60%以上是体液，即含有各种电解质及有机物的水溶液；医疗过程中所用的葡萄糖注射液、生理盐水、口服液、碘酒等都是溶液；科研中所用的化学试剂绝大多数需配制成溶液。因此，掌握溶液的基本知识对医药学各学科及相关研究工作非常重要。

第一节　分散系

一种或几种物质以微粒的形式分散到另一种物质中所形成的体系称为分散系。分散系中被分散的物质称为分散相，分散相所处的介质称为分散介质，或称为分散剂。分散相如果是以单个分子或离子分散在分散介质中，两相间无界面存在，称为均相或单相分散系，分散相是多个分子或离子的聚集体，两相间有明显界面存在，则称为非均相或多相分散系。按照分散相粒子直径的大小不同可将分散系分为粗分散系、胶体分散系和分子或离子分散系三类。

一、粗分散系

分散相粒子的直径大于100nm的分散系称为粗分散系。由于粗分散系的分散相粒子较大，因此，具有不能透过滤纸和半透膜、混浊、不均匀、不稳定、易沉聚等特点。粗分散系包括悬浊液和乳浊液。悬浊液的分散相是固体，分散介质为液体。如临床常用的普鲁卡因青霉素、布洛芬混悬剂等，因为它们不稳定、放置过程易沉降，所以注射前须摇匀才能使用。乳浊液的分散相与分散介质均为液体，如鱼肝油、松节油搽剂等。乳浊液一般不稳定，放置太久就会出现分层现象。肥皂、洗涤剂等能使乳浊液稳定，这种作用称为乳化作用，能使乳浊液稳定的物质称为乳化剂。人体内的胆汁酸盐是一类乳化剂，能使摄入的油脂较稳定地分散在水中，以利于脂肪的消化与吸收。

二、胶体分散系

分散相粒子直径在1~100nm的分散系称为胶体分散系。胶体分散系的分散相粒子能透过滤纸，但不能透过半透膜。胶体分散系可分为溶胶和高分子溶液。以多个分子、原子或离子的聚集体为分散相形成的胶体分散系称为溶胶，属多相分散系，如氢氧化铁溶胶；以单个大分子为分散相所形成的胶体分散系称为高分子溶液，属单相分散系，如蛋白质、核酸及可溶性淀粉等组成的溶液。

（一）溶胶

溶胶的分散相粒子是许多分子、原子或离子的聚集体，与分散介质之间存在界面，在光学、动力学和电学等方面具有一些特性。

1. 光学性质

当聚光光束通过暗处的溶胶时，从侧面可以看到一条明亮的光柱，这种现象是丁达尔在

1869 年发现的，被称为丁达尔效应。丁达尔效应在日常生活中随处可见。例如，当日光从窗隙射入暗室；光线透过树叶间的缝隙射入密林中时，就可以观察到丁达尔效应；放映电影时，放映室射到银幕上形成的光柱也属于丁达尔效应。

丁达尔效应与分散相粒子的大小及入射光的波长有关。胶体粒子的直径略小于入射光波长，当光通过溶胶时，则发生明显的散射作用，从侧面可见明亮的光柱。而粗分散系和小分子分散系均无丁达尔效应。因此，利用丁达尔现象可以区别溶胶与其他分散系。

2. 布朗运动

在高倍显微镜下观察溶胶时，可见到胶体粒子做不规则运动，这种运动称为布朗运动。布朗运动是胶体粒子受到不同方向的分散剂分子对其不同程度的撞击形成的。布朗运动使胶体粒子具有扩散现象，与此同时，胶体粒子因重力作用而发生沉降现象，粒子越小，扩散越快，沉降越慢。当扩散与沉降的两个相反作用达到平衡时，称为沉降平衡。使用超速离心机，可以加速溶胶达到沉降平衡。

3. 电泳现象

若将 $Fe(OH)_3$溶胶放入装有两个电极的 U 形管中，通电流后，可以看到 $Fe(OH)_3$胶粒向阴极移动。若换成 As_2S_3溶胶，则 As_2S_3胶粒向阳极移动。表明胶体粒子带有正电荷或负电荷。这种带电粒子在电场作用下向相反电极方向移动的现象称为电泳。胶粒带有电荷的原因是：①胶粒的总表面积大，吸附力较强，很容易吸附与其组成类似的离子而带电荷，用明矾净水就是利用 $Al(OH)_3$胶粒很强的吸附作用，吸附水中的杂质和其他胶粒；②胶粒与分散介质接触时，表面分子发生解离。

由于溶胶的胶粒带有同种电荷，彼此互相排斥，阻止了胶粒互相接近而聚集成较大粒子；同时，胶粒表面的离子吸附水分子，在其表面形成水化膜，也能阻止胶粒之间的聚集。因此，同种电荷和水化膜是溶胶稳定的两个重要因素，但以前者为主。减弱或破坏使溶胶稳定的两个因素，胶粒即聚集成大的粒子而沉降，这种现象称为溶胶的聚沉。使溶胶聚沉的主要方法有：①加入少量电解质；②加入带相反电荷胶粒的溶胶。用盐卤点豆腐就是利用电解质使溶胶发生凝聚的原理。医药上用三氯化铁止血，是利用了电解质促使血液胶体凝聚的原理。

（二）高分子溶液

高分子溶液与溶胶最大的区别就在于以单个高分子分散在分散介质中，分散相与分散介质之间没有界面，比溶胶稳定，丁达尔效应不明显，高分子溶液也具有溶胶的一些特性，如不能透过半透膜、扩散速度较慢等。同时，高分子溶液经蒸发或冷却后，可凝成一种弹性的半固体物质，称为凝胶。

高分子溶液的溶质分子如蛋白质、多糖、核酸等具有许多亲水基团，很容易吸附水分子，使每个分子的周围形成一层水化膜，这层水化膜比胶体粒子水化膜更厚、更牢固。因此，水化膜是高分子溶液稳定的主要因素，也是高分子溶液比溶胶更稳定的原因。在高分子溶液中加入大量的电解质，可使高分子化合物从溶液中沉淀析出，这种现象称为盐析。其主要原理是大量电解质使高分子化合物脱水及中和高分子化合物所带的电荷。

人体的血液、淋巴液等都含有蛋白质等高分子化合物，同时还含有氯化钠、葡萄糖等小分子化合物。因此，体液是一种比较复杂的溶液。

三、分子或离子分散系

直径小于 1nm 的分散系称为分子或离子分散系。这类分散系的分散相是以单个小分子或离子分散在分散介质中，分散相和分散介质之间无界面，属均相分散系，因此具有均匀、透明、稳定的特点，分散相粒子扩散速度快，能透过半透膜。通常所指的溶液就属于这类分散系，也称为真溶液，如葡萄糖溶液、氯化钠溶液等。真溶液中的分散相称溶质，分散介质称溶剂。各类分散系的比较见表 3-1。

表 3-1　各类分散系的比较

分散系类型		分散相粒子直径	分散相粒子组成	主要特性	实例
粗分散系	悬浊液	>100nm	固体颗粒	多相、混浊、不稳定、易聚沉或分层、不能透过滤纸和半透膜、无丁达尔效应	泥浆
	乳浊液		液体颗粒		乳汁
胶体分散系	溶胶	1~100nm	胶体粒子(分子、离子、原子聚集体)	多相、不均匀、相对稳定、不易聚沉、扩散慢、能透过滤纸、不能透过半透膜、有丁达尔效应	$Fe(OH)_3$ 胶体、硫化砷溶胶等
	高分子溶液		单个高分子	单相、均匀、稳定、不聚沉、扩散慢、能透过滤纸、不能透过半透膜、丁达尔效应不明显	蛋白质、淀粉等水溶液
分子或离子分散系	真溶液	<1nm	小分子或离子	单相、均匀、稳定、扩散快、能透过滤纸和半透膜、无丁达尔效应	生理盐水、NaOH 溶液、葡萄糖溶液等

第二节　溶液的渗透压

课堂活动

思考：(1)为什么淡水鱼不能在海水中养殖？

(2)临床上大量输液时为什么常用 9g/L 的 NaCl 溶液和 50g/L 的葡萄糖溶液，而不用其他浓度的溶液？

(3)尿毒症患者做透析、海水淡化等用到了什么原理？

一、渗透现象

在日常生活中我们会观察到一些现象，如淡水鱼与咸水鱼不能互换生活环境，人在淡水中游泳需戴上游泳镜，否则会感觉眼球胀痛等，这些现象与细胞膜的半透膜性质及溶液的渗透压有关。溶液中的溶质和溶剂分子处于不停运动中，例如，向一杯水中滴入一滴红墨水，一段时间后，红色的墨水就会均匀地分布在水中，这一现象称为扩散。渗透现象是一种特殊的扩散，可以看作在一定条件下的定向扩散。

半透膜是一种只允许某些物质透过而不允许另外一些物质透过的特殊性质的膜。生物体内的细胞膜、血管壁、膀胱膜等均属于半透膜。如图 3-1 所示，设有一容器，中间用半透膜隔成两部分，分别放入等体积的水和蔗糖溶液[图 3-1(a)]。半透膜两侧的水分子可自由通透，而蔗糖分子则不能。经过一段时间后，发现糖水的液面比纯水的液面高[图 3-1(b)]。这是由于单位体积内纯水的水分子数目比糖水的水分子数目多，相同时间内，从纯水扩散到糖水中的水分子比从糖水扩散到纯水中的水分子多，其结果是水分子扩散至糖水中，导致糖水的液面升高。这种溶剂分子通过半透膜由纯溶剂扩散入溶液或由稀溶液扩散入浓溶液的现象称为渗透现象，简称渗透(Osmosis)。由于渗透作用，糖水的液面逐渐增高，其净水压力也随之增大，从糖水扩散到纯水中的水分子也在不断增多，当液面上升到一定高度时，进出膜两边的水分子数相等，达到渗透平衡。

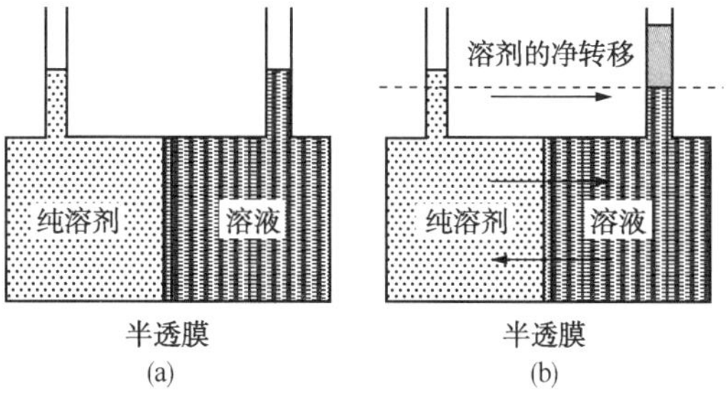

图 3-1　渗透现象

溶液发生渗透现象有两个条件：一是有半透膜存在；二是半透膜两侧溶液中溶质粒子浓度不同。渗透现象发生时，水分子从溶质粒子浓度较小的溶液一侧渗透到溶质粒子浓度较大的溶液一侧。

当液面上升到一定高度 h 时，静水压大到恰能使水分子进出半透膜的速率相等，即渗透达到平衡状态，液面就会停止上升。这种恰能阻止渗透现象继续发生而达到动态平衡的压力称为溶液的渗透压(π)。当向溶液的一边施加超过溶液的渗透压的压力时，如图 3-2 所示，溶液中的水分子就会被压过半透膜而流向纯水的一边，这一过程称为反渗透。

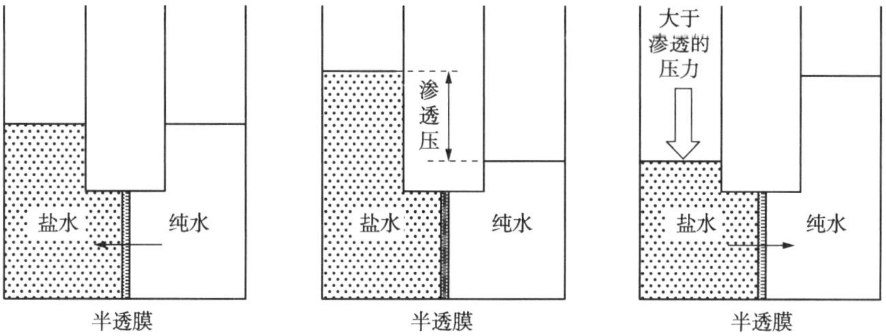

图 3-2　渗透与反渗透

反渗透是一种以压力差为推动力，从溶液中分离出溶剂的膜分离操作，也被称为逆渗透。对膜一侧的料液施加压力，当压力超过它的渗透压时，溶剂就会逆着自然渗透的方向作反向渗透。从而在膜的低压侧得到透过的溶剂，即渗透液；高压侧得到浓缩的溶液，即浓缩液。反渗透通常使用非对称膜和复合膜，所用的设备主要是中空纤维式或卷式的膜分离设备。根据各种物料的不同渗透压，可以使用大于渗透压的反渗透压力，即反渗透法，达到分离、提取、纯化和浓缩的目的。反渗透在海水和苦咸水的淡化、水的软化处理等领域有着广泛的应用。

知识拓展 5

渗透压的应用

将淡水鱼放入海水中，由于其细胞液浓度较低，因而渗透压较小，它在海水中就会因细胞大量失去水分而死亡。

人体高烧时，需要及时喝水或通过静脉注射与细胞液等渗的生理盐水和葡萄糖溶液以补充体内水分。

海水淡化用到的是反渗透原理。反渗透就是在渗透压较大的溶液一方加上比其渗透压还要大的压力，迫使溶剂水分子从高浓度溶液向低浓度溶液反向扩散。例如，直饮水机、家用纯水机(净水机)都是这一原理。此外，临床上的血液透析，医药、电子工业前期用水的制备，以及废水处理也是利用了反渗透原理。

二、渗透压

渗透压是溶液的一个重要的性质，其单位是 Pa(帕斯卡)、kPa(千帕)。医药上常用渗透浓度来表示溶液渗透压力的大小，是指溶液中产生渗透效应的各种溶质粒子的总浓度，可用符号 C_{OS}表示，单位为 mol/L 或 mmol/L。

1886 年荷兰物理学家范特荷夫根据实验结果，总结出稀溶液的渗透压与溶液的浓度、温度之间的关系为：

$$\Pi = C_B RT \tag{3-1}$$

式中 Π——溶液的渗透压，kPa；

C_B——溶质 B 的物质的量浓度，mol/L；

R——摩尔气体常数，8.31kPa · L/(mol · K)；

T——热力学温度，K。

在一定温度下，渗透压力的大小只与单位体积内的溶质颗粒数目成正比，而与溶质的本性无关。因此，对于任何非电解质溶液，在相同温度下，只要物质的量浓度相等，它们的渗透压力也相等，即渗透浓度相等。但对于电解质溶液，单位体积溶液中的溶质颗粒数目要比相同浓度的非电解质溶液多，所以渗透压力、渗透浓度也大。

对于电解质溶液产生的渗透压力，计算公式为：

$\Pi = iC_B RT$(i 表示 1mol 溶质溶解后解离的微粒的物质的量，如非电解质蔗糖在溶液中不解离，故 $i=1$；电解质如氯化钠在溶液中完全解离成钠离子和氯离子，故氯化钠的 $i=2$)。

【例题 3-1】临床上常用的生理盐水是 9.0g/L 的 NaCl 溶液，求溶液在 37℃时的渗透压力。

解：NaCl 在稀溶液中完全解离，i 近似等于 2，NaCl 的摩尔质量为 58.5g/mol，根据$\Pi = iC_B RT$，有：

$$\Pi = \frac{2\times 9.0\text{g/L}\times 8.314\text{J/(K}\cdot\text{mol)}\times 310\text{K}}{58.5\text{g/mol}}\times\frac{1\text{kPa}}{1\text{J}}$$

$$= 7.9\times 10^2\text{kPa}$$

答：9.0g/L 的 NaCl 溶液在 37℃时的渗透压力为 7.9×10^2kPa。

【练习 3-2】将 1.00g 血红素溶于适量纯水中，配成 100mL 溶液，在 20℃时测得溶液的渗透压力为 0.366kPa，求血红素的相对分子质量。（提示：$\Pi V = n_{B}RT = \frac{m_{B}}{M_{B}}RT \quad M_{B} = \frac{m_{B}RT}{\Pi V}$）

人体血浆中含有小分子物质，如氯化钠、葡萄糖、氨基酸；也含有高分子胶体物质，如蛋白质、核酸、脂质等。由小分子物质产生的渗透压称为晶体渗透压；由蛋白质等高分子化合物产生的渗透压称为胶体渗透压，血浆的总渗透压是这两种渗透压之和，37℃时正常人体血浆的总渗透压约为 770kPa。人体血浆的渗透压主要来自晶体渗透压，约占 99.5%，而组织液中蛋白质很少，胶体渗透压仅占一小部分。

溶液渗透压的高低是相对的，医学上的等渗、低渗和高渗溶液都是以血浆渗透压为标准而定的。临床上规定凡渗透浓度在 280~320mmol/L 范围内的溶液均为等渗溶液（Isotonic Solution）；渗透浓度高于 320mmol/L 为高渗溶液（Hypertonic Solution）；渗透浓度低于 280mmol/L 为低渗溶液（Hypotonic Solution）。临床治疗中给患者大量输液时常用的等渗溶液有：

0.154mol/L 或 9g/L 氯化钠溶液（生理盐水），渗透浓度为 308mmol/L。

0.278mol/L 或 50g/L 葡萄糖溶液，渗透浓度为 278mmol/L（近似 280mmol/L）。

0.149mol/L 或 12.5g/L 碳酸氢钠溶液，渗透浓度为 298mmol/L。

渗透压和渗透现象在医药上具有重要的意义。由于细胞膜具有半透膜的性质，正常情况下红细胞膜内的细胞液与膜外的血液等渗。红细胞正常形态呈双凹圆饼状，在等渗溶液中，细胞内外渗透浓度相等，不发生渗透，保持正常形态和生理功能。红细胞在大量高渗溶液中，由于红细胞膜本身是半透膜，细胞内溶液和细胞外溶液渗透浓度不同，满足渗透现象发生的条件，红细胞内溶液的渗透浓度低于细胞外溶液的渗透浓度，红细胞内的水分子就会透过细胞膜渗透到红细胞外，红细胞发生皱缩出现胞浆分离现象。皱缩的红细胞可互相凝结成团，容易在小血管内形成血栓。若发生在脑部血管，会导致脑梗死；若发生在心脏的冠状血管，则会导致心肌梗死，后果很严重。红细胞在大量低渗溶液中时，细胞外水分子透过细胞膜渗透到红细胞内，随着水分子的渗入，红细胞逐渐膨胀，甚至破裂。红细胞破裂释放出的血红蛋白会将溶液染成红色，医学上称这一现象为溶血现象。溶血严重时会导致肾衰竭，危及患者生命。因此，若无特殊情况，临床上大量输液时必须输入等渗溶液（图 3-3）。

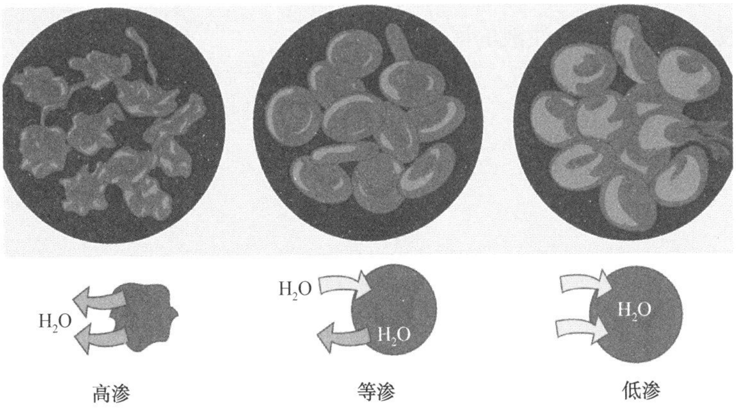

图 3-3　红细胞在等渗、低渗和高渗溶液中的形态

目标检测三

一、填空题

1. 生理盐水中的溶质为________，溶剂为________；消毒酒精中的分散相为________，分散介质为________。

2. 发生渗透现象的条件是：（1）____________；（2）____________。

3. 临床上规定渗透浓度在________mmol/L 范围内的溶液为等渗溶液。临床上最常用的两种等渗溶液是________溶液和________溶液。

4. 若输液时大量输入低渗溶液，红细胞会________，临床上称为________现象；若输液时大量输入高渗溶液，红细胞就会________，临床上称为________现象。

二、选择题

1. 生理盐水的质量浓度为(　　)。

A. 19g/L　　B. 19mol/L　　C. 0.9g/L　　D. 9g/L

2. 100g/L 的葡萄糖溶液是(　　)。

A. 等渗溶液　　B. 高渗溶液　　C. 低渗溶液　　D. 因人而定

3. 下列四种质量浓度相同的稀溶液，相同温度下渗透压最大的是(　　)。

A. 蔗糖溶液　　B. 氯化钠溶液　　C. 氯化钾溶液　　D. 葡萄糖溶液

4. 下列物质的量浓度相同的四种稀溶液，渗透压最小的是(　　)。

A. $CaCl_2$　　B. NaCl　　C. $AlCl_3$　　D. 葡萄糖溶液

5. 影响溶液渗透压的因素是(　　)。

A. 浓度、温度　　B. 压力、密度　　C. 浓度、黏度　　D. 体积、温度

6. 下列溶液中，能使红细胞发生皱缩的溶液是(　　)，能使红细胞发生胀大的溶液是(　　)。

A. 15g/L NaCl　　B. 9g/L NaCl　　C. 50g/L 葡萄糖　　D. 5g/L 葡萄糖

三、简答题

1. 简述临床上大量输液时为何要使用等渗溶液？

2. 简述溶液、乳浊液、悬浊液的区别？

第四章　酸、碱、盐

第一节　电解质的电离与溶液酸碱性

电解质是指在水中或熔融状态下能够导电的化合物。根据其在水溶液中导电能力的强弱分为强电解质和弱电解质。强电解质在水溶液中或熔融状态下全部电离成离子，如绝大多数盐类($NaCl$、$CaCl_2$)、强酸(HCl、H_2SO_4)、强碱[$NaOH$、KOH、$Ba(OH)_2$]等。弱电解质在水溶液中只部分电离成离子，如弱碱($NH_3 \cdot H_2O$)、弱酸(H_2CO_3、HCN、HAc)等。人体体液中含有许多电解质离子，如 Na^+、K^+、Ca^{2+}、Mg^{2+}、Cl^-、HCO_3^- 等，这些离子在体内的含量与人体的多种生理功能密切相关。

一、水的解离和离子积

用精密的仪器测定，纯水的导电性虽然很弱，但仍具有一定的导电功能。这说明水能解离出极少量自由移动的 H^+ 和 OH^-，是一种极弱的电解质。水的解离方程式为：

$$H_2O \rightleftharpoons H^+ + OH^-$$

通过纯水的导电性实验测得，在温度为 25℃时，1L 纯水(物质的量为 55.6mol)中只有 1.0×10^{-7}mol/L 的 H_2O 解离，因此纯水中氢离子的平衡浓度$[H^+]=1.0\times10^{-7}$mol/L，氢氧根离子的平衡浓度$[OH^-]=1.0\times10^{-7}$mol/L。

如果将水中的 H^+ 和 OH^- 的浓度相乘，就可以得到一个常数，称为水的离子积常数，简称水的离子积，用 K_w 表示：

$$K_w=[H^+]\times[OH^-]=1.0\times10^{-7}\times1.0\times10^{-7}=1.0\times10^{-14}$$

水的离子积常数与温度有关。水的解离是一个吸热的过程，当温度升高时，有利于水的解离，水的离子积增大。例如，在温度为 100℃时，K_w 约为 1.0×10^{-12}。

在常温时，不仅是纯水，在酸性和碱性的稀溶液中，$[H^+]$和$[OH^-]$的乘积总是一个常数，即 1.0×10^{-14}，

在中性溶液中，$[H^+]$和$[OH^-]$相等，都是 1.0×10^{-7}mol/L；在酸性溶液中，H^+浓度增大，水的电离平衡逆向移动，新的平衡到达后，$[H^+]>[OH^-]$；反之，在碱性溶液中，$[H^+]<[OH^-]$。由此可以看出，常温时，溶液的酸碱性与$[H^+]$和$[OH^-]$的关系为：

中性溶液$[H^+]=[OH^-]=1.0\times10^{-7}$mol/L

酸性溶液$[H^+]>[OH^-]$，$[H^+]>1.0\times10^{-7}$mol/L

碱性溶液$[H^+]<[OH^-]$，$[H^+]<1.0\times10^{-7}$mol/L

$[H^+]$越大或$[OH^-]$越小，溶液的酸性越强；$[H^+]$越小或$[OH^-]$越大，溶液的碱性越强。在实际应用中，多采用$[H^+]$表示溶液的酸碱性。

二、溶液的酸碱性和 pH 值

虽然溶液的酸碱性可以用$[H^+]$来表示，但是当溶液中$[H^+]$很小时，用物质的量浓度表

示很不方便，所以化学上通常采用 pH 值来表示溶液的酸碱性。pH 值就是氢离子浓度的负对数：

$$pH=-\lg[H^+]$$

常温下，溶液的酸碱性与$[H^+]$、pH 值的关系为：

中性溶液$[H^+]=1.0\times10^{-7}$mol/L，$pH=7$

酸性溶液$[H^+]>1.0\times10^{-7}$mol/L，$pH<7$

碱性溶液$[H^+]<1.0\times10^{-7}$mol/L，$pH>7$

利用酸碱指示剂或 pH 试纸，可以快速简便地检测出溶液的近似 pH 值。如果要精确测定溶液的 pH 值，可以使用酸度计（图 4-1）。

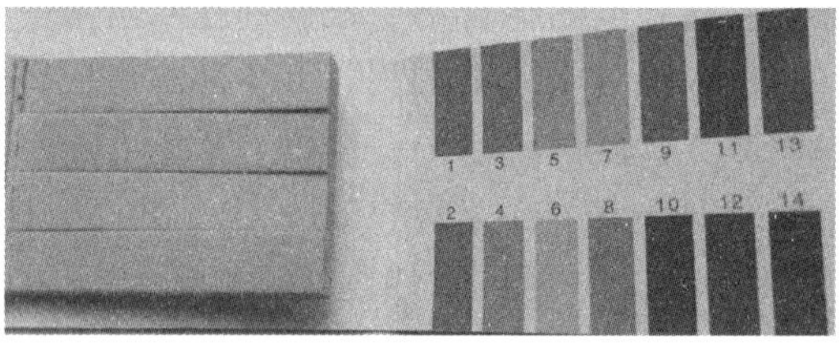

pH试纸

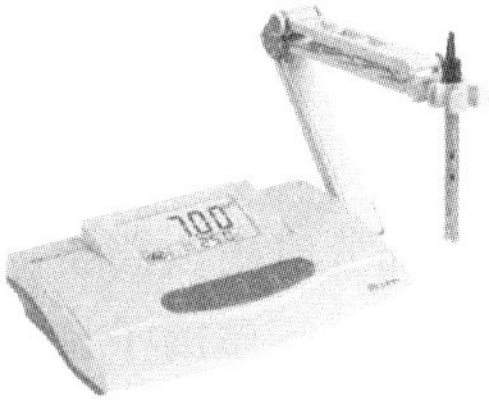
酸度计

图 4-1　pH 试纸和酸度计

三、体液 pH 值在医学上的意义

人体血液的 pH 值可直接影响身体各部分的机能。如果血液中的 pH 值不正常，细胞的功能就不能正常发挥，体内的酶也不可能发挥最大的催化效率。

体液 pH 值也会影响药物的吸收。pH 值可影响药物的解离状态从而影响人体的吸收率，通常解离状态的药物不易被吸收，非解离状态的药物易被吸收。如服用碳酸氢钠碱化药液，可使碱性药物的吸收增加，而酸性药物的吸收则减少。

知识拓展 6

人体几种体液和代谢产物的正常 pH 值

体液	pH 值	体液	pH 值
成人胃液	0.9~1.5	大肠液	8.3~8.4
婴儿胃液	5.0	乳汁	6.6~6.9
唾液	6.35~6.85	泪水	7.4
胰液	7.5~8.0	尿液	4.8~7.5
小肠液	7.6	脑脊液	7.35~7.45

第二节　盐类的水解

课堂活动

实验探究：用 pH 试纸测试浓度均为 0.1mol/L 的①碳酸钠②氯化铵③氯化钠溶液的 pH 值。

思考：为何同浓度的盐类物质，pH 值却不相同？

实验结果发现，这些盐溶液的酸碱性不同，原因是这些盐解离出的离子与水解离出的 H^+或 OH^-结合生成了弱电解质，破坏了水的解离平衡，改变了溶液中 H^+和 OH^-的浓度，致使盐溶液显示出不同的酸碱性。

一、盐类水解的实质

在盐溶液中，盐解离出的离子与水解离出的 H^+或 OH^-结合生成弱电解质的反应叫作盐的水解。

盐类水解的实质是盐电离出来的弱酸阴离子或弱碱阳离子与水电离出来的氢离子或氢氧根离子结合生成弱电解质，破坏了水的电离平衡，盐的水解反应是化学中的一种反应，具有重要的应用价值，例如，在净水、去油污等方面都有应用。

二、不同类型盐的水解

根据形成盐的酸和碱的强弱不同，盐可分为 4 类：强酸强碱盐、强酸弱碱盐、强碱弱酸盐、弱酸弱碱盐，四类盐的水解情况各不相同。

1. 强酸弱碱盐

强酸弱碱盐都能发生水解反应，水溶液显酸性，如 NH_4Cl。NH_4Cl 是强电解质，在水中全部解离成 NH_4^+和 Cl^-，水是弱电解质，只能解离出极少量的 H^+和 OH^-。

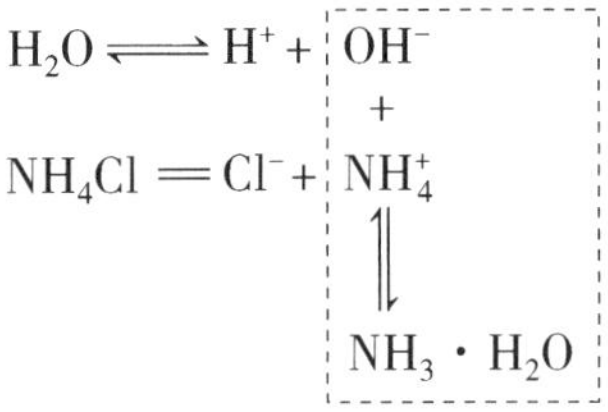

由于 NH_4Cl 解离出的 NH_4^+与 H_2O 解离出的 OH^-结合生成弱电解质 $NH_3 \cdot H_2O$，致使 OH^-浓度降低，破坏了 H_2O 的解离平衡，使水的解离平衡向正反应方向移动，直到建立新的平衡。最终导致溶液中的$[H^+]>[OH^-]$，即 pH<7，所以 NH_4Cl 溶液显酸性。NH_4Cl 水解的反应方程式为：

$$NH_4Cl+H_2O \rightleftharpoons NH_3 \cdot H_2O+HCl$$

$FeCl_3$、$Al_2(SO_4)_3$、$Cu(NO_3)_2$、$CuSO_4$ 等都属于强酸弱碱盐，其盐溶液也显酸性。

2. 强碱弱酸盐

强碱弱酸盐也能发生水解反应，水溶液显碱性，如 CH_3COONa。CH_3COONa 是强电解质，在水中全部解离成 Na^+和 CH_3COO^-；水是弱电解质，只能解离出极少量的 H^+和 OH^-。

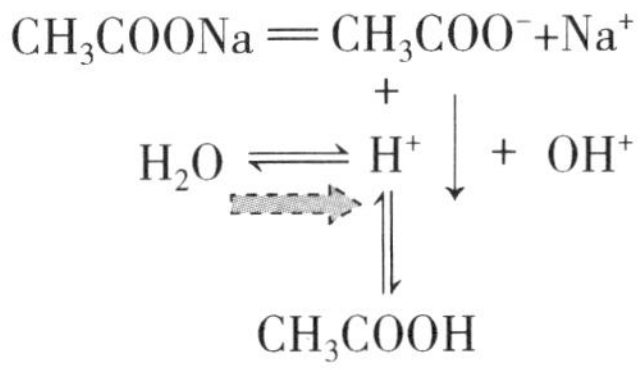

由于 CH_3COONa 解离出的 CH_3COO^-与 H_2O 解离出的 H^+结合生成弱电解质 CH_3COOH，致使 H^+浓度降低，破坏了 H_2O 的解离平衡，使水的解离平衡向正反应方向移动，直到建立

新的平衡。最终导致溶液中的$[H^+]<[OH^-]$，即 $pH>7$，所以 CH_3COONa 溶液显碱性。CH_3COONa水解的反应方程式为：

$$CH_3COONa+H_2O \rightleftharpoons CH_3COOH+NaOH$$

Na_2CO_3、$NaHCO_3$、K_2CO_3等都属于强碱弱酸盐，其盐溶液显碱性。

3. 强酸强碱盐

强酸强碱盐溶于水，解离出的阴、阳离子都不能与水解离出的 H^+或 OH^-结合生成弱电解质，因此，不会破坏水的解离平衡，溶液中的$[H^+]=[OH^-]$，即 $pH=7$，呈中性。即强酸强碱盐不发生水解反应，如 NaCl、Na_2SO_4、KNO_3等。

4. 弱酸弱碱盐

弱酸弱碱盐是一类具有特殊化学性质的化合物，由一个弱酸和一个弱碱反应生成。一般来说，酸性基团和碱性基团之间的相互作用力弱，弱酸弱碱盐易发生水解反应，而且水解程度较大，如 CH_3COONH_4、$Al_2(CO_3)_3$ 等。弱碱阳离子水解显酸性，弱酸阴离子水解显碱性，二者水解程度大小不同，溶液酸碱性不同，由此可知，这类盐溶液的酸碱性情况比较复杂，所以不作讨论。

小　　结

盐类水解的规律：有弱才水解，无弱不水解；谁强显谁性，同强显中性。

知识拓展 7

盐的水解在医学中的意义

人们在日常生活中经常用到盐的水解。临床上治疗胃酸过多、酸中毒时常使用碳酸氢钠或乳酸钠，是利用其水解后显弱碱性的原理。治疗碱中毒时使用氯化铵则是因其水解后显弱酸性。治疗胃溃疡时常使用铝盐，因为铝盐水解产生的胶状氢氧化铝可在溃疡表面形成保护层。但是，盐的水解也会带来不利影响，容易水解变质的药物应保存在密闭干燥处，这是为了防止盐水解变质。

第三节　缓冲溶液

一、缓冲溶液的概念及组成

（一）缓冲溶液的概念

一般的溶液，当加入少量的强酸强碱时，pH 值就会发生很大的改变。例如，纯水和 NaCl 溶液的 pH 值均为 7.0。如果在 50mL 纯水和 50mL 0.1mol/L NaCl 溶液中分别加入 0.05mL 1mol/L HCl，两种溶液的 pH 值均从 7 降至 3，即改变了 4 个 pH 单位；如果在 50mL 纯水和 50mL 0.1mol/L NaCl 溶液中分别加入 0.05mL 1mol/L NaOH，两种溶液的 pH 值均从 7 升至 11，同样改变了 4 个 pH 单位。可见，在纯水和 NaCl 溶液中加入少量的强酸或强碱，pH 值发生显著变化。但是，在 50mL 含 0.1mol/L HAc 和 0.1mol/L NaAc 的混合溶液（$pH=4.5$）中加入相同量、相同浓度的 HCl 或 NaOH，经测定溶液的 pH 值仍维持在 4.5 左右，几乎不变。若对 HAc 和 NaAc 混合溶液进行适当的稀释，其 pH 值几乎不变。我们把这种能够抵抗外加少量强酸、强碱或稀释而保持溶液的 pH 值几乎不变的作用称为缓冲作用。具有缓冲作用的溶液称为缓冲溶液。

（二）缓冲溶液的组成

缓冲溶液一般是由足够浓度的一对共轭酸碱组成的溶液。如在 $NaH_2PO_4-Na_2HPO_4$、HAc-NaAc、NH_3-NH_4Cl 组成的缓冲溶液中，$H_2PO_4^-$、HAc、NH_4^+ 为共轭酸，HPO_4^{2-}、Ac^-、NH_3 为共轭碱。缓冲对中，共轭酸为抗碱成分，共轭碱为抗酸成分。

缓冲对一般可分为三种类型：

（1）弱酸及其盐：HAc-NaAc、$H_2CO_3-NaHCO_3$。

（2）多元弱酸的酸式盐及其次级盐：$NaHCO_3-Na_2CO_3$、$NaH_2PO_4-Na_2HPO_4$。

（3）弱碱及其盐：NH_3-NH_4Cl。

二、缓冲溶液在医药上的应用

缓冲溶液在工农业生产以及化学、生物学、医药等各个领域都有着重要的用途，特别是在医药方面意义更大。人体正常的生理活动是在相对稳定的酸碱性环境中进行的，正常人体血液的 pH 值范围为 7.35~7.45，如果因某种内在或外在因素造成血液的酸碱度突然改变，就有可能引起不同程度的“酸中毒”或“碱中毒”，若血液的 pH 值超过 0.4 个 pH 单位，就可能有生命危险。人们日常所吃的食物很多属于酸性或碱性物质，人体代谢过程中也会不断产生酸性物质(如碳酸、乳酸等)和碱性物质(如碳酸氢盐、磷酸氢二钠、磷酸氢二钾等)。但这些酸性或碱性物质并没有使血液中的 pH 值发生明显的变化，这是因为血液含有良好的缓冲系统，具有足够的缓冲能力。

人体血液中主要有三对缓冲系，这些缓冲物质可以调节溶液的 pH 值，使溶液的 pH 值在加入一定量的酸性物质或碱性物质时保持恒定或小范围变化。主要缓冲系有：

1. H_2CO_3与 $NaHCO_3$

当溶液中加入少量酸性物质时，缓冲对中的碱性组分与之反应中和；当溶液中加入少量碱性物质时，缓冲对中的酸性组分与之反应中和。

2. 蛋白质钠盐与蛋白质

蛋白质钠盐与蛋白质也可以形成缓冲对。

3. Na_2HPO_4与 NaH_2PO_4

同样可以形成缓冲对。

在药剂的生产和保存过程中，通常需要选择适当的缓冲系来稳定其 pH 值，如维生素 C 溶液的 pH 值为 3.0，常用 $NaHCO_3$ 调节 pH 值在 5.5~6.0，既增加溶液稳定性，又减轻病人注射时的痛苦；葡萄糖、安乃近等注射液经过灭菌后 pH 值可能发生变化，常用盐酸、枸橼酸、酒石酸、枸橼酸钠等物质的稀溶液进行 pH 值调节。一般注射剂的 pH 值调节在 4~9。

人的泪液 pH 值在 7.3~7.5。配制眼药水和眼药膏时尽可能加入缓冲剂调节其 pH 值。生物化学的实验研究，如分离和提纯蛋白质、核酸及遗传基因等，都需要在极精确的 pH 值控制下进行电泳。微生物的培养、组织培养、有酶参加的生化反应，通常也是在缓冲溶液中进行的。

目标检测四

一、单项选择题

1. 下列微粒中既是酸又是碱的是(　　)。

A. H^+　　B. H_3PO_4　　C. PO_4^{3-}　　D. $H_2PO_4^-$

2. HCO_3^- 的共轭酸是(　　)。

A. H^+　　B. CO_3^{2-}　　C. H_2CO_3　　D. OH^-

3. 0.1mol/L 的下列物质中，溶液呈酸性的是(　　)。

A. NaCl　　B. NH_4Ac　　C. $(NH_4)_2SO_4$　　D. NaAc

4. 下列各组微粒中，能组成共轭酸碱对的是(　　)。

A. $H_2PO_4^-$，HPO_4^{2-}　　B. H_3PO_4，PO_4^{3-}

C. H_3PO_4，HPO_4^{2-}　　D. HPO_4^{2-}，PO_4^{3-}

5. 水的离子积 K_w 适用于(　　)。

A. 酸的溶液　　B. 碱的溶液　　C. 水　　D. 所有水溶液

6. 浓度均为 0.1mol/L 的下列溶液中，其 pH 值小于 7 的是(　　)。

A. NaAc　　B. Na_2CO_3　　C. NH_4Cl　　D. Na_2S

二、思考题

1. 缓冲溶液在医药学中有何意义？

2. 盐是酸和碱中和反应的产物，那么盐的水溶液是中性的吗？碳酸钠(Na_2CO_3)是正盐，不能解离出 OH^-，为什么又被称为“纯碱”？碳酸钠和碳酸氢钠的水溶液为什么均呈碱性？

下篇 有机化学部分

人体的组成成分除水和无机盐以外，绝大部分是有机物，如糖、脂类、蛋白质、核酸等。生命过程从本质上看是一系列相互协调、彼此制约的化学变化，如果这些物质发生变化，或化学反应异常，就会引发某些疾病；疾病的诊断方法大多数是基于有机化学原理和技术；用于防病治病的药物绝大多数是有机物，中药的有效成分大多也是有机物。因此，有机化学与医药学关系密切。

第五章　有机化合物概述

目前，人们在自然界发现和人工合成的物质已超过 1 亿种，其中绝大多数是有机化合物，而且新的有机化合物仍在源源不断地被发现或合成出来。有机化合物为什么如此繁多？它们的结构和性质具有哪些特点呢？

一、有机化合物和有机化学

绝大多数含碳的化合物（CO、CO_2、碳酸及碳酸盐等除外）被称为有机化合物。

人们对有机化合物的认识是在生活和生产实践中逐渐发展起来的。早在 18 世纪末，人们就已能从动、植物中分离得到许多有机化合物，如酒石酸、尿酸和乳酸等，这些化合物与从矿物中得到的化合物相比，有很大的差别，如大多数易燃烧、对热不稳定、加热易分解等。当时人们认为只有来自生物体，在神秘“生命力”作用下产生的化合物才有这些特性，为区别这两类不同来源的化合物，把它们分别称为有机化合物和无机化合物（以下简称有机物和无机物）。

有机化学是化学中极其重要的一门分支学科，与人类生活有着极为密切的关系。有机化学这一名词于 1806 年首次由瑞典化学家贝采里乌斯（有机化学之父）提出，当时的有机化学是作为无机化学的对立物而命名的。“有机”一词来源于“有机体”，即有生命的物质。19 世纪 20 年代，德国化学家维勒（F. Wohler）首次用无机物氰酸铵合成了有机物尿素[$CO(NH_2)_2$]。维勒的实验结果打破了只能从有机体获得有机物的“生命力”学说，开创了有机物的无机合成，打破了无机物和有机物之间的绝对界限。

$$\underset{\text{氰酸铵}}{NH_4CNO} \xrightarrow{\text{加热}} \underset{\text{尿素}}{NH_2CONH_2}$$

随后化学家又陆续合成了越来越多的有机物，从此打破了只能从有机体获得有机物的禁锢，因此有机物不再是来自有机体的含义，但人们由于习惯的原因，有机物一词一直沿用至今。

课堂活动

思考：你知道生活中常见的有机物有哪些吗？

二、有机物的结构

仅由氧元素和氢元素构成的化合物，至今只发现了两种：H_2O 和 H_2O_2；而仅由碳元素和氢元素构成的化合物却超过了数千种，形成了极其庞大的含碳元素化合物的“家族”。同为两种元素，但构成化合物的种类却相差如此巨大，其主要原因是碳原子的成键特点和碳原子间的结合方式。

（一）碳原子成键特点

碳原子最外层有 4 个电子，不易失去或获得电子，但是碳原子自身结合能力强，可以通过共价键与氢、氧、氮、硫、磷等多种非金属元素形成共价化合物。

甲烷（CH_4）是最简单的有机化合物，其分子中的碳原子以最外层的 4 个电子分别与 4 个氢原子的电子形成 4 个 C—H 共价键。甲烷的电子式和结构式如图 5-1 所示。

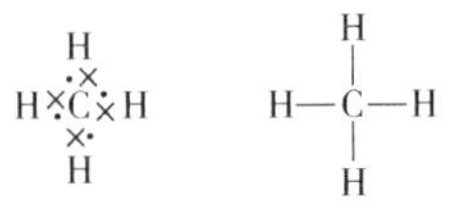

图 5-1　甲烷的电子式和结构式

知识拓展 8

化学键

1916 年德国化学家科塞尔（W. Kossel）和美国化学家路易斯（G. N. Lewis）等提出了化学键的概念。根据稀有气体原子的电子层结构特别稳定这一事实，他们认为元素的原子进行化学反应时，每个原子总是试图通过得失电子或共用电子对使其最外层具有 8 个电子的稳定结构，即“惰性气体结构”。原子间通过电子转移产生阳离子（带正电荷）和阴离子（带负电荷），阴阳离子通过静电作用力形成离子键（如氯化钠的形成）。成键的两个原子各提供一个（或两个、三个）电子，通过共用电子对相互结合的化学键称为共价键。有机化合物中的化学键绝大多数是共价键。

用“黑点或×”代表最外层电子，一个“黑点或×”表示一个电子，可以表示原子形成分子时共用一对或若干对电子，以满足稀有气体原子的电子结构（电子式）。为了研究方便，常用短线代替“黑点或×”，用“—”表示共用一对电子形成的共价单键，用“═”表示两对电子形成的共价双键，“≡”表示三对电子形成的共价三键。例如：

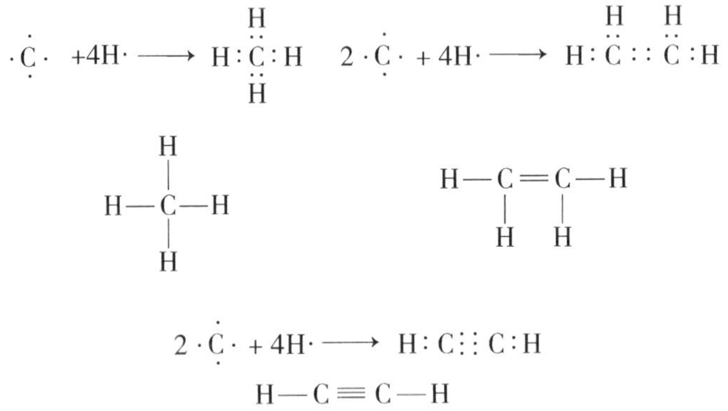

（二）碳原子的结合方式

有机物中的每个碳原子不仅能与氢原子（或其他原子）形成 4 个共价键，而且碳原子之间也可以通过共价键相互结合，两个碳原子之间共用一对电子形成的共价键称为碳碳单键；两个碳原子间共用两对电子形成的共价键称为碳碳双键；两个碳原子之间共用三对电子形成的共价键称为碳碳三键（图 5-2）。

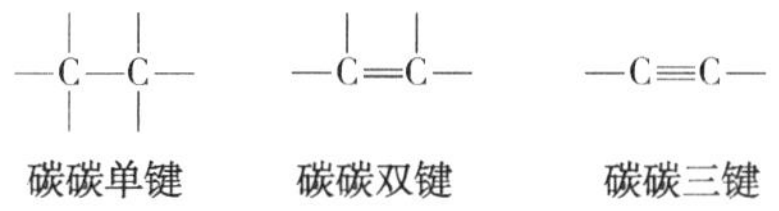

图 5-2　碳原子之间形成共价键

有机物分子可能只含有一个或几个碳原子，也可能含有成千上万个碳原子。多个碳原子之间可以相互结合成长短不一的碳链，也可以结合成碳环，构成有机物链状或环状的碳骨架(图 5-3)。

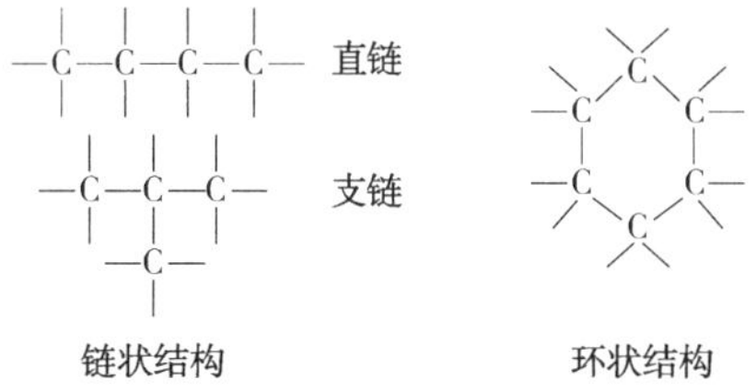

图 5-3　有机物碳骨架的基本类型

课堂活动

思考：请结合下图中 4 个碳原子相互结合的几种方式，分析以碳为骨架的有机物种类繁多的原因(图 5-4)。

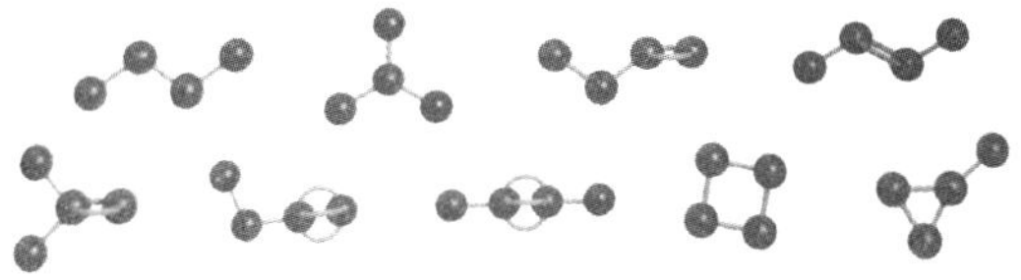

图 5-4　4 个碳原子相互结合的几种方式

三、有机物的分类

有机物种类繁多，为了研究方便，习惯上根据有机物结构进行分类。一般有两种分类方法：一是按构成有机物分子碳骨架来分类；二是按反映有机物特性的特定原子团(官能团)来分类。

(一) 按碳骨架分类

按碳原子组成的分子骨架不同，有机物可分为链状化合物和环状化合物；其中，环状化合物根据连接的元素是否只由碳原子组成又可分为碳环化合物(如环己烷、苯等)和杂环化合物(如呋喃、吡啶等)；碳环化合物根据其碳的连接方式不同分为脂环族化合物(如环己烷、环戊烷等)和芳香族化合物(如苯、甲苯等)。

1. 链状化合物

这类化合物分子中碳原子相互连接成链状，故称链状化合物，又由于这类化合物最初在脂肪中被发现，因此又被称为脂肪族化合物。例如：

$H_3C—CH_3$　$H_3C—OH$　　$H_2C=CH_2$　$H_3C—C\equiv CH$

饱和链　　　　　不饱和链

2. 脂环族化合物

由于这类化合物分子中有碳环且与脂肪族化合物相似，所以称其为脂环族化合物。例如：

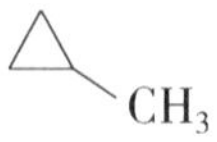

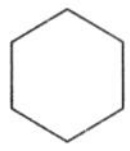

甲基环丙烷　环丁烷　环己烷

3. 芳香族化合物

这类化合物含有苯环，它们的特性与脂肪族化合物、脂环族化合物不同。这类化合物最初是从植物中得到的具有芳香气味的物质，所以称其为芳香族化合物。例如：

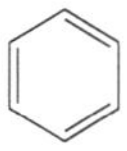
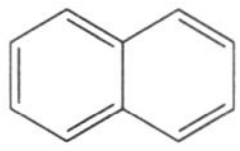
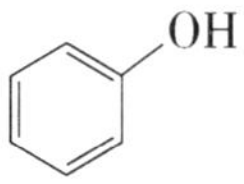

苯　萘　苯酚

4. 杂环化合物

在这类环状化合物中，组成环的原子除了碳原子，还有其他元素的原子(如氮、氧、硫等)。含有氮、氧、硫等原子的环通常称为杂环。例如：

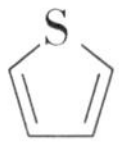
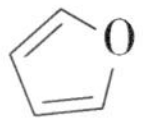
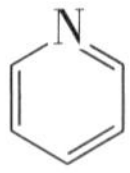
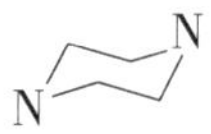

噻吩　呋喃　吡啶　哌嗪

(二) 按官能团分类

有机物中的氢原子可以被其他原子或原子团所取代，衍生出一系列新的化合物。如 CH_4 中的氢原子被氯原子取代得到 CH_3Cl(一氯甲烷)、$CHCl_3$(三氯甲烷，又称氯仿)等，CH_3Cl 还可以经过化学反应转变为其他有机物，如甲醇(CH_3OH)、乙酸(CH_3COOH)等。这些化合物从结构上看，可以看作碳氢化合物的衍生物。这些衍生物中取代氢的原子或原子团往往决定了化合物的一些理化性质，如甲烷在常温下为气体，几乎不溶于水；甲醇沸点较高，常温下为液体，能和水以任意比例混溶。

官能团是有机物分子内所含的能表现某种特性的原子或基团，它决定有机物的主要性质，含有相同官能团的化合物性质基本相似。一些有机物常见官能团的名称、结构及其有关化合物如表 5-1 所示。

表 5-1　有机物的主要类别、官能团和代表物

主要类别	官能团	典型有机物
烯烃	碳碳双键 $\gt C{=}C\lt$	乙烯 $CH_2{=}CH_2$
炔烃	碳碳三键 $-C{\equiv}C-$	乙炔　$CH{\equiv}CH$
卤代烃	—X(X 表示卤素原子)	氯乙烷 CH_3CH_2Cl
醇	羟基—OH	乙醇 CH_3CH_2OH

主要类别	官能团	典型有机物
酚	酚羟基 Ar—OH	苯酚 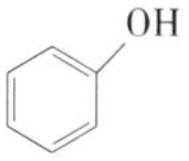
醚	醚基 R—O—R′	乙醚 $CH_3CH_2OCH_2CH_3$
醛	醛基 $-\overset{O}{\overset{\|}{C}}-H$	乙醛 CH_3CHO
酮	(酮)羰基 $-\overset{O}{\overset{\|}{C}}-$	丙酮 CH_3COCH_3
羧酸	羧基 $-\overset{O}{\overset{\|}{C}}-OH$	乙酸 CH_3COOH
酯	酯基 $-\overset{O}{\overset{\|}{C}}-$	乙酸乙酯 $CH_3COOCH_2CH_3$
胺	氨基—NH_2	苯胺 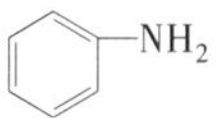
酰胺	酰胺基 $-\overset{O}{\overset{\|}{C}}-NH_2$	苯酰胺 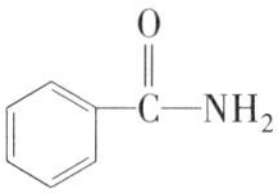
磺酸	磺酸基—SO_3H	苯磺酸 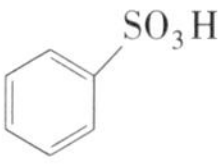
硝基化合物	硝基—NO_2	硝基苯 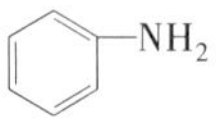

四、有机物的结构表示

分子结构的含义包括分子中各原子的排列次序、分子中各原子之间的相互结合方式以及分子中各原子在空间的排列方式。有机物结构常见表示方法如下：

1. 结构式(又称为短线式)

表示分子中各原子相互连接的排列次序及结合方式。例如：

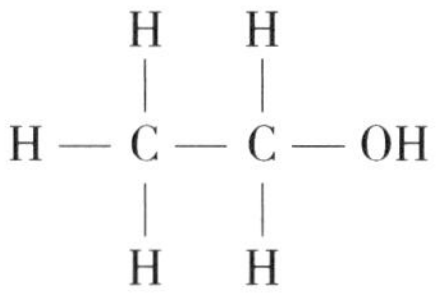

乙醇

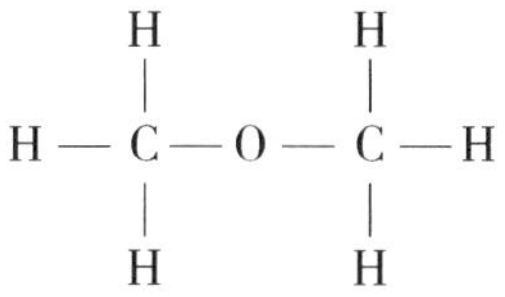

甲醚

2. 结构简式(或称为缩减式)

为简便起见，常将结构式中相同原子或原子团进行合并，以结构简式表示。链状有机物常用结构简式表示，如上述乙醇的结构简式为 $CH_3—CH_2—OH$ 或 CH_3CH_2OH，甲醚的结构简式为 $CH_3—O—CH_3$ 或 CH_3OCH_3，即结构简式中的 C—H、C—C 单键可以省略。

3. 键线式

药学中有机物的结构经常以键线式表示，键线式中，C、H 原子可以省略不写，但官能团不可以省略，每个拐点和端点表示一个碳原子。如图 5-5 键线式与结构(简)式的比较。

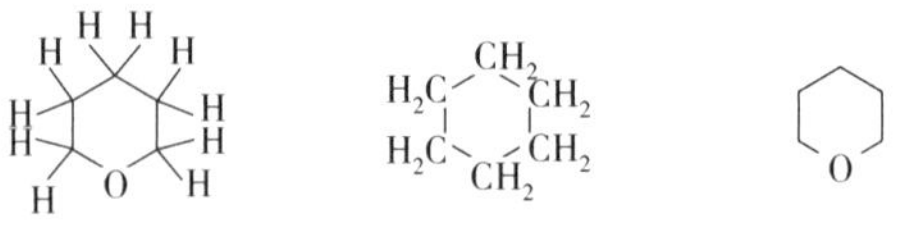

结构式　　结构简式　　键线式

图 5-5　结构式、结构简式与键线式

五、有机物的性质

目前，有机物的种类繁多，性质各异，但大多数具有一些共同的特点。

1. 难溶于水，易溶于有机溶剂

水是一种强极性物质，所以以离子键结合的无机物(如氯化钠、硫酸镁等)大多易溶于水，不溶于有机溶剂。而有机物一般都是共价化合物，极性较弱或无极性，所以大多数有机物在水中的溶解度很小，易溶于弱极性或非极性的有机溶剂(如乙醚、苯、丙酮等)中，这就是“相似相溶”的经验规律。例如，汽油不溶于水而易溶于乙醇、苯等有机溶剂。但有些有机物易溶于水，如甲醛、乙醇、乙酸、甘油、蔗糖等。

2. 可燃性

绝大多数有机物可以燃烧(CCl_4等除外)，如天然气(主要成分是甲烷)、酒精、汽油、棉花等。

3. 熔、沸点低

在室温下，绝大多数无机物是高熔点的固体，而有机物通常为气体、液体或低熔点的固体，大多数有机物的熔点在 400℃以下。例如，相对分子质量相近的氯化钠和丙酮，两者的熔、沸点相差很大，氯化钠的熔点为 801℃，而丙酮的熔点为-94. 9℃。

4. 副反应多，产物复杂

有机物的反应速率一般比较慢，例如，酯化反应常需要几个小时才可以完成，而化石燃料煤、石油则需要在地层下经历漫长的变化才能形成。同时，有机物的反应常伴有副反应，产物复杂，除生成主要产物外，还常常生成副产物，经分离和提纯才能得到纯的有机物。

5. 同分异构现象存在较普遍

分子的组成、分子中原子相互结合的顺序、方式和原子相互间的立体位置、化学键的结合状态等因素均影响有机化合物的结构。同分异构现象是有机化学中极为普遍的，是指具有相同分子组成，但结构不同，从而性质各异的现象。例如，乙醇和甲醚的分子式是C_2H_6O，像这种分子组成相同，而结构不同的化合物互称为同分异构体。例如：

$$H_3C-O-CH_3 \qquad H_3C-\overset{H_2}{C}-OH$$

甲醚　　乙醇

在有机物中，同分异构现象是普遍存在的，这也是有机物种类繁多、数目庞大的一个重要原因。

目标检测五

一、选择题

1. 根据当代的观点，有机物应该是(　　)。

A. 来自动植物的化合物　　B. 来自自然界的化合物

C. 人工合成的化合物　　D. 大多数含碳的化合物

2. 1828 年，维勒合成尿素时，他所用的原料是(　　)。

A. 碳酸铵　　B. 醋酸铵　　C. 氰酸铵　　D. 草酸铵

3. 有机物的结构特点之一就是多数有机化合物都以(　　)。

A. 配价键结合　　B. 共价键结合　　C. 离子键结合　　D. 氢键结合

4. 下列化合物属于醇类物质的是(　　)。

A. $C_2H_5OC_2H_5$　　B. CCl_4　　C. C_6H_6　　D. CH_3CH_2OH

5. 通常有机物分子中发生化学反应的主要结构部位是(　　)。

A. 键　　B. 氢键　　C. 所有碳原子　　D. 官能团(功能基)

6. 分子组成属于开链化合物的是(　　)。

A. 丁烷　　B. 环戊烷　　C. 呋喃　　D. 苯

7. 烯烃的官能团是(　　)。

A. 单键　　B. 碳碳双键　　C. 羟基　　D. 碳碳三键

8. 具有解热镇痛及抗炎作用的药物“芬必得”，其主要成分的结构简式为

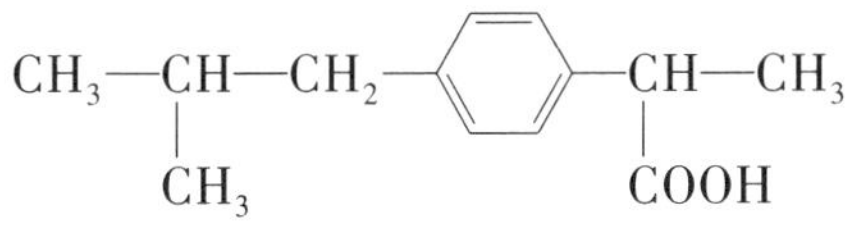

，它属于(　　)。

①芳香族化合物　②脂肪族化合物　③有机羧酸　④有机高分子化合物　⑤芳香烃

A. ③⑤　　B. ②③　　C. ①③　　D. ①④

9. 酚酞是常用的酸碱指示剂，其结构简式如图所示，从结构上看，酚酞除具有酚的性质以外，还具有下列哪类物质的性质(　　)。

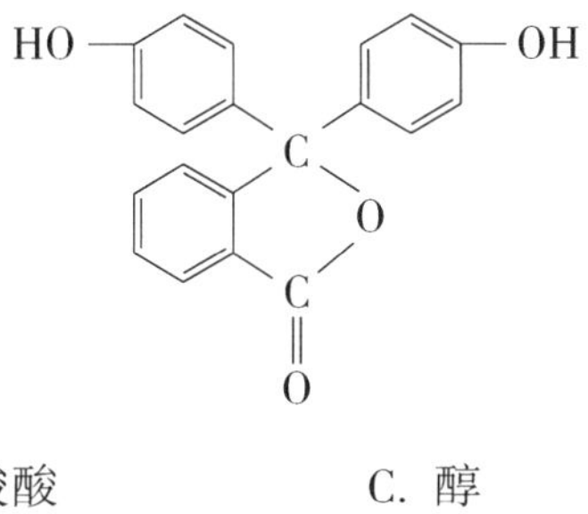

A. 酮　　B. 羧酸　　C. 醇　　D. 酯

10. 按碳的骨架分类，下列说法正确的是(　　)。

A. $CH_3-CH_2-\underset{OH}{\underset{|}{CH}}-CH_3$ 属于链状化合物　B. 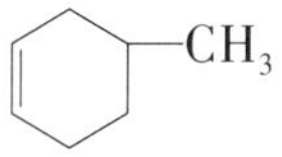 属于芳香化合物

C. 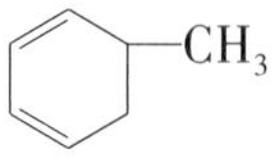 属于脂环化合物　　　　D. 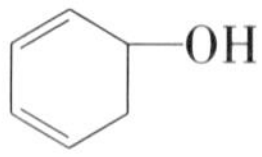 属于芳香化合物

二、填空题

1. 在有机物中，碳原子既可以与其他元素的原子形成共价键，又可以相互成键。两个碳原子之间可以形成的共价键的类型有____________、____________和____________；多个碳原子可以相互结合，形成的碳骨架类型有____________和____________。

2. ____________相同，而____________不同的化合物，互称为同分异构体；甲醚和____________互称为同分异构体。

3. 碳环化合物是指分子中组成环的原子全部是____________原子的化合物。

4. 决定一类有机化合物__________的原子或原子团称为官能团，乙醇的官能团称为____________；乙酸的官能团称为__________；乙醚的官能团称为__________。

三、简答题

1. 什么是有机物？简述有机物区别于无机物的一般性质。

2. 简述有机物种类繁多的原因，并举例说明。

3. 圈出下列化合物的官能团，并说出其名称。

① $CH_3CH_2CH_2Br$　　② CH_3CH_2COOH

③ 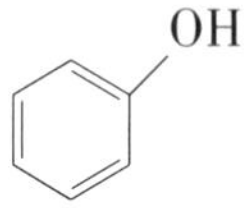　　④ 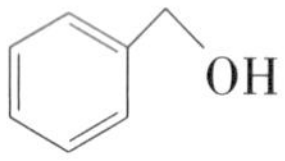

⑤ $H_3C—CH_2—\overset{O}{\overset{\|}{C}}H$　　⑥ $CH_3—O—CH_3$

⑦ $H_3C—CH_2—O—\overset{O}{\overset{\|}{C}}—CH_2—CH_3$　　⑧ $H_3C—\overset{O}{\overset{\|}{C}}—CH_3$

第六章　烃和卤代烃

仅由碳、氢两种元素组成的化合物称为碳氢化合物，简称烃。

- 烃
  - 脂肪烃
    - 饱和烃
      - 饱和脂肪烃——烷烃
      - 饱和脂环烃——环烷烃
    - 不饱和烃
      - 不饱和脂肪烃：烯烃、炔烃、二烯烃
      - 不饱和脂环烃：环烯烃
  - 芳香烃
    - 单环芳香烃
    - 多环芳香烃
    - 稠环芳香烃

第一节　烷　　烃

在烃类分子中，碳原子之间以单键结合，碳原子剩余的价键均与氢原子结合，使碳原子的化合价都达到“饱和”。这样的一类烃称为烷烃，烷烃为饱和烃。

一、烷烃的结构和同系列

（一）烷烃的结构

甲烷是最简单的烷烃。实验数据表明，甲烷分子中的 5 个原子不在同一平面中，而是形成了正四面体的空间结构(图 6-1)，碳原子位于正四面体的中心，4 个氢原子分别位于 4 个顶点。分子中的 4 个 C—H 键的长度和强度相同，相互之间的夹角相等(图 6-2)。

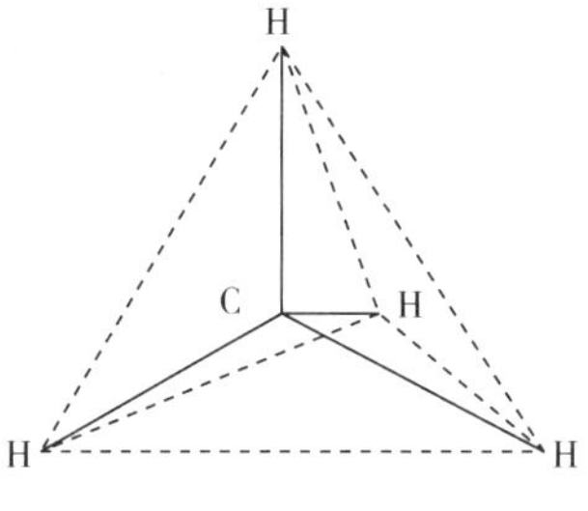

图 6-1　甲烷的结构

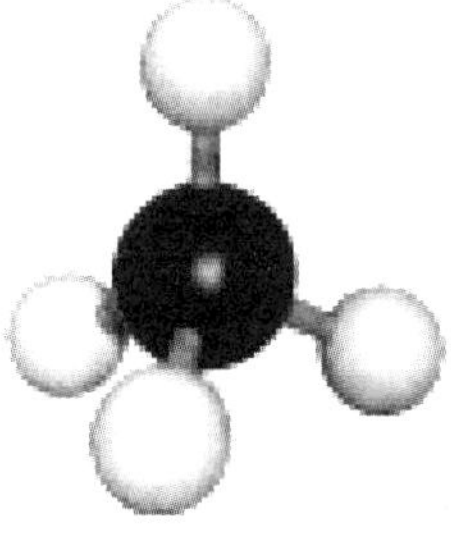

图 6-2　甲烷的球棍模型

其他烷烃的空间结构与甲烷分子相似，也是正四面体结构，键角为 109.5°。C_3 以上烷烃的碳原子排列不是直线型的，而是排布成锯齿形，以保持正常的键角。由于单键可以自由旋转，因此，烷烃分子可形成多种曲折形式。但为了方便起见，一般在书写结构简式时，仍写成直链形式。如辛烷：

锯齿形

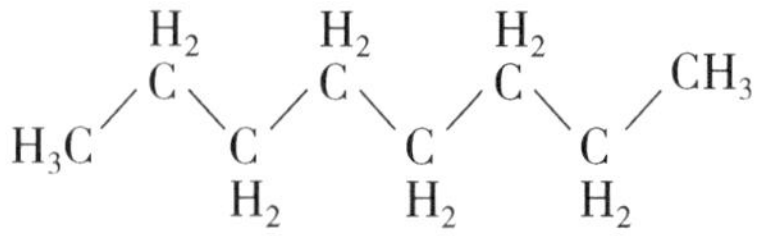

直链形　$CH_3—CH_2—CH_2—CH_2—CH_2—CH_2—CH_2—CH_3$

（二）烷烃的通式及同系列

在烷烃分子中，碳原子和氢原子之间有一定的关系。

课堂活动

讨论：与甲烷结构相似的有机物还有很多。随着分子中碳原子数的增加，还有乙烷、丙烷、丁烷等一系列有机物。请根据碳原子的成键规律和下表提供的信息，补充表格，并由此归纳这类有机物分子式的通式。

有机化合物	乙烷	丙烷	丁烷	戊烷
分子中碳原子数	2	3	4	5
结构式	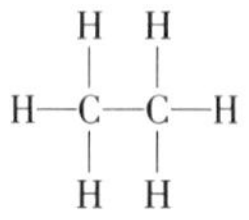	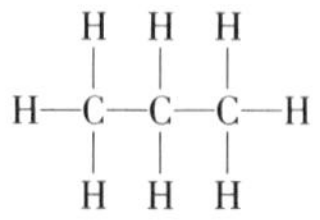		
分子式	C_2H_6			

由上表可知，从甲烷开始，每增加 1 个碳原子，就相应地增加了 2 个氢原子。相邻烷烃分子在组成上均相差一个 CH_2 原子团，如果链状烷烃中的碳原子数为 n，氢原子数就是 $2n+2$，其分子式可以用通式 C_nH_{2n+2} 表示。像这些结构相似，在分子组成上相差一个或若干个 CH_2 原子团的化合物称为同系物。

甲烷、乙烷和丙烷的结构各有一种，没有同分异构体。丁烷却有两种不同的结构（图 6-3），一种是碳原子形成直链的正丁烷；另一种是带有支链的异丁烷。两者的组成虽然相同，但分子中碳原子的结合顺序不同，分子结构不同，因此性质就存在一定的差异，是两种不同的化合物。随着碳原子数的增加，烷烃的同分异构体的数目也在增加。例如，戊烷有 3 种，己烷有 5 种，而癸烷则有 75 种之多。

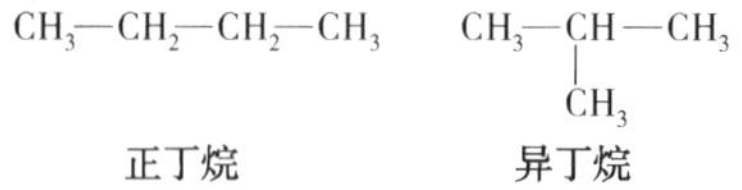

正丁烷　　异丁烷

图 6-3　丁烷的 2 种同分异构体

课堂活动

思考：你能写出戊烷的 3 种同分异构体吗？

由于同系物的结构和化学性质相似，其物理性质也呈规律性变化，因此，掌握同系列中几个典型化合物的结构和性质，就可以推测出同系列中其他化合物的结构和性质。

二、烷烃的命名

烃分子失去一个氢原子后剩下的基团称为烃基。烷烃失去一个氢原子后剩下的基团称为烷基，以—R 表示，常见的烃基有：

$—CH_3$ 甲基　　$—CH_2CH_3$ 乙基　　$CH_3CH_2CH_2—$丙基

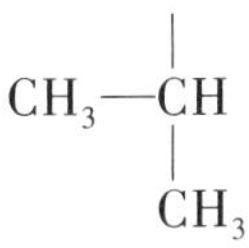 异丙基　　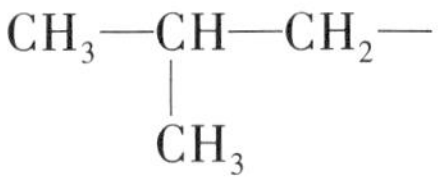 异丁基　　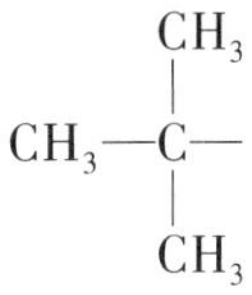 叔丁基

烷烃的命名是有机化合物命名的基础，其他有机化合物的命名原则是在烷烃命名原则的基础上延伸出来的。

（一）普通命名法(又称习惯命名法)

根据分子中含碳原子数目来命名为“某烷”。碳原子数在 10 以内的以甲、乙、丙、丁、戊、己、庚、辛、壬、癸依次代表碳原子数。例如，CH_4称为甲烷，C_5H_{12}称为戊烷。碳原子数在 10 以上的用数字十一、十二……表示。例如，$C_{17}H_{36}$称为十七烷。

（二）系统命名法

由于烷烃分子中碳原子数目越多，结构越复杂，同分异构体的数目也就越多，习惯命名法在实际应用上有很大的局限性。因此，在有机化学中广泛采用系统命名法命名。下面以带支链的烷烃为例，介绍系统命名法的命名步骤。

（1）选定分子中最长的碳链为主链，当有多条最长碳链时，选取含有支链最多、最长的碳链为主链，按主链中碳原子数目称为“某烷”。

（2）选主链中离支链最近的一端为起点，用 1、2、3 等阿拉伯数字依次给主链上的各个碳原子编号定位，以确定支链在主链中的位置。如果两边的第一个支链位置相同，则比较第二个支链，即遵守最低序列规则。

（3）将支链的名称写在主链名称的前面，在支链的前面用阿拉伯数字注明它在主链上所处的位置，并在数字与名称之间用横线“-”隔开；如果主链上有相同的支链，则将支链合并起来，用“二”“三”等数字表示支链的个数；两个表示支链位置的阿拉伯数字之间需用“,”隔开。

（4）如果主链上有几个不同的支链，把简单的写在前面，把复杂的写在后面，中间用横线“-”隔开。例如：

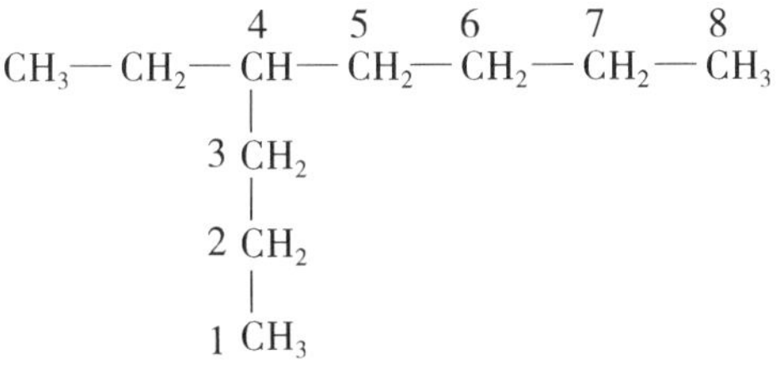

4-乙基辛烷

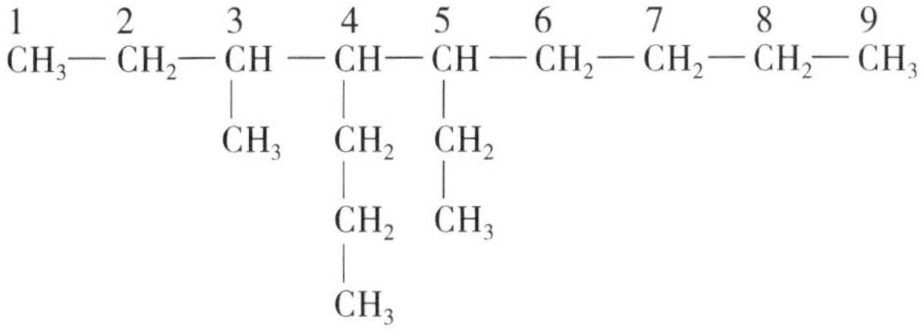

3-甲基-5-乙基-4-丙基壬烷

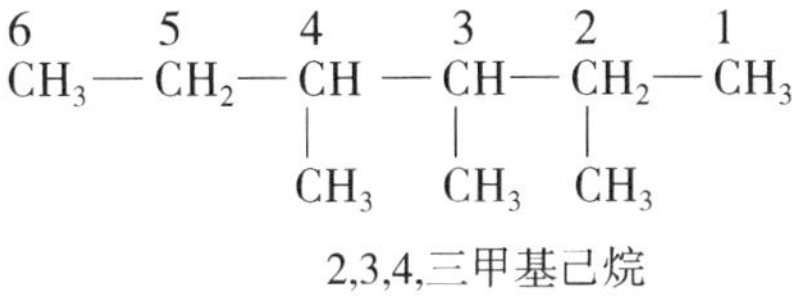

2,3,4,三甲基己烷

课堂活动

思考：用系统命名法为下面两种有机物命名。

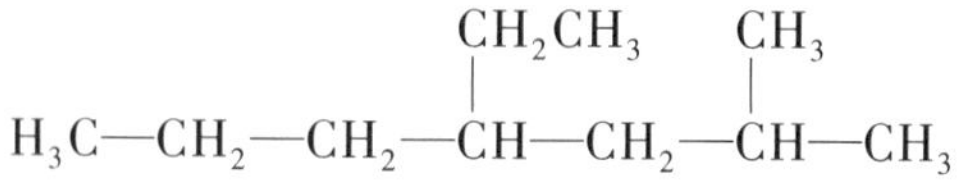

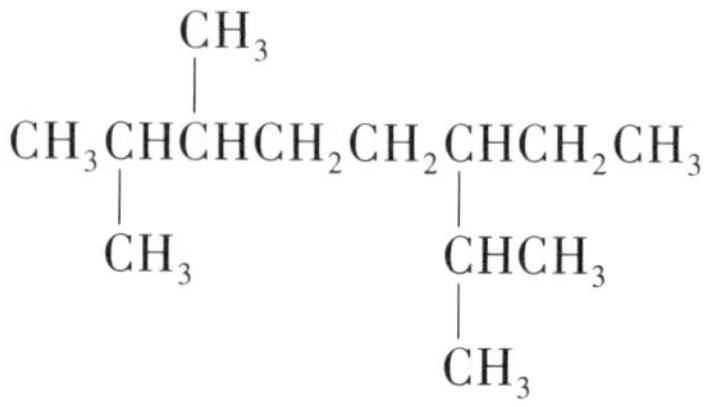

三、烷烃的性质

（一）物理性质

1. 物态

常温下，C_1~C_4烷烃为气态；C_5~C_{16}烷烃为液态；C_{17}以上烷烃为固态。

2. 溶解度

烷烃分子没有极性或极性很弱，因此难溶于水，易溶于有机溶剂。

3. 沸点

直链烷烃的沸点随碳原子数的增加而升高，这是因为烷烃是非极性分子，随着相对分子质量增大，分子间的作用力增强，若要沸腾汽化，则需要更多的能量。

在碳原子数目相同的同分异构体中，支链越多，其沸点就越低。这主要是因为支链越多，分子间的空间阻力越大，分子间作用力越小，沸点越低。例如，正丁烷沸点为-0.5℃，而异丁烷沸点为-10.2℃。

（二）化学性质

烷烃分子中的C—C σ 键和C—H σ 键结合得比较牢固，因此，其化学性质相对较稳定。通常情况下，烷烃不与强酸（如浓盐酸、浓硫酸）、强碱（氢氧化钠、氢氧化钾）、强氧化剂（高锰酸钾、重铬酸钾）等物质发生化学反应。但在适当的温度、压力、光照、催化剂等条件下，烷烃也能发生化学反应。

1. 卤代反应

烃分子中的氢原子被其他原子（或原子团）取代的反应称为取代反应。有机物化合物分子中的氢原子被卤素原子（如F、Cl、Br）取代的反应称为卤代反应。烷烃的卤代反应通常是指氯代反应或溴代反应；氟代反应一般过于剧烈，难以控制；碘代反应难以发生且碘代产物也不稳定，易分解。

烷烃与氯或溴在室温、黑暗中并不反应，但在强光照射下可发生剧烈反应。例如，甲烷与氯气在强光照射下发生爆炸反应，生成碳和氯化氢。

$$CH_4+2Cl_2 \xrightarrow{光} C+4HCl$$

若在漫射光或加热（400~450℃）条件下，甲烷上的氢可以逐渐被氯原子取代，生成一氯甲烷、二氯甲烷、三氯甲烷（氯仿）和四氯甲烷（四氯化碳）。

$$CH_4+Cl_2 \xrightarrow{光照} CH_3Cl+HCl$$

$$CH_3Cl+Cl_2 \xrightarrow{光照} CH_2Cl_2+HCl$$

$$CH_2Cl_2+Cl_2 \xrightarrow{光照} CHCl_3+HCl$$

$$CHCl_3+Cl_2 \xrightarrow{光照} CCl_4+HCl$$

2. 氧化反应

在有机化学中，在分子中引入氧原子或减少氢原子的反应称为氧化反应。

（1）部分氧化。在适当的条件下，烷烃发生部分氧化，生成醇、醛等有机物，例如：

$$CH_4+O_2 \xrightarrow{NO} HCHO+H_2O$$

知识拓展 9

瓦斯爆炸

瓦斯，又名沼气、天然气，其主要成分为甲烷，它是一种无色、无臭、无味、易燃、易爆的气体。如果空气中瓦斯的浓度在 5.5%～16%时，有明火的情况下就能发生爆炸。瓦斯爆炸实质上就是一种剧烈的氧化反应，会产生高温、高压、冲击波，并释放出有毒气体。

瓦斯爆炸是煤矿中最严重的灾害，具有较强的破坏性、突发性，往往造成大量的人员伤亡和财产损失。在处理瓦斯爆炸事故的过程中，如果处理方法不当，要点把握不准，还有可能发生多次瓦斯爆炸，造成事故进一步扩大。

（2）完全氧化。烷烃在氧气中完全燃烧时，产生二氧化碳和水，同时释放出大量的热。例如：

$$CH_4+2O_2 \xrightarrow{燃} CO_2+2H_2O+889.9kJ/mol$$

$$C_nH_{2n+2}+\frac{3n+1}{2}O_2 \longrightarrow nCO_2+(n+1)H_2O+热量$$

烷烃通常作为燃料在工业生产、居民生活中广泛使用。如天然气(甲烷)、液化气(丙烷、丁烷)已经成为居民生活必不可少的一部分；汽油(C_4～C_8的多种烃类混合物)、煤油(C_9～C_{16}的多种烃类混合物)作为汽车、飞机的燃料被广泛使用。

3. 裂化反应

在隔绝空气的高温下，烷烃发生裂解的过程称为裂化。烷烃的碳原子数越多，产物越复杂，反应条件不同，产物也有所不同。裂化时，分子中 C—C 键发生断裂，由大分子变成小分子，例如：

$$CH_3CH_2CH_2CH_3 \xrightarrow{裂化} \begin{cases} CH_4+CH_3CH{=}CH_2 \\ CH_3CH_3+CH_2{=}CH_2 \\ H_2+CH_3CH_2CH{=}CH_2 \end{cases}$$

石油裂化时，产物中最主要的是甲烷、乙烷、乙烯、丙烷、丙烯、丁烷等小分子烃，这些有机化合物可作为制备其他化学试剂的原料。

4. 异构化反应

异构化反应是指由一个化合物转变为其异构体的反应。例如：

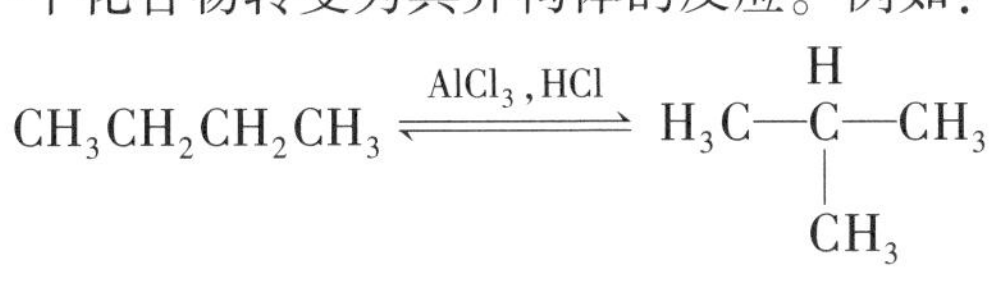

异构化反应在石油工业中具有重要意义，通过异构化反应，直链烷烃可转化为支链烷烃，提高汽油的辛烷值和润滑油的质量。

知识拓展 10

几种医药上常用的烷烃

1. 液体石蜡

液体石蜡的主要成分是 C_{18}～C_{24}的液体烷烃的混合物，是不溶于水的无色透明液体。精制的液体石蜡在医药上常用作肠道润滑的缓泻剂，也用作配置滴鼻剂或喷雾剂的基质。

2. 凡士林

凡士林是液体石蜡和固体石蜡的混合物，呈软膏状的半固体，不溶于水。化学性质稳定且不被皮肤吸收，不与软膏中的药物反应，因此，常用作软膏的基质。凡士林一般呈黄色，经脱色后可得到白色凡士林。

3. 石蜡

石蜡是碳原子数为 C_{25}～C_{34}的固体烃的混合物，为白色蜡状固体，在医药上用于药丸包衣、调节软膏的硬度等。

第二节　烯　　烃

烃类分子中碳原子的价键没有全部被氢原子“饱和”的烃称为不饱和烃，其中分子中含有碳碳双键的烃称为烯烃，含有碳碳三键的烃称为炔烃，含有苯环的烃称为芳香烃。与同碳原子数的烷烃相比少两个氢原子的烯烃称为单烯烃，其通式为 C_nH_{2n}($n \geq 2$)。碳碳双键是烯烃的官能团，烯烃的化学反应多发生在碳碳双键上。

一、烯烃的结构

(一) 平面构型

乙烯是最简单的烯烃，结构研究表明，乙烯分子中的 2 个碳原子和 4 个氢原子都在同一平面上，如图 6-4 所示。

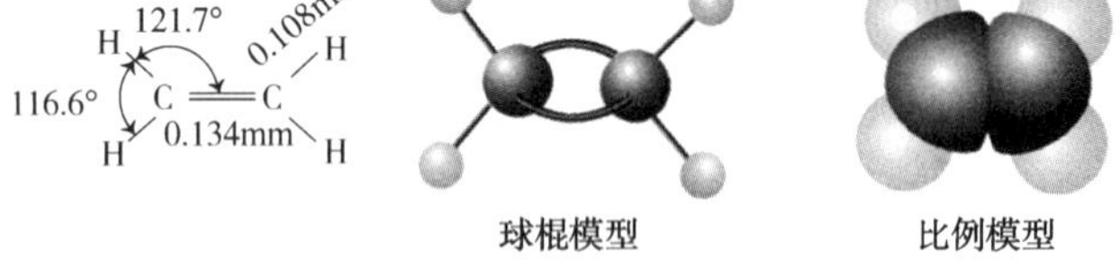

图 6-4　乙烯分子的平面构型和模型

(二) 顺反异构

乙烯分子在成键时，两个 C 原子各以 2 个 sp^2 杂化轨道与两个 H 原子的 s 轨道形成 C—H σ 键。同时，一个 C 原子的 sp^2 杂化轨道与另外一个 C 原子的 sp^2 杂化轨道形成 C—C σ 键，剩余的两个 C 原子还各有一个未参与杂化的 p 轨道，这两个 p 轨道垂直于 sp^2 杂化轨道所在的平面，彼此侧面重叠(也称为肩并肩重叠)形成另外一种共价键——π 键。因此，由原子轨道从侧面重叠形成的共价键就称为 π 键。由此可知，烯烃的碳碳双键是由一个 σ 键和一

个 π 键共同组成的。π 键的形成及乙烯分子的结构如图 6-5 所示。

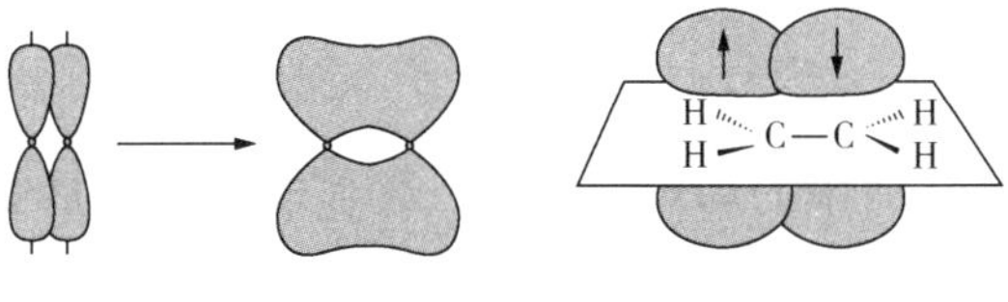

p轨道从侧面重叠形成π键　　乙烯分子中的π键

图 6-5　π 键的形成及乙烯分子的结构

根据实验可知，σ 键可绕键轴自由旋转，而 π 键不能自由旋转，否则将破坏两个 p 轨道的平行状态，导致 π 键削弱或断裂(图 6-6)，因此，与双键碳原子相连的原子或原子团的空间排列方式是固定的。由于 π 键从侧面重叠，且其重叠程度较小，所以 π 键不如 σ 键稳定，因此，在发生化学反应时，双键中的 π 键一般优先断裂。

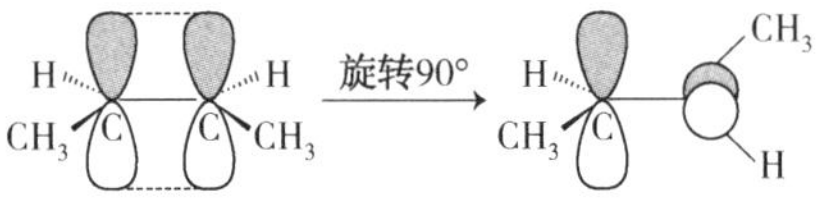

图 6-6　碳碳双键旋转使 p 轨道间不能重叠，破坏 π 键

烯烃中的双键不能自由旋转，所以，双键碳原子上的不同原子或基团可能产生不同的空间排列方式，如 2-丁烯有两种不同的空间排列方式：

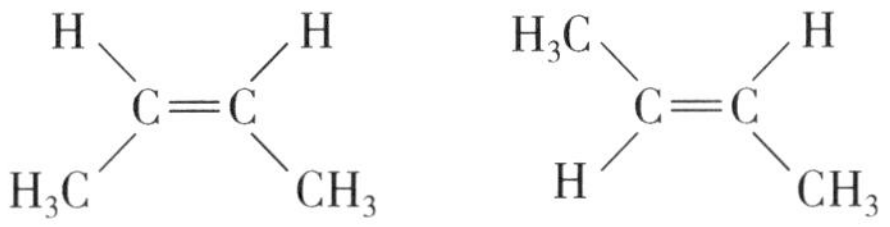

(1)顺-2-丁烯　　(2)反-2-丁烯

(1) 中两个相同的原子或基团(如氢原子或甲基)在双键同侧，称为顺式。(2) 中两个相同的原子或基团在双键两侧，称为反式。这种由于原子或基团的空间排列方式不同所引起的异构称为顺反异构，属于立体异构的范畴。需要注意的是，并不是所有的烯烃都存在顺反异构，存在顺反异构的烯烃必须是每个双键碳原子都连有不同的原子或基团。

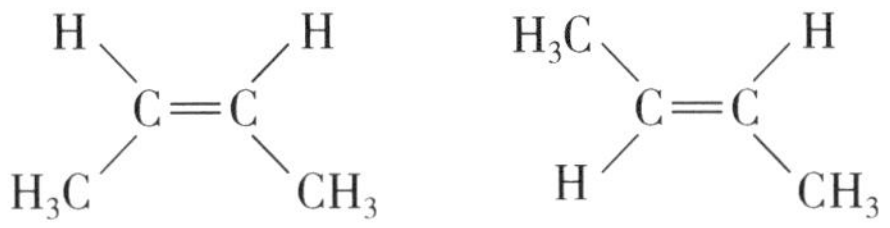

(1)顺-2-丁烯　　(2)反-2-丁烯

知识拓展 11

顺式脂肪酸和反式脂肪酸

顺式脂肪酸分子结构中氢原子位于双键同一侧，食用植物油的脂肪酸基本上都是顺式脂肪酸，不稳定，易变质。有的顺式脂肪酸反而能降低心血管疾病的风险。

反式脂肪酸是所有含有反式双键的不饱和脂肪酸的总称，其双键上两个碳原子结合的两个氢原子分别在碳链的两侧。反复高温加热的油会出现反式脂肪酸，对人体有非常大的危害；反式脂肪酸也会直接影响人体内分泌，导致内分泌发生一些异常。

二、烯烃的命名

（一）普通命名法

普通命名法仅用于结构简单的烯烃的命名，通常根据含碳原子数的多少称为“某烯”，如乙烯、丙烯、丁烯等。

（二）系统命名法

系统命名法可用于各种烯烃的命名。

（1）选择含碳碳双键的最长碳链为主链，如果有多条相同长度的碳链，应该选取包含双键最多，同时支链也最多的碳链为主链，称为“某烯”；超过 10 个碳原子数则称为“某碳烯”。

（2）从靠近碳碳双键的一端开始编号，使表示双键位置的数字尽可能最小。

（3）将碳碳双键中编号较小的那个碳原子的序号写在母体名称之前，并加一短线。“*n*-某烯”或“*n*-某碳烯”。

（4）取代基位次及名称的表示方法与烷烃类似。例如：

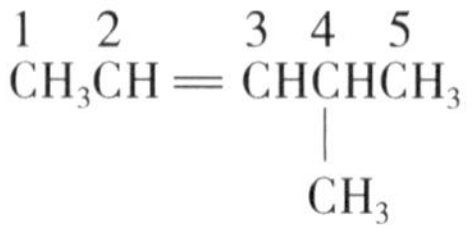

4-甲基-2-戊烯

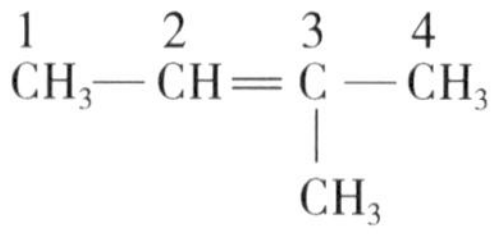

3-甲基-2-丁烯

课堂活动

用系统命名法命名下列化合物。

（1）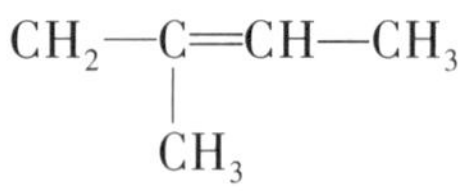

（2）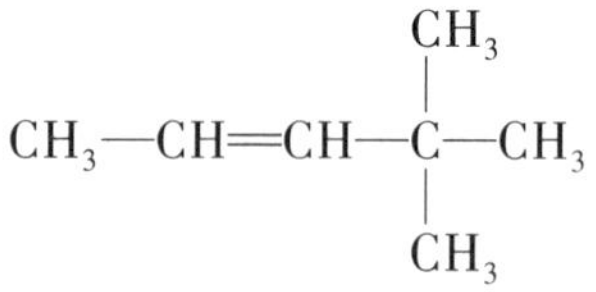

（3）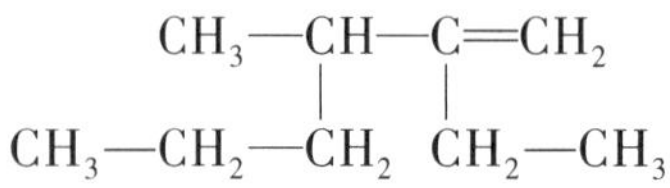

（4）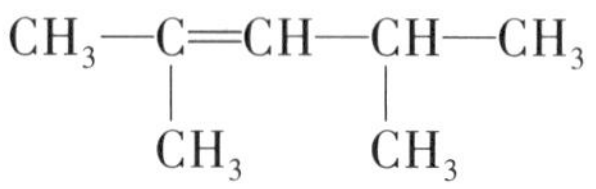

（5）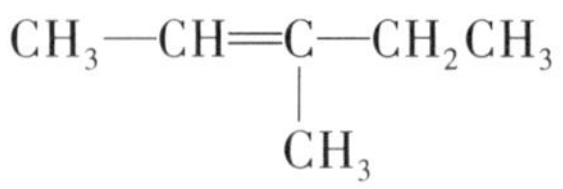

（6）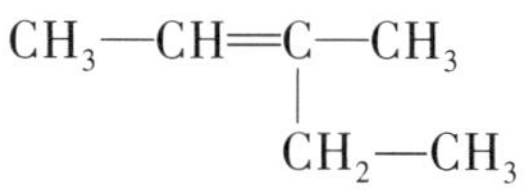

（三）顺反异构的命名

根据取代基情况分别命名为顺、反(普通名称)或 Z、E。

当双键两个碳上所连两个基团中有一个相同时，可用顺、反命名其几何异构体，将相同基团在双键同侧的称为顺式，在异侧的称为反式。例如：

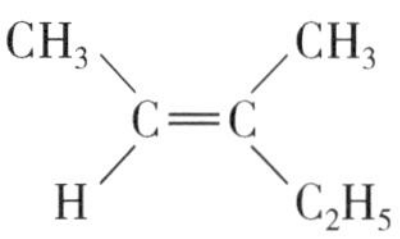

顺-3-甲基-2-戊烯

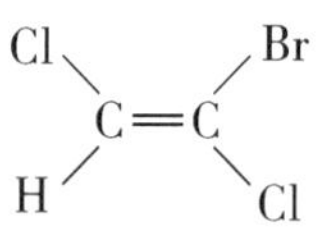

反-1,2-二氯-1-溴-乙烯

需要注意的是，在书写名称时，“顺”或“反”后要用“-”连接。

顺反异构命名法主要用于命名双键两个碳原子上连有相同的原子或原子团的顺反异构体。如果双键两个碳原子上没有相同的原子(或原子团)，则需采用以“次序规则”为基础的Z、E构型命名法。

例如：

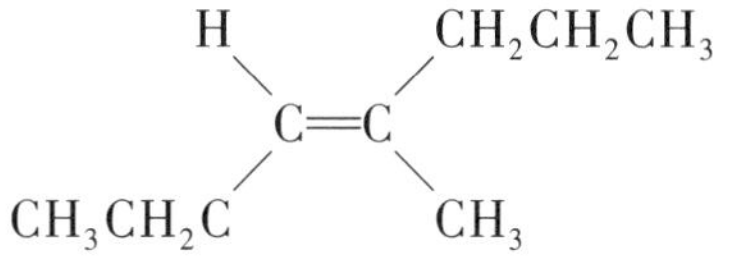

这种情况下，需要采用Z/E法进行命名。

Z/E命名法的基本原则如下：

(1) 根据“次序规则”比较出双键每个碳原子上所连接的两个原子或基团的优先次序，大者称为“优先”基团；

(2) 当两个原子上的“较优”原子或基团处于双键的同侧时，用Z(德文Zusammen的缩写，意为“共同”，指同侧)标记其构型。“较优”原子或基团在异侧时，用E(德文Entgegen的缩写，意为“相反”，指不同侧)标记其构型。

(3) 书写时，将Z或E加括号放在烯烃名称之前，同时用半字线与烯烃名称相连。

必须注意的是：Z/E命名法和顺反命名法所依据的规则不同，彼此之间没有必然的联系。顺可以是Z，也可以是E，反之亦然。例如：

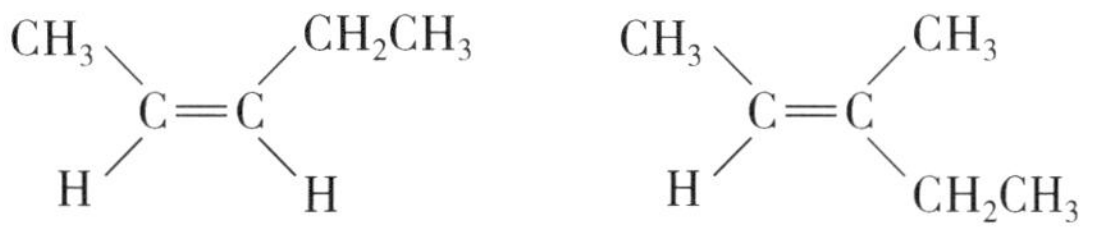

顺-2-戊烯　　　　顺-3-甲基-2-戊烯

(Z)-2-戊烯　　　　(E)-3-甲基-2-戊烯

烯烃失去一个氢原子后剩余的基团称为烯基。例如：

$CH_3CH{=}CH$　　　　$CH_2{=}CH{-}CH_2{-}$　　　　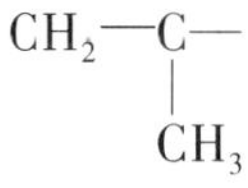

1-丙烯基　　　　2-丙烯基或烯丙基　　　　1-甲基乙烯基或异丙烯基

三、烯烃的性质

同烷烃一样，烯烃难溶于水，易溶于有机溶剂。常温下，$C_2 \sim C_4$的烯烃为气态；$C_5 \sim C_{18}$的烯烃为液态；C_{19}以上的烯烃为固体。

烯烃的化学性质比烷烃活泼，容易发生加成、氧化、聚合等反应。

(一) 氧化反应

烯烃的双键非常活泼，容易发生氧化反应。

1. 完全氧化

烯烃可以在氧气中充分燃烧，生成CO_2和H_2O。例如：

$$CH_2{=}CH_2+3O_2 \xrightarrow{\text{点燃}} 2CO_2+2H_2O$$

2. 强氧化剂氧化

烯烃易被强氧化剂氧化，且氧化剂和氧化条件不同时，生成的产物也不同，如用高锰酸钾溶液作氧化剂时，高锰酸钾溶液的浓度、酸碱性、温度对产物的影响很大。

当烯烃与冷的碱性高锰酸钾溶液作用时，碳碳双键中的 π 键断裂，生成邻二醇。同时，高锰酸钾的紫红色迅速褪去，并生成棕色的二氧化锰沉淀。例如：

$$H_3C—CH═CH_2+KMnO_4+H_2O \longrightarrow H_3C—\underset{\displaystyle OH}{\underset{|}{CH}}—\underset{\displaystyle OH}{\underset{|}{CH_2}} +MnO_2\downarrow+KOH$$

烯烃被过量的、热的高锰酸钾溶液或酸性高锰酸钾溶液氧化时，碳碳双键中的 π 键和 σ 键全部断裂，生成相应的氧化产物。例如：

$$H_3C—CH═CH—C_2H_5 \xrightarrow[\triangle]{KMnO_4/H^+} CH_3COOH+CH_3CH_2COOH$$

（二）加成反应

烯烃能与某些物质发生加成反应，使双键中的 π 键断裂，某些物质的两个原子或基团分别加到不饱和碳原子上。加成反应是烯烃的特征反应之一。例如：

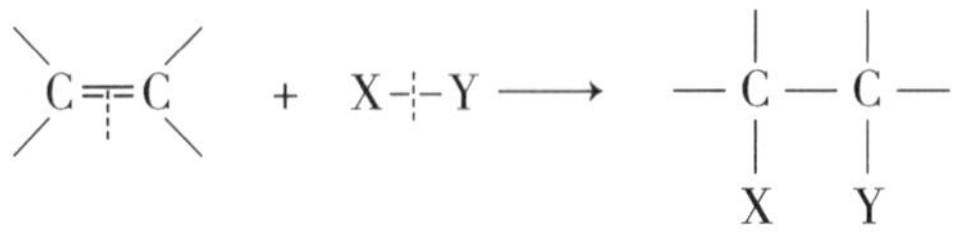

1. 与卤素加成

烯烃与卤素发生反应，生产邻位二卤代烷烃。例如：

$$H_2C═CH_2+Cl—Cl \xrightarrow[FeCl_3]{40℃，0.1\sim0.2MPa} H_2\underset{\displaystyle Cl}{\underset{|}{C}}—\underset{\displaystyle Cl}{\underset{|}{CH_2}}$$

1,2-二氯乙烷

在常温、常压、不加催化剂的条件下，烯烃与溴的四氯化碳溶液或溴水可以发生加成反应，生成二溴代烷烃，例如：

$$H_3C—\underset{H}{C}═CH_2 +Br_2 \longrightarrow H_3C—\overset{H}{\underset{\displaystyle Br}{\underset{|}{C}}}—\underset{\displaystyle Br}{\underset{|}{CH_2}}$$

因为溴水或溴的四氯化碳溶液为红棕色，在加成反应中溶液颜色迅速褪去，所以，用溴水或溴的四氯化碳溶液可以鉴别烯烃。

2. 与卤化氢加成

烯烃除了可与卤素加成外，还可与卤化氢发生加成反应，生成卤代烷烃。例如：

$$H_2C═CH_2+H—Cl \xrightarrow[0.3\sim0.4MPa]{无水\ AlCl_3，30\sim40℃} H_3C—\overset{H_2}{C}—Cl$$

对于对称烯烃(如乙烯、2-丁烯等)，由于双键上两个碳原子连接的原子或基团相同，所以，无论氢原子或卤素原子加到哪个碳原子上，所得的产物都相同。但对于不对称烯烃

(如丙烯等)，其在与卤化氢加成时，会产生两种不同的产物。例如：

$$H_3C-\underset{H}{C}=CH_2\ +HCl \longrightarrow \begin{cases} H_3C-\overset{H_2}{C}-Cl \\ H_3C-\overset{H}{\underset{\underset{Cl}{|}}{C}}-CH_3 \end{cases}$$

那么，这两种产物是一样多呢，还是其中一种产物更多呢？

1870 年，马尔科夫尼科夫经过大量实验发现：不对称烯烃与不对称小分子试剂加成时，加成试剂的正性基团(包括氢原子)将加在烯烃双键连氢较多(取代基较少)的碳原子上，而负性基团则加在连氢较少的双键碳原子上。这一规律被称为马尔科夫尼科夫规则，简称“马氏规则”。所以，在丙烯与 HCl 的加成产物中， $H_3C-\underset{\underset{Cl}{|}}{CH}-CH_3$ 更多。

但是，当加成反应中有过氧化物存在时，不对称烯烃与 HCl 的加成产物是与马氏规则相反的，称为“反马氏规则”。

$$H_3C-CH=CH_2+HCl \xrightarrow{\text{过氧化物}} H_3C-CH_2-\underset{\underset{Cl}{|}}{CH_2}\text{(占多数)}$$

课堂活动

思考与讨论：依据马氏加成规则，请判断下列加成反应的主要产物。

① $H_3C-CH=CH_2+H_2O \xrightarrow[\text{300℃，7MPa}]{\text{磷酸-硅藻土}}$

② $H_3C-CH=CH_2+HClO \longrightarrow$

③ $H_3C-CH=CH_2+H_2SO_4 \longrightarrow$

(三) 聚合反应

在一定条件下，烯烃可以发生双键断裂而相互加成，得到长链的大分子或高分子化合物。由相对分子质量低的有机物相互作用而生成高分子化合物的反应称为聚合反应。聚合反应生成的高分子是由较小的结构单元重复连接而成的。例如，聚乙烯分子可以用 $\lbrack CH_2-CH_2 \rbrack_n$ 来表示，其中，重复的结构单元“$-CH_2-CH_2-$”称为链节，参加反应的相对分子质量低的小分子化合物称为单体，乙烯就是聚乙烯的单体，生成的相对分子质量高的化合物称为聚合物，聚合物中的 n 称为聚合度。

$$CH_2=CH_2+CH_2=CH_2+CH_2=CH_2+\cdots \xrightarrow{\text{催化剂}} \cdots-CH_2-CH_2-CH_2-CH_2-CH_2-CH_2-\cdots$$

这个反应也可表示为：

$$\underset{\text{单体}}{nCH_2=CH_2} \xrightarrow{\text{催化剂}} \underset{\text{聚合物}}{\lbrack CH_2-CH_2 \rbrack_n}\text{(聚乙烯)}$$

乙烯的聚合反应同时也是加成反应，这种反应又被称为加成聚合反应，简称加聚反应。同样的方法也可制得聚氯乙烯、聚丙烯等。

第三节　炔　　烃

炔烃是分子中含有碳碳三键($-C\equiv C-$)的烃。单炔烃的通式为 $C_nH_{2n-2}(n\geqslant 2)$，单炔烃与相同碳原子的二烯烃互为同分异构体。

一、炔烃的结构

乙炔是最简单的炔烃，分子式为 C_2H_2。乙炔分子中的 2 个碳原子与 2 个氢原子在同一条直线上，是直线型分子(图 6-7)。杂化轨道理论认为，乙炔分子中碳原子(炔碳原子)为 sp 杂化(图 6-8)。每个碳原子各以一个 sp 杂化轨道互相重叠形成一个 C—C σ 键；另外一个 sp 杂化轨道分别与氢原子的 1s 轨道重叠形成 C—H σ 键。碳原子上剩下两个未参与杂化的 p 轨道分别从侧面重叠，形成两个 π 键(图 6-9)，使得炔键 π 电子云呈圆筒形分布。

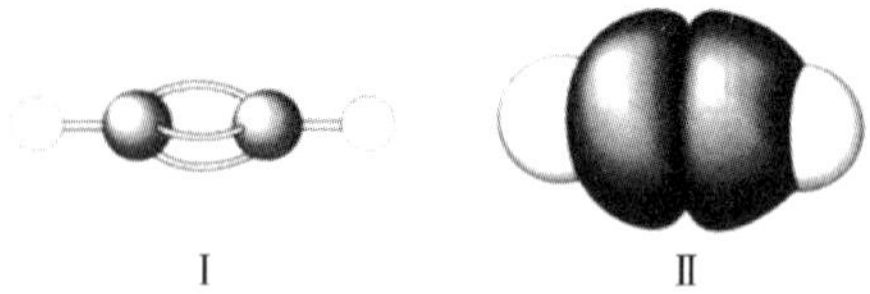

图 6-7　乙炔分子的结构及模型

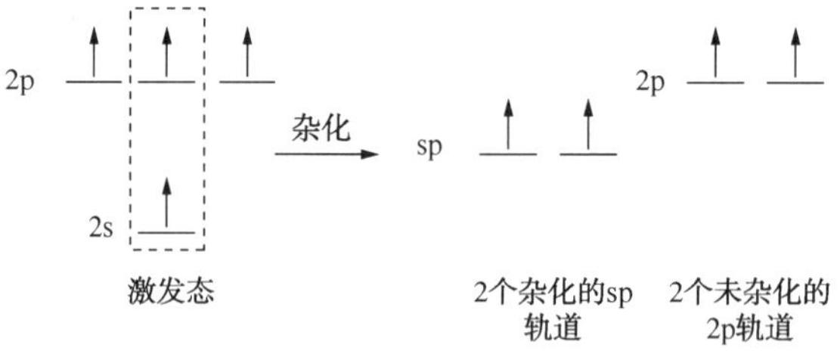

图 6-8　乙炔分子中碳原子的 sp 杂化

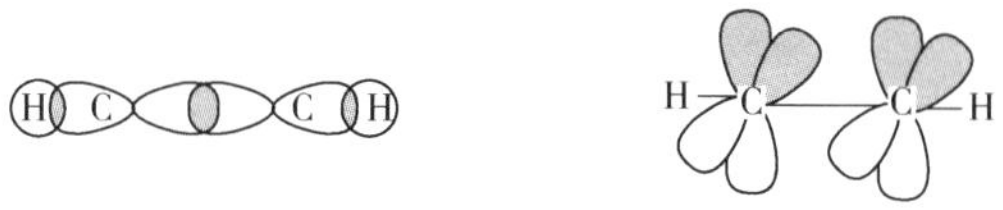

图 6-9　乙炔分子的 σ 键和两个 π 键

二、炔烃的命名

炔烃的系统命名法的命名原则与烯烃类似。例如：

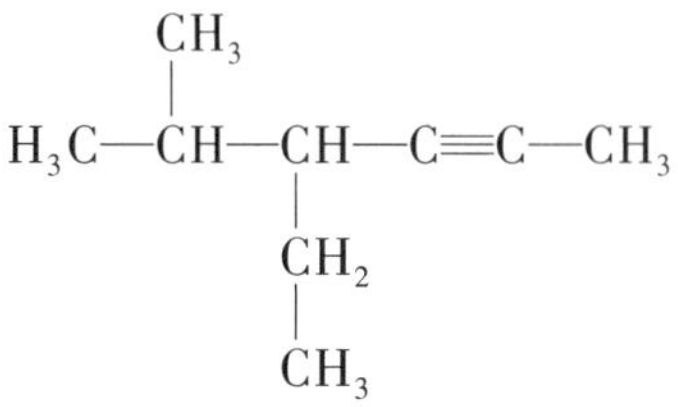

5-甲基-4-乙基-2-己炔

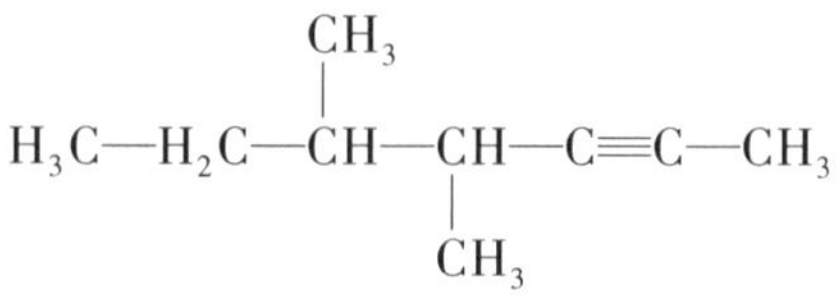

4,5-二甲基-2-庚炔

注：如果分子中同时含有碳碳双键和碳碳三键时，选择含有碳碳双键和碳碳三键在内的

最长碳链为主链，编号时从靠近不饱和键的一端开始，使烯、炔两个位次的数字和最小，书写时先烯后炔。若烯、炔的编号相同，应使双键具有最小的位次。例如：

$$CH_3C\equiv C\underset{\begin{array}{c}|\\CH_2CH_3\end{array}}{C}HCH_2CH=CH_2 \qquad\qquad HC\equiv CCH_2CH(CH_3)CH=CH_2$$

4-乙基-1-庚烯-5-炔　　　　3-甲基-1-己烯-5-炔

> **课堂活动**
>
> 用系统命名法给下列化合物命名。
>
> (1) $CH_3—CH=CH—CH_2$　　　　(2) $CH\equiv CCH_2CH_3$
>
> (4) $CH_3\underset{\begin{array}{c}|\\CH_3\end{array}}{C}H—CH_2C\equiv CH$　　　　(4) $CH_3—C\equiv C—CH_2—CH_3$
>
> (5) $CH_3—\underset{\begin{array}{c}|\\CH_3\end{array}}{C}H—C\equiv C—CH_2—CH_3$　　　　(6) $CH_2=CH—CH=CH_2$

三、炔烃的性质

同烷烃、烯烃一样，炔烃难溶于水，易溶于有机溶剂。常温下，乙炔、丙炔和1-丁炔为气体，其他炔烃一般为液体或固体。

炔烃的化学性质与烯烃相似，容易发生加成、氧化、聚合等反应。炔烃和烯烃属于不饱和烃，分子中都有 π 键，但碳碳三键的碳原子杂化状态和电子云分布与双键有不同之处，因此，除某些反应的活性有差别外，最大区别是与炔碳相连的氢(简称炔氢)具有弱酸性。

(一) 加成反应

由于炔烃分子里含有不饱和的碳碳三键，炔烃能与卤素(如溴、氯)发生加成反应。反应是分步进行的，先加一分了卤素生成二卤代烯，然后继续加成得到四卤代烷。例如：

$$H—C\equiv C—H + Br—Br \longrightarrow H—\underset{\begin{array}{c}|\\Br\end{array}}{C}=\underset{\begin{array}{c}|\\Br\end{array}}{C}—H$$

1,2-二溴乙烯

$$H—\underset{\begin{array}{c}|\\Br\end{array}}{C}=\underset{\begin{array}{c}|\\Br\end{array}}{C}—H + Br—Br \longrightarrow H—\overset{\begin{array}{c}Br\\|\end{array}}{\underset{\begin{array}{c}|\\Br\end{array}}{C}}—\overset{\begin{array}{c}Br\\|\end{array}}{\underset{\begin{array}{c}|\\Br\end{array}}{C}}—H$$

1，1,2,2-四溴乙烷

溴水或溴的四氯化碳溶液为红棕色，在反应中，炔烃与溴加成，使溴的颜色褪去，因此，用溴水或溴的四氯化碳溶液可以鉴别炔烃。

炔烃在催化剂的作用下也可与水、醇、有机酸等发生加成反应，在加成时符合马氏规则。例如：

$$HC\equiv CH + HCl \xrightarrow[\triangle]{催化剂} H_2C=CHCl$$

$$H_3C—C≡CH + H_2O \xrightarrow[HgSO_4,\ H_2SO_4]{160\sim160℃,\ 2MPa} CH_3—\underset{\displaystyle OH}{\underset{|}{C}}=CH_2$$

烯醇式一般不稳定，会很快发生异构化，形成酮式。烯醇式与酮式处于动态平衡，可相互转化。例如：

$$CH_3—\underset{\displaystyle OH}{\underset{|}{C}}=CH_2 \rightleftharpoons CH_3—\underset{\displaystyle O}{\underset{\|}{C}}—CH_3$$

（二）氧化反应

炔烃的碳碳三键比较活泼，易发生氧化反应。当氧化剂不同时，氧化反应的产物也不同。

1. 完全氧化

炔烃可以在氧气中充分燃烧，生成 CO_2和 H_2O。例如：

$$2CH≡CH + 5O_2 \xrightarrow{点燃} 4CO_2+2H_2O$$

2. 强氧化剂氧化

炔烃和强氧化剂，如酸性高锰酸钾（$KMnO_4$）溶液发生反应时，炔烃三键断裂，生成羧酸或二氧化碳，同时高锰酸钾溶液紫色褪去，但高锰酸钾溶液褪色的速度比与烯烃反应慢。例如：

$$H_3C—C≡CH \xrightarrow[\triangle]{KMnO_4/H^+} CH_3COOH+CO_2$$

$$H_3C—C≡C—C_2H_5 \xrightarrow[\triangle]{KMnO_4/H^+} CH_3COOH+CH_3CH_2COOH$$

在反应过程中，$KMnO_4$溶液由反应前的紫色到反应后的颜色褪去，变化非常明显，因此，该反应可用来鉴别炔烃。

在炔烃与酸性 $KMnO_4$反应时，不同的炔烃可以生成不同的物质。其中，具有 R—C≡ 结构的炔烃，氧化后生成 RCOOH；具有 H—C≡ 结构的炔烃，氧化后生成 CO_2；因此，可以根据氧化后所得的产物推测出原炔烃的结构。

（三）聚合反应

同烯烃一样，炔烃可以发生聚合反应，随着聚合条件的不同，聚合产物也不同。例如：

$$nHC≡CH \xrightarrow{齐格勒-纳塔} \text{⁅}HC=CH\text{⁆}_n$$

$$2HC≡CH \xrightarrow[Cu_2Cl_2-NH_4Cl]{少量盐酸，70℃} H_2C=CH—C≡CH$$

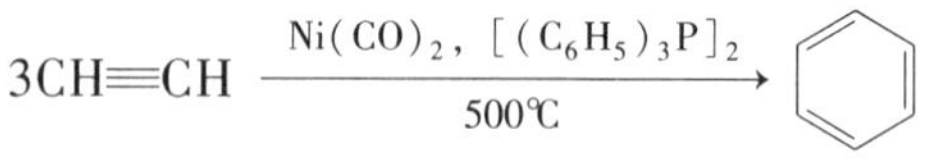

（四）炔氢原子反应

乙炔和具有 RC≡CH（端基炔烃）结构特征的炔烃，均有直接与碳碳三键碳原子相连的氢原子。由于三键碳原子是 sp 杂化，杂化轨道中 s 成分越多，电子云越靠近碳原子核，所以三键碳原子的电负性较大，从而使 C—H 键极性增加、氢原子活性增强，比较活泼，故乙炔和端基炔烃呈弱酸性，可以与某些金属原子发生反应，生成金属炔化物。

1. 被碱金属取代

乙炔和端基炔烃与金属钠反应生成炔化钠并释放出氢气。例如：

$$2HC\equiv CH + 2Na \xrightarrow{110℃} 2HC\equiv CNa + H_2$$

$$HC\equiv CH + 2Na \xrightarrow{190\sim220℃} NaC\equiv CNa + H_2$$

生成的炔化钠是有机合成中非常有用的中间体，它可与卤代烷反应增长碳链，合成高级炔烃，这是有机合成中增长碳链的一个常用方法。例如：

$$RC\equiv CNa + R'X \longrightarrow RC\equiv CR' + NaX$$

2. 被重金属取代

乙炔或端基炔烃能与硝酸银的氨溶液或氯化亚铜的氨溶液反应，分别生成白色的炔化银沉淀或棕红色的炔化亚铜沉淀。例如：

$$HC\equiv CH + Ag(NH_3)_2NO_3 \longrightarrow HC\equiv CAg\downarrow + NH_4NO_3 + NH_3$$

$$HC\equiv CH + Cu(NH_3)_2Cl \longrightarrow HC\equiv CCu\downarrow + NH_4Cl + NH_3$$

上述反应很灵敏，现象明显，可用于鉴别含有活泼氢的炔烃。

第四节　芳香烃

很多含有一个或多个苯环结构、具有高度不饱和性却相当稳定的化合物，最初是从天然树脂、香精油中提取到的具有芳香气味的一类化合物，该类化合物结构中基本都含有苯环。为了与脂肪族化合物相区别，将此类化合物称为芳香族化合物。后来研究发现，许多含有苯环结构的化合物并无香味，甚至还具有难闻的气味，因而“芳香”一词已失去原有的含义。

一、分类和结构

（一）芳香烃的分类

含有苯环的烃称为苯系芳烃，苯系芳烃分为单环芳烃和多环芳烃。在芳烃中，苯是最简单的单环芳烃。

1. 单环芳烃

分子中含一个苯环的芳烃。例如：

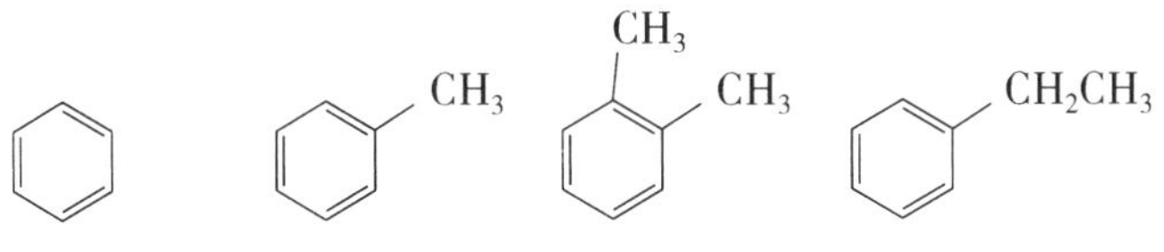

2. 多环芳烃

分子中含两个或两个以上苯环的芳烃。例如：

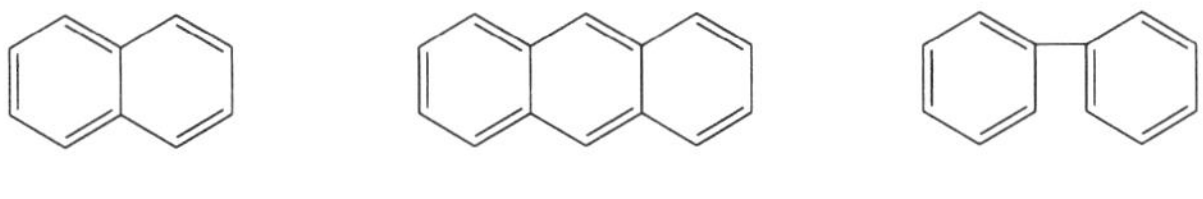

萘　　蒽　　联苯

（二）芳香烃的结构

以苯为例，苯的分子式为 C_6H_6。从其分子组成看，苯具有很大的不饱和性，应具有不饱和烃的性质，但实验表明，苯不能使酸性高锰酸钾溶液和溴的四氯化碳溶液褪色。由此可知，苯在化学性质上与烯烃和炔烃明显不同。

1865 年，德国化学家凯库勒首先提出了苯环的结构。他认为，苯的 6 个碳原子连接成一个平面环状六边形，每个碳原子和一个氢原子相连，碳碳键的键长完全相等，而且介于碳碳单键和碳碳双键之间。为了满足碳的四价，凯库勒将苯的结构表示为含有交替单、双键的六碳原子的环状化合物。

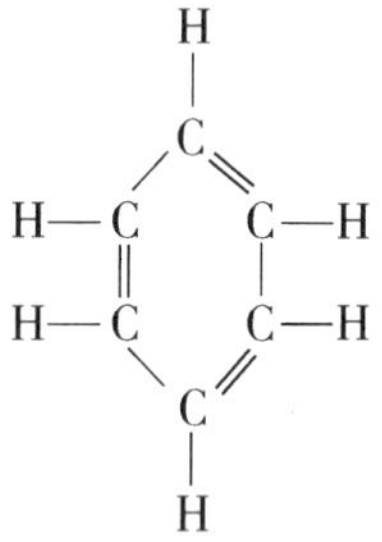
简写为
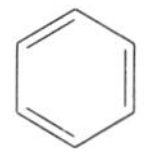
（凯库勒结构式）

分子杂化轨道理论认为，苯分子中 6 个碳原子均为 sp^2 杂化，相互重叠，形成 6 个C—C σ 键和 6 个 C—H σ 键。键角均为 120°，是个环平面分子。每个碳原子还剩一个未参与杂化的 p 轨道，它们垂直于环平面，相互之间以侧面重叠，形成一个闭合的大 π 键，均匀地分布在环平面上下。苯的大 π 键电子云为共轭体系，从而使键长、键能平均化，使苯环结构较稳定，不易被氧化，也不易发生加成反应，而易于发生苯环上氢原子的亲电取代反应，而且苯环还具有一些特殊的光谱特征，这些特性被称为“芳香性”。研究发现，苯分子具有平面正六边形结构，分子的键角、键能、键长均相等，可以表示为：

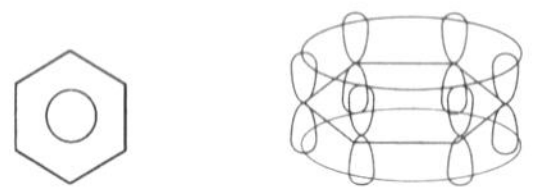

二、芳香烃的命名

苯的同系物是指苯分子中的氢原子被烷基取代后的产物，且在组成上与苯相差一个或若干个 CH_2，苯和苯的同系物的通式为 $C_nH_{2n-6}(n \geq 6)$。

（一）烷基苯的命名

1. 简单烷基苯的命名

将苯作为母体，烷基看作取代基。

（1）单取代：苯环上的一个氢原子被烷基取代后形成苯的一元取代物，苯的一元取代只有一种产物。例如：

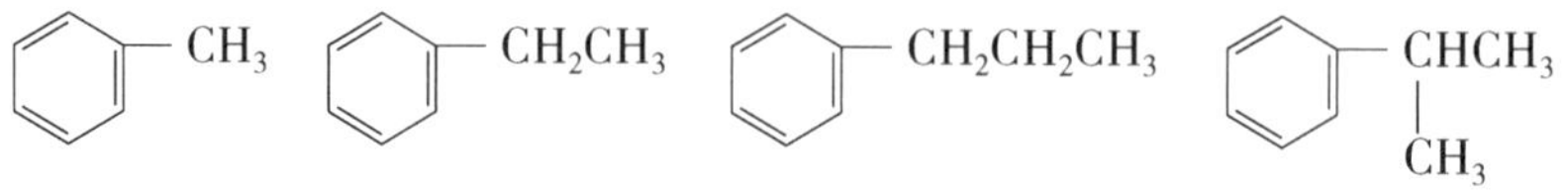

甲苯　　乙苯　　正丙苯　　异丙苯

（2）二元取代：苯的二元取代有 3 种位置异构。如二甲苯有 3 种同分异构体。它们之间的差别就在于两个甲基在苯环上的相对位置不同，可分别用“邻”“间”“对”表示。例如：

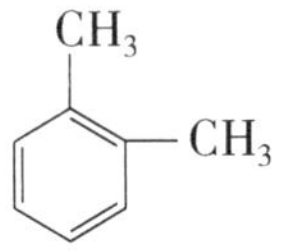

1,2-二甲苯
邻二甲苯

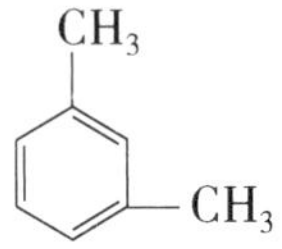

1,3-二甲苯
间二甲苯

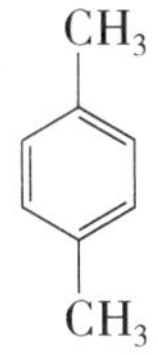

1, 4-二甲苯
对二甲苯

（3）多元取代：当苯环上有 3 个或者更多取代基时，可用阿拉伯数字表示取代基的位置。取代基相同的三元取代物，也可用“连”“偏”“均”表示它们的相对位置。例如：

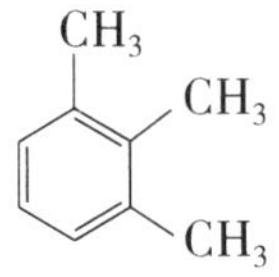

1,2,3-三甲苯
连三甲苯

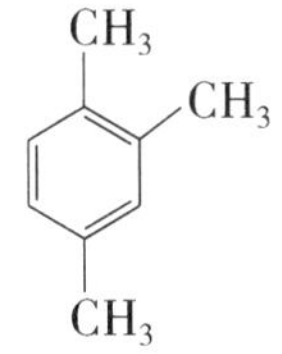

1,2,4-三甲苯
偏三甲苯

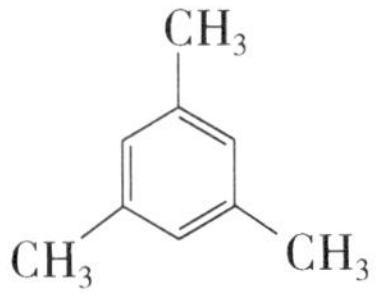

1,3,5-三甲苯
均三甲苯

2. 复杂烷基苯的命名

当苯环上连接较复杂烷基时，可把苯基看作取代基，以烷烃为母体。例如：

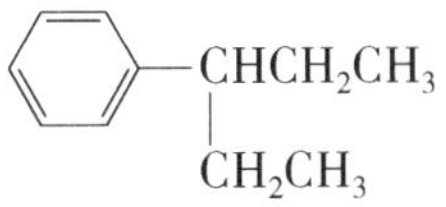

3-苯基戊烷

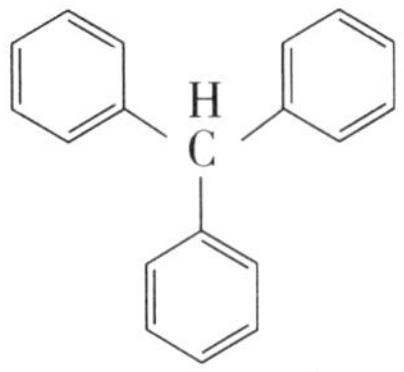

三苯甲烷

3. 苯代不饱和脂肪链烃的命名

把苯基看作取代基，以不饱和链烃为母体。例如：

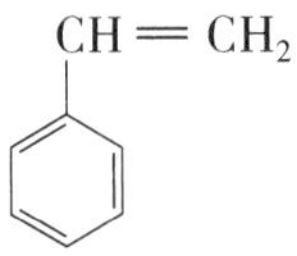

苯乙烯

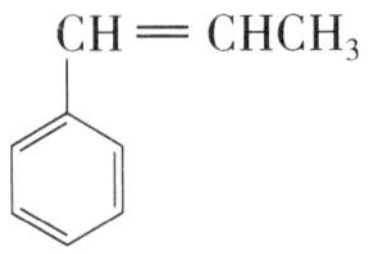

1-苯丙烯

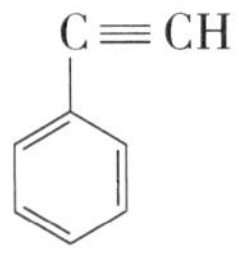

苯乙炔

（二）苯的衍生物的命名

当苯环上含有两个不同的基团（官能团）时，命名按下列顺序：排在前面的官能团为母体，排在后面的官能团作为取代基，如羧基（—COOH）、醛基（—CHO）、羟基（—OH）、氨基（$—NH_2$）、烷氧基（—OR）、烷基（—R）、卤素（—X）、硝基（$—NO_2$）。例如：

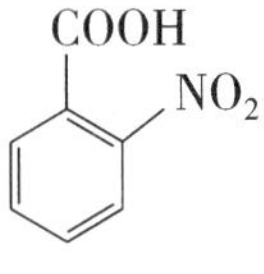

邻硝基苯甲酸

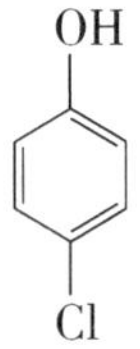

对氯苯酚

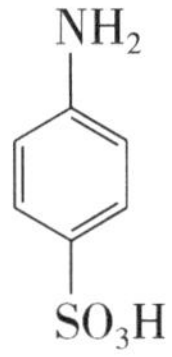

对氨基苯磺酸

三、单环芳烃的性质

苯及苯的同系物都是无色、具有芳香气味的液体。单环芳烃不溶于水，可溶于乙醇、乙醚等有机溶剂。单环芳烃的沸点随着碳原子数目的增加而升高；侧链的位置对其沸点没有太大的影响。单环芳烃的相对密度小于1，比水轻。

单环芳烃的结构比较稳定，但在一定条件（如催化）下，可以发生取代、加成和氧化反应。

（一）取代反应

1. 卤代反应

芳烃与卤素在不同的条件下可以发生不同的取代反应。

（1）苯环上的取代反应：在催化剂（铁粉或三卤化铁等）存在下，苯环上的氢原子被卤素原子所取代生成卤代苯。常见的卤代反应有氯代反应和溴代反应。例如：

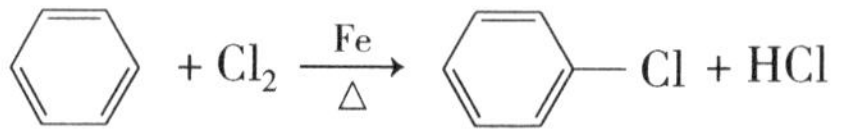

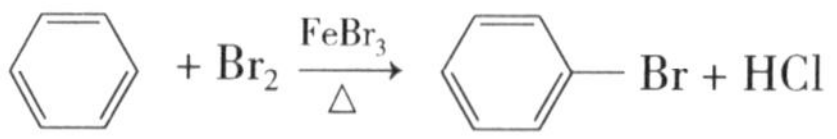

当苯环上有烷基时，卤素一般取代苯环的邻位或对位。例如：

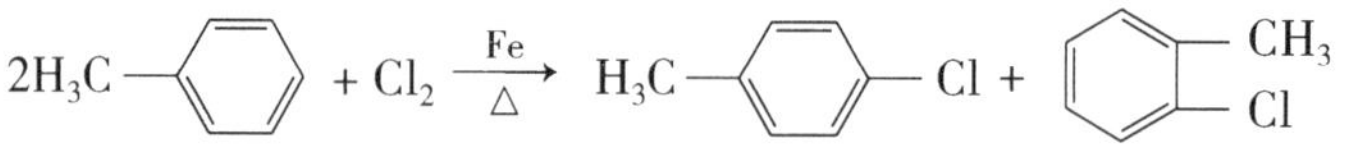

（2）侧链上的取代反应：在光照或加热条件下，甲苯的卤代反应发生在苯环的侧链上，优先取代侧链的 α-H。例如：

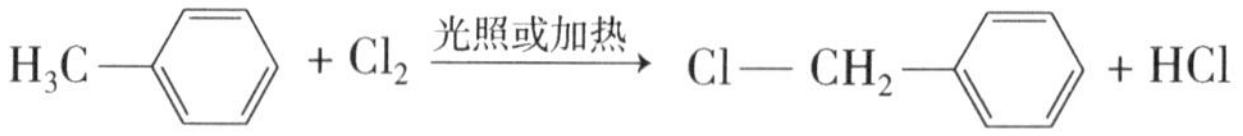

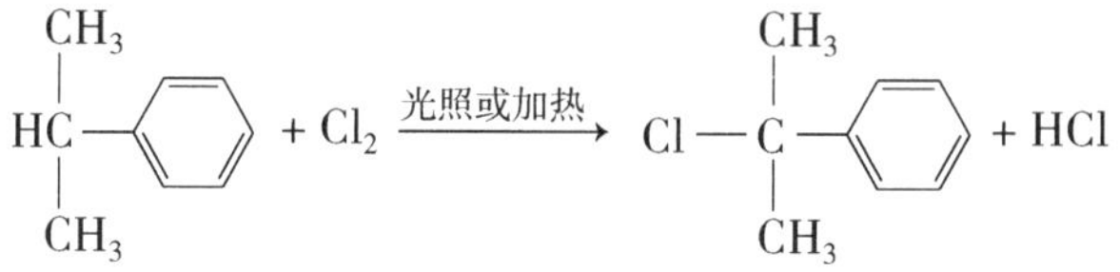

2. 硝化反应

苯与混酸（浓硝酸与浓硫酸的混合物）作用时，硝基（$-NO_2$）取代苯环上的氢原子，生成硝基苯。在这个反应中浓硫酸既是催化剂，又是脱水剂。例如：

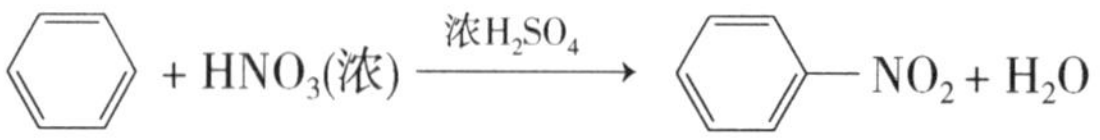

苯环上单硝基取代后，一般情况下，不再继续发生硝化反应，如果需要继续硝化，就需使用发烟硝酸和发烟硫酸。例如：

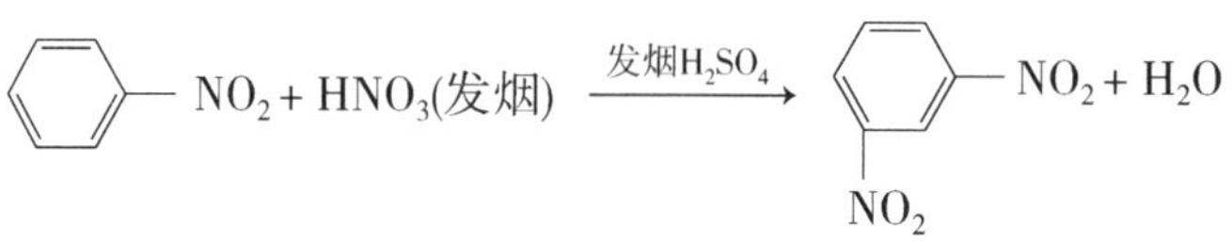

烷基苯比苯容易进行硝化反应，反应一般生成邻位和对位产物。例如：

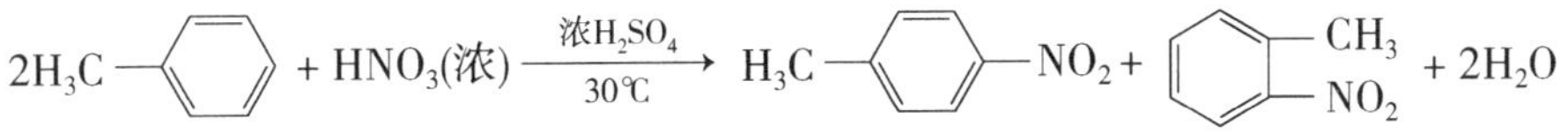

甲苯与浓硝酸和浓硫酸的混合酸在一定条件下也可发生反应，生成2，4，6-三硝基甲苯：

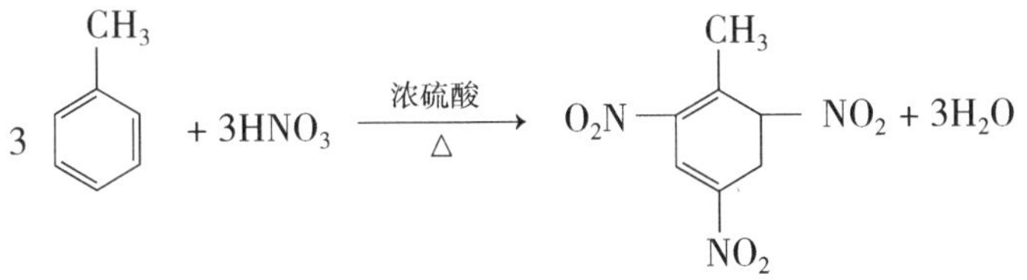

2,4,6-三硝基甲苯简称三硝基甲苯，又称为梯恩梯(TNT)，是一种淡黄色的晶体，不溶于水。它是一种烈性炸药，广泛应用于国防、开矿、筑路、兴修水利等。

3. 磺化反应

苯与浓硫酸或发烟硫酸作用时，磺酸基(—SO_3H)取代苯环上的氢原子，生成苯磺酸，这个反应就是芳基的磺化反应。例如：

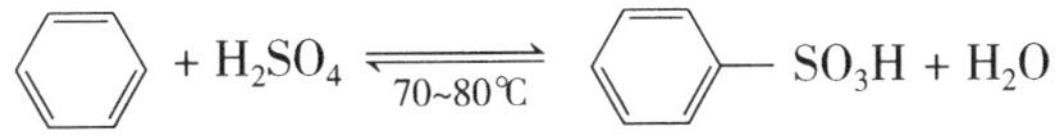

苯磺酸是一种结晶性固体，酸性强似硫酸，易溶于水。因此，常常利用磺化反应在有机物或药物中引入磺酸基以增大其水溶性。

4. 傅克烷基化反应

在催化剂作用下，芳烃可以与烷基化试剂发生反应，苯环上的氢原子被烷基化试剂所取代，这个反应称为傅克烷基化反应。傅克烷基化反应中，常用的催化剂有路易斯酸($FeCl_3$、$AlCl_3$等)或质子酸(HF、H_3PO_4等)，常见的试剂有卤代烷烃、烯烃、醇等。例如：

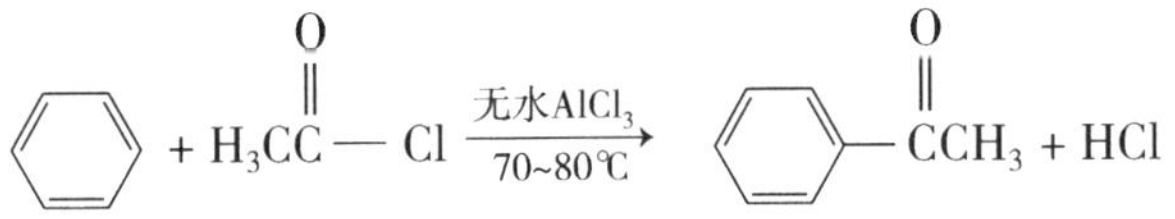

(二) 加成反应

苯环比较稳定，一般情况下不能发生加成反应，但在催化剂(如镍)、高温、高压条件下，苯可以发生加成反应。例如：

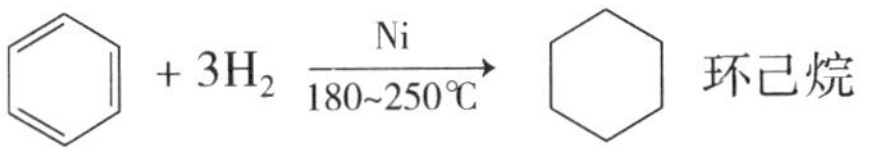

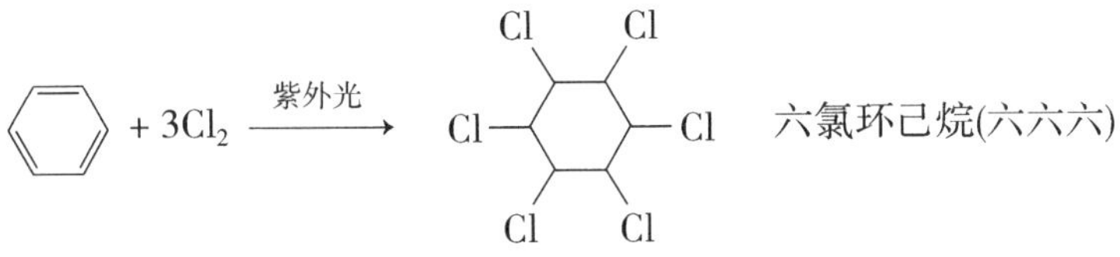

（三）氧化反应

苯在常温常压下不易被氧化。但在含侧链的烷基苯中，易受苯环影响，侧链的 α–H 变得比较活泼，易被氧化。所以在酸性高锰酸钾条件下，侧链被氧化成羧基。例如：

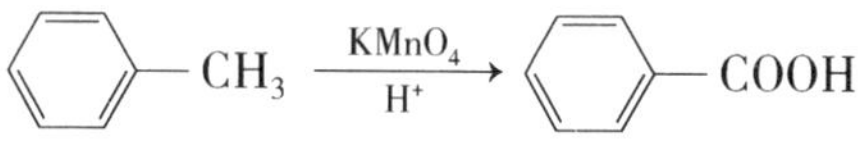

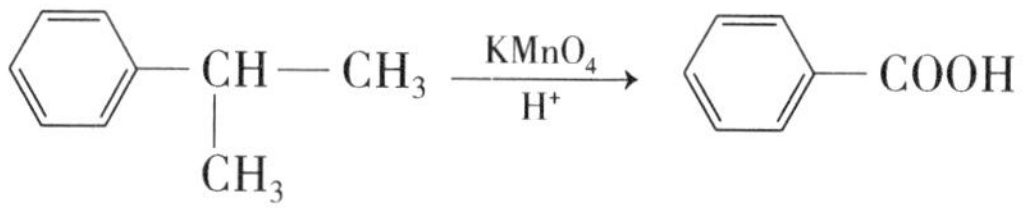

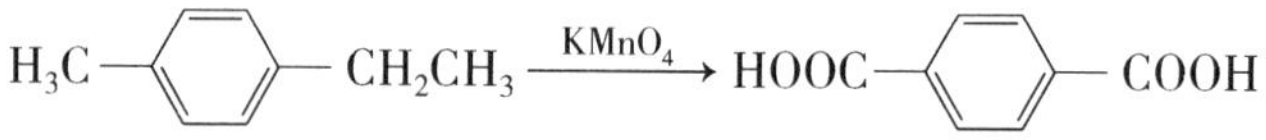

但是，若烷基苯的侧链不含 α–H，则侧链不发生氧化。例如：

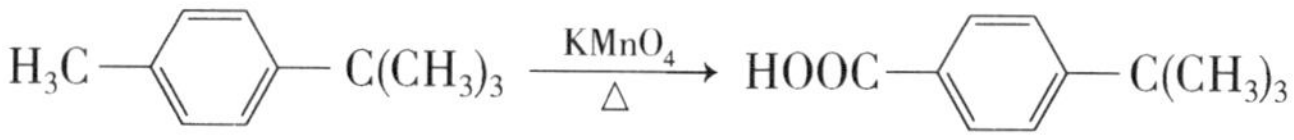

对叔丁基甲苯　　　　　　对叔丁基苯甲酸

四、稠环芳烃

稠环芳烃是指由两个或两个以上苯环共用两个相邻碳原子稠合而成的多环化合物。

（一）萘

萘是煤焦油中含量最多的化合物，高温煤焦油含萘约 10%。萘为白色片状晶体，熔点为 80℃，沸点为 218℃，可升华，不溶于水，能溶于乙醇、乙醚和苯等有机溶剂。萘有特殊的气味，有防虫作用，市场上销售的卫生球就是萘的粗制品。

萘的分子式为 $C_{10}H_8$，由两个苯环共用相邻两个碳原子稠合而成。萘的构造式和环上碳原子的编号如下，其中 1、4、5、8 位碳原子相同，称为 α 位；2、3、6、7 位碳原子相同，称为 β 位。例如：

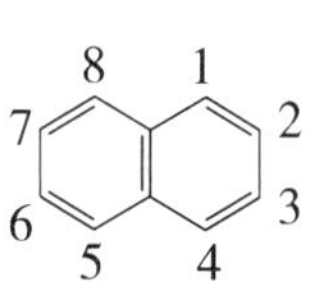

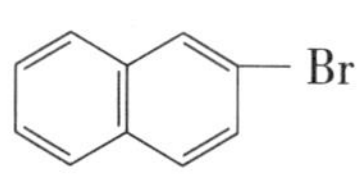

β–溴萘

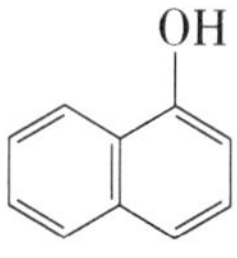

α–萘酚

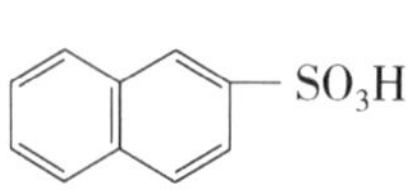

β–萘磺酸

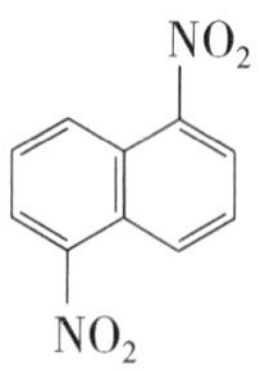

1,5–二硝基萘

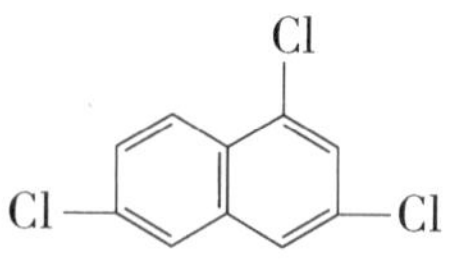

1,3,6–三氯萘

（二）蒽和菲

蒽和菲存在于煤焦油中，分子式皆为 $C_{14}H_{10}$，由三个苯环稠合而成，两者互为同分异构体。蒽和菲的结构与萘相似，分子中所有的原子都在同一平面上，是闭合的共轭体系，分子中各碳原子的编号是固定的。其中，1、4、5、8 位的碳原子相同，称为 α 位；2、3、6、7 位的碳原子相同，称为 β 位；9、10 位的碳原子相同，称为 γ 位。例如：

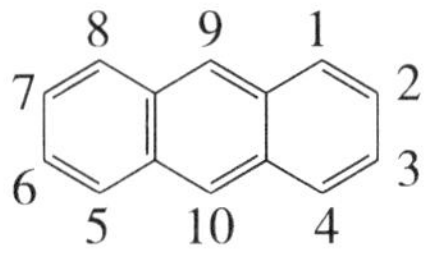

蒽

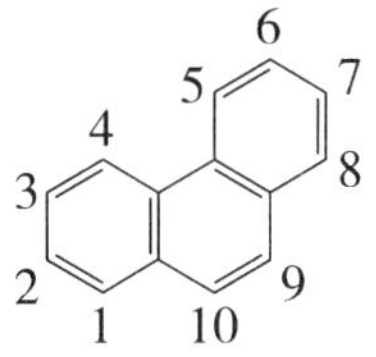

菲

（三）其他稠环芳烃

芳烃主要来自煤焦油，现已从煤焦油中分离出几百种稠环芳烃，其中茚、芴和苊是脂环和芳环相稠合的芳烃；四苯、五苯及芘是高级稠环芳烃。例如：

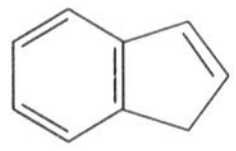

茚

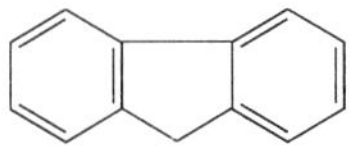

芴

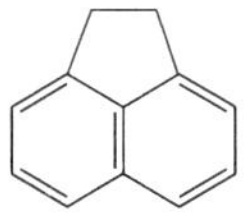

苊

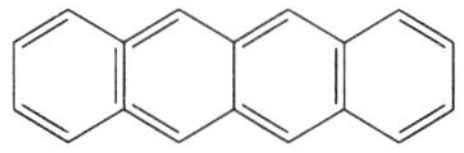

四苯

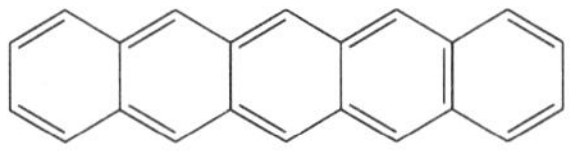

五苯

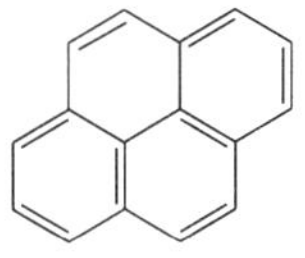

芘

此外，还有显著致癌作用的稠环芳烃，简称致癌烃，它们多是蒽或菲的衍生物，例如：

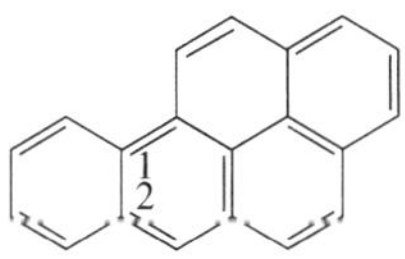

1,2-苯并芘

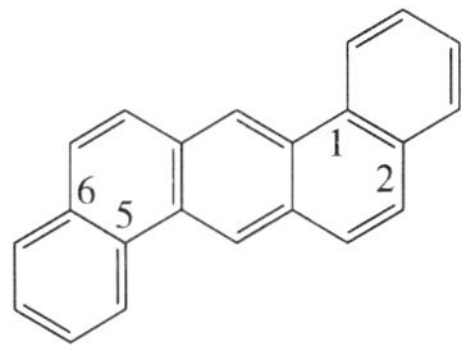

1,2,5,6-二苯并蒽

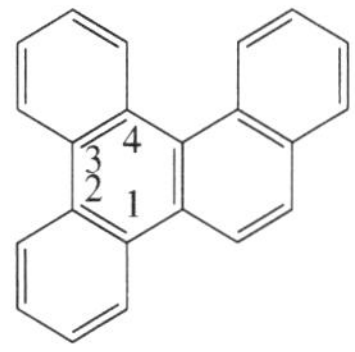

1,2,3,4-二苯并菲

多环芳烃类的致癌物质来源于各种烟尘，包括煤烟、油烟、柴草烟等。

第五节　脂环烃

碳原子连接成环，其性质与开链脂肪烃相似的碳环烃称为脂环烃。单环饱和脂环烃与相同碳原子的单烯烃互为同分异构体，通式为 C_nH_{2n}。

一、脂环烃的分类和命名

（一）脂环烃的分类

根据所含环的数目，脂环烃分为单环脂环烃、双环脂环烃和多环脂环烃。根据成环碳原子的数目，单环脂环烃可分为小环（三、四元环）脂环烃、普通环（五、六元环）脂环烃、中环（七至十一元环）脂环烃及大环（十二元环以上）脂环烃。

 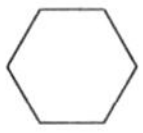 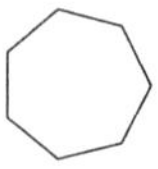

环丙烷　环己烷　环庚烷

碳环中含不饱和键的脂环烃称为不饱和脂环烃，如环戊二烯等。

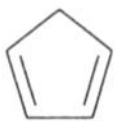 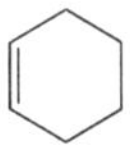 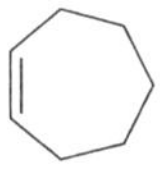

环戊二烯　环己烯　环庚烯

在双环或多环脂环烃中，根据环间的连接方式，可将其分为螺环烃和桥环烃。仅共用一个碳原子的多环脂环烃称为螺环烃，共用的碳原子称为螺碳原子。

共用两个或两个以上碳原子的多环脂肪烃，称为桥环烃或桥烃，处于桥两端的原子称为桥原子。

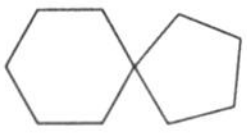 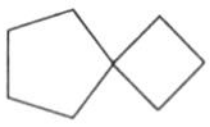

螺环烃

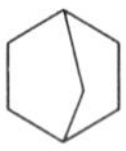 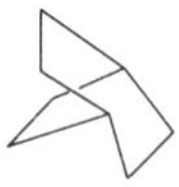

桥环烃

（二）脂环烃的命名

1. 单环脂环烃的命名

单环脂环烃的系统命名法与链烃相似，根据环碳原子总数称为环某烷或环某烯。环上有支链时，一般把支链当作取代基，以脂环烃为母体。当环上有两个或者两个以上的烷基时，用阿拉伯数字对环上的碳原子进行编号，编号时应从简单的烷基开始，并使烷基的编号具有最小位次。例如：

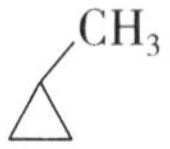

甲基环丙烷

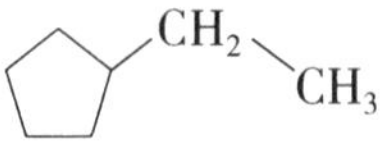

乙基环戊烷

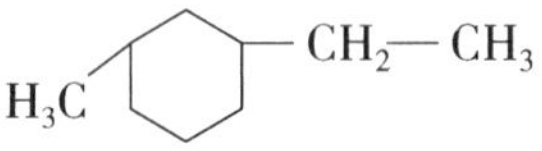

1-甲基-3-乙基环己烷

环烯烃和环炔烃的命名是在相应的烯烃、炔烃名称前冠以“环”字，编号从不饱和碳原子开始，并使不饱和键和取代基位次最小。例如：

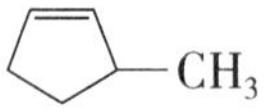

3-甲基环戊烯

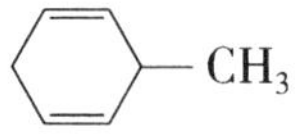

3-甲基-1,4-环己二烯

若环上取代基比较复杂，也可将环看作取代基，以支链为母体进行命名。例如：

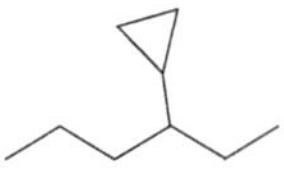

3-环丙基己烷

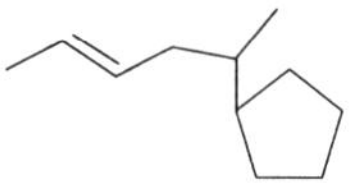

5-环戊基-2-己烯

2. 螺环烃的命名

根据单螺环上碳原子的总数称为螺某烷或螺某烯，并在“螺”字和母体名称间插入方括号，方括号中分别用阿拉伯数字标出两个碳环上除螺原子外的碳原子数目，顺序是从小环到大环，数字之间用圆点“. ”隔开。有取代基时，要将螺环编号，编号从小环邻接螺原子的碳原子开始，先编小环，再经螺原子编大环，在此基础上，要使官能团和取代基的位次最小。例如：

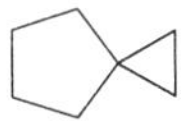

螺[2.4]庚烷

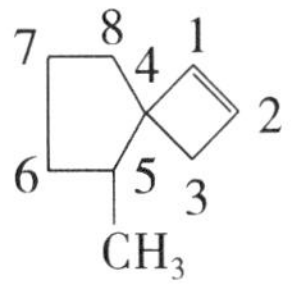

5– 甲基螺[3.4]–1–辛烯

3. 桥环烃的命名

（1）编号。环碳原子的编号从一个桥头碳原子开始，沿最长的桥路到第二个桥头碳原子，再沿次长桥编到原桥头碳原子，最后给最短的桥路编号，并注意使取代基位次最小。

（2）以二(双)环或三环等作为词头，母体由环中所含碳原子的总数表示，称为某烷或某烯。

（3）书写。取代基写在前，再写“某环”，然后在词头与母体名称之间插入方括号，方括号内用阿拉伯数字标明每条桥上的碳原子数(不包括桥头碳原子)，数字应从大到小排列，数字之间用“. ”隔开。例如：

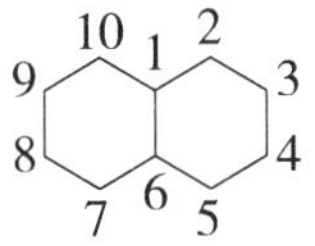

双环[4.4.0]癸烷

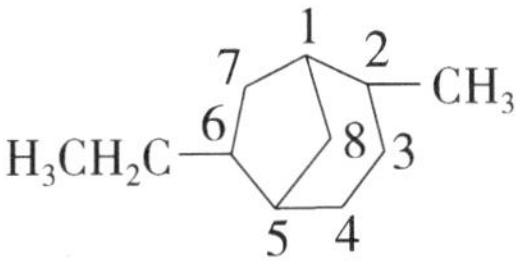

2–甲基–6–乙基二环[3.2.1]辛烷

二、脂环烃的性质

(一) 环烷烃的性质

一般环烷烃的化学性质与烷烃相似，如在室温下与氧化剂(如高锰酸钾)等不发生反应，而在光照或在较高温度下可与卤素发生自由基取代反应。例如：

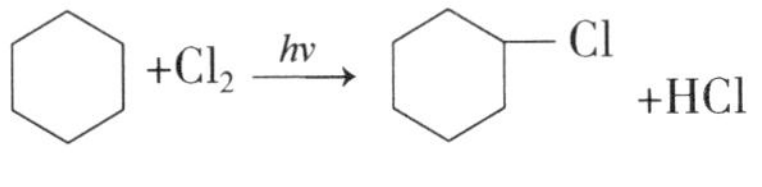

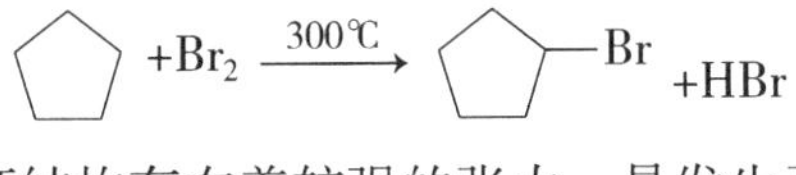

但小环环烷烃，由于碳环结构存在着较强的张力，易发生开环反应，形成相应的链状化合物。而在相同条件下，环戊烷和环己烷等不发生开环反应。例如：

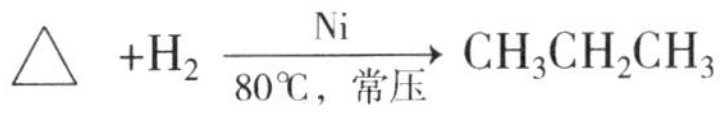

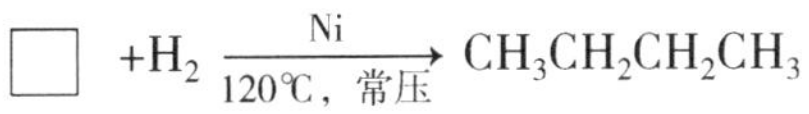

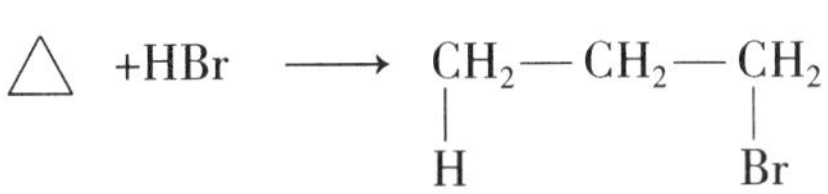

含侧链的环丙烷与卤化氢加成时，开环发生在环上含氢最多和含氢最少的两个碳原子之间，且与卤化氢的加成遵循马氏规则(氢与含氢较多的碳原子结合，而卤素原子则加到含氢较少的碳原子上)。例如：

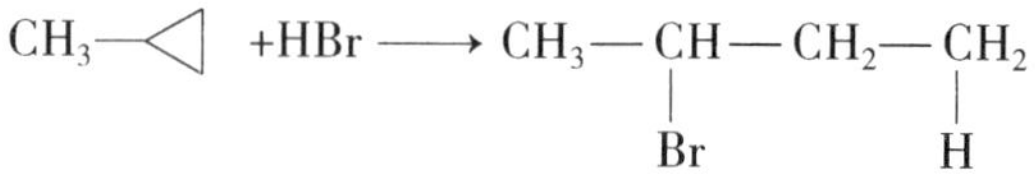

(二) 环烯烃的化学性质

环烯烃与烯烃一样，也能发生加成和氧化等反应。例如：

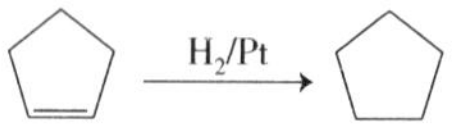

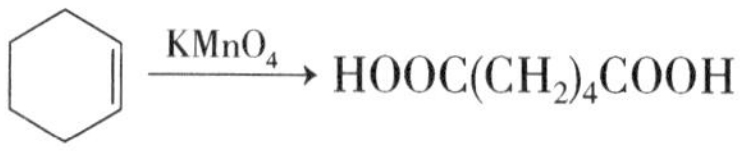

知识拓展 12

金刚烷及其衍生物

金刚烷具有特殊的笼状结构，其碳架结构相当于金刚石晶格网络中的一个晶胞，故得名金刚烷，分子式为 $C_{10}H_{16}$。金刚烷是一种白色的具有芳香味的结晶粉末，易溶于有机溶剂，不易溶于水，有升华性，本身具有抗病毒活性，其衍生物可用作药物，如金刚烷胺和金刚乙胺能防治由 A 型流感病毒引起的流行性感冒。

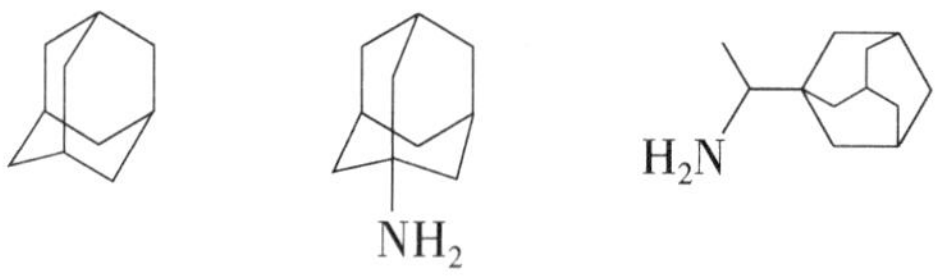

金刚烷　　金刚烷胺　　金刚乙胺

第六节　卤代烃

卤代烃是指烃分子中的一个或多个氢原子被卤素原子取代生成的化合物。卤代烃常用 R—X 表示，其中，R 为烃基，X 为官能团，包括氟、氯、溴、碘等。

一、分类和命名

卤代烃分子中的 C—X 键是极性键，性质较活泼，能发生多种化学反应，是有机合成中的重要中间体。同时，卤代烃广泛应用于农业、医药等领域。

(一) 卤代烃的分类

卤代烃可根据不同的分类方法进行分类。

(1) 根据分子里所含卤素的种类，卤代烃可分为氟代烃、氯代烃、溴代烃和碘代烃，最为常见的是氯代烃和溴代烃。

(2) 根据分子中所含卤素原子的数目，卤代烃可分为一元卤代烃、二元卤代烃和多元卤代烃。

（3）根据卤素原子连接的烃基不同，卤代烃可分为饱和卤代烃、不饱和卤代烃和芳香族卤代烃。例如：

$CH_3—F$

氟代烃
一元卤代烃
饱和卤代烃

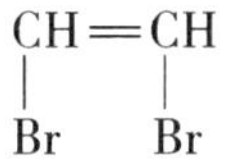

溴代烃
二元卤代烃
不饱和卤代烃

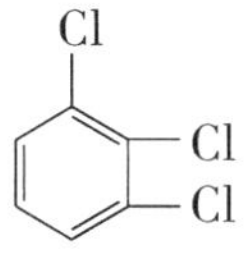

氯代烃
多元卤代烃
芳香族卤代烃

（二）卤代烃的命名

1. 普通命名法

简单的卤代烃可用普通命名法命名，即以卤素原子上连接的烃基命名，称为“某基卤”。例如：

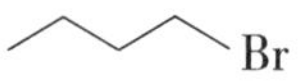

丁基溴

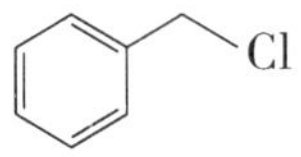

苄基氯

也可在母体烃前面加“卤代”，称为“卤(代)某烃”，“代”字常省略，例如：

CH_3Cl	CH_3CH_2Br	$CH_2═CH—Cl$	C_6H_5Cl
氯甲烷	溴乙烷	氯乙烯	氯苯

2. 系统命名法

结构比较复杂的卤代烃常用系统命名法命名，以相应的烃为母体，卤原子为取代基，按烃的系统命名法命名。

（1）卤代烷烃的命名：选择包含卤素原子的最长碳链为主链，把卤素原子看作取代基，根据主链碳原子数称为“某烃”。其他命名原则与烷烃的命名基本相同，命名时把支链或取代基的位次、数目、名称写在母体名称之前，取代基按照次序规则排列。例如：

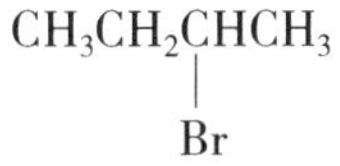

2-溴丁烷

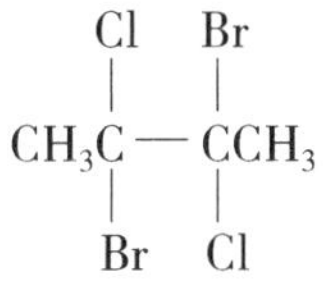

2,3-二氯-2,3-二溴丁烷

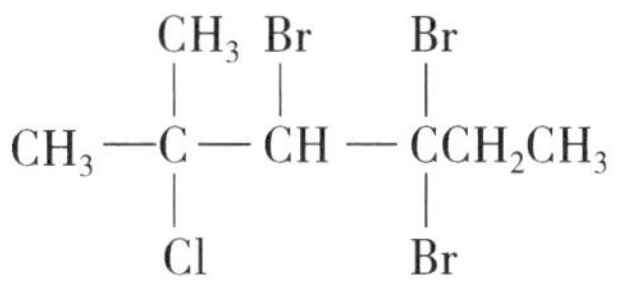

2,4-二甲基-2-氯-3,4-二溴己烷

（2）卤代烯烃的命名：选择含有双键的最长碳链为主链，编号使双键的位次尽可能小。例如：

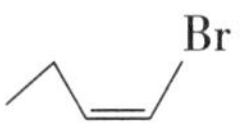

1-溴-1-丁烯

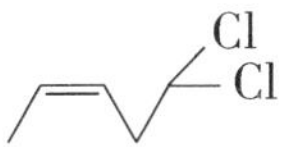

5,5-二氯-2-戊烯

卤代炔烃的命名与卤代烯烃的命名类似。

（3）卤代芳烃的命名：命名卤代芳烃时，既可以将芳烃作为母体，也可以将脂肪烃作为母体。例如：

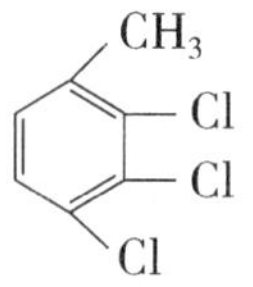

1,2,3-三氯甲苯

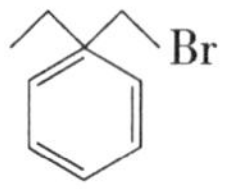

2-苯基-1-溴丁烷

二、卤代烃的性质

（一）物理性质

物态：常温常压下，氯甲烷、溴甲烷、氯乙烷为气态，其他的低级卤代烷多为液态，高级卤代烃或某些多元卤代烃为固态。

溶解性：尽管卤代烃分子多数具有极性，但其都不溶于水，而易溶于醇、醚、烃等有机溶剂。四氯甲烷、氯仿常用作溶剂，从水溶液中提取、分离有机化合物。

相对密度：一氯代烷密度小于 1，比水轻；一溴代烷和一碘代烷密度大于 1，比水重。在同系列中，卤代烷的相对密度随着碳原子数的增加而减小。

颜色与气味：卤代烃大都具有一种特殊气味，其蒸气有毒，使用时要特别小心。纯净的卤代烷是无色的。

（二）化学性质

卤素原子是卤代烃的官能团。由于卤素原子吸电子的能力较强，使共用电子对偏移，C—X 键具有较强的极性，因此，卤代烃的反应活性增强。例如：

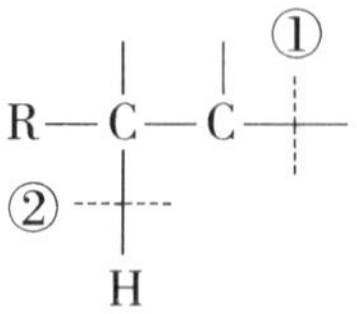

受卤素原子的作用，卤代烃的化学反应主要发生在①、②位：

① C—X 键断裂，X 被其他原子或官能团取代；与金属 Mg 形成 Mg—X 键。

② 受 X 影响，β-H 比较活泼，C—H 键与 C—X 键同时断裂，形成不饱和键。

本节着重讨论卤代烷的化学性质，下面以溴乙烷为例来学习卤代烃的主要化学性质。

1. 取代反应

卤代烃在极性溶剂作用下，容易发生断裂，卤素原子被其他原子或基团取代。

（1）水解（被羟基取代）：溴乙烷与氢氧化钠（或氢氧化钾）水溶液共热，卤素原子被羟基取代生成醇和卤化钠。例如：

$$C_2H_5—Br+NaOH \xrightarrow[\triangle]{水} C_2H_5—OH+NaBr$$

此反应是制备醇的常用方法。

（2）醇解（被烷氧基取代）：溴乙烷可以与醇钠在加热条件下发生反应，卤素原子被烷氧基取代生成相应的醚。例如：

$$CH_3—CH_2Br+\underset{\displaystyle|\atop\displaystyle CH_3}{CH_3CH}O—Na \xrightarrow{\triangle} CH_3—CH_2—O—\underset{\displaystyle|\atop\displaystyle CH_3}{CH}—CH_3\ +NaBr$$

这个合成醚的方法称为威廉逊合成法，是制备混醚或环醚较好的方法。

（3）氰解（被氰基取代）：溴乙烷可以与 NaCN 等氰化物的醇溶液发生氰解反应，氰基取代溴原子生成腈和溴化钠。例如：

$$H_3C—CH_2—Br + NaCN \xrightarrow[\triangle]{\text{乙醇}} H_3C—CH_2—CN + NaBr$$

生成物腈比卤代烷多一个碳原子，因此，氰解是增长碳链的方法之一。腈可进一步转变为胺类、羧酸和酯。需要注意的是，氰化钠（或氰化钾）有剧毒，使用时要特别小心。

$$RCN \xrightarrow{[H]} RCH_2NH_2$$

$$RCN \xrightarrow{H^+,\ H_2O} RCOOH$$

$$RCN \xrightarrow{H^+,\ R'OH} RCOOR'$$

（4）被硝酸根取代：溴乙烷可以与 $AgNO_3$ 的醇溶液反应生成溴化银沉淀和硝酸酯。此反应可用于卤代烃的鉴别。例如：

$$C_2H_5—Br + AgNO_3 \longrightarrow \underset{\text{硝酸乙酯}}{C_2H_5ONO_2} + \underset{\text{溴化银}}{AgBr\downarrow}$$

在反应过程中，不同卤代烷的反应活性不同：

叔卤代烷>仲卤代烷>伯卤代烷

RI>RBr>RCl

在反应过程中，叔卤代烷反应最快，在常温下即可出现沉淀；仲卤代烷反应较慢，伯卤代烷在加热的条件下才能反应。因此，通过这一性质，可鉴别伯、仲、叔三种不同的卤代烷。

（5）被氨基取代：溴乙烷可以与氨作用，卤素原子被氨基取代生成胺。例如：

$$C_2H_5Br + NH_3 \longrightarrow C_2H_5NH_2 + HBr$$

$$C_2H_5NH_2 \xrightarrow{C_2H_5Br} (C_2H_5)_2NH + HBr$$

$$(C_2H_5)_2NH \xrightarrow{C_2H_5Br} (C_2H_5)_3N + HBr$$

2. 与金属镁反应

卤代烃能与多种金属反应，生成一类含有碳金属键（C—M）的化合物，这类化合物称为有机金属化合物。有机金属化合物非常活泼，在有机合成中起着非常重要的作用。

在绝对乙醚（无水、无醇的乙醚）中，卤代烷可与金属镁反应生成烷基卤化镁。烷基卤化镁又称为格林雅试剂，简称格氏试剂，通式为 RMgX。

$$H_3C—CH_2—Br + Mg \xrightarrow{\text{绝对乙醚}} H_3C—CH_2—MgBr$$

用卤代烷合成格氏试剂时，卤代烷的反应活性是：RI>RBr>RCl。但由于碘代烷价格较贵，氯代烷活性较小，故合成格氏试剂时，常用反应活性适中的溴代烷。

格氏试剂能发生多种化学反应，在有机合成中用途十分广泛。格氏试剂十分活泼，易与空气中的二氧化碳、水蒸气等发生反应。因此，格氏试剂必须保存在绝对乙醚中，一般使用时应现用现制，且在制备格氏试剂时，除需要干燥仪器和试剂外，还应尽量避免与空气接触，不能用含有活泼氢的化合物作溶剂。

格氏试剂可以被水、醇、酸、氨等含活泼氢的物质分解，生成相应的烷烃。例如：

$$RMgX \begin{cases} \xrightarrow{H_2O} RC+Mg(OH)X \\ \xrightarrow{NH_3} RH+Mg(NH_2)X \\ \xrightarrow{ROH} RH+Mg(OR)X \\ \xrightarrow{R'COOH} RH+R'COOMgX \end{cases}$$

3. 消除反应

卤代烃在碱的醇溶液中加热，相邻的两个碳原子消去 1 分子卤化氢生成烯烃。这种从有机物分子中相邻的两个碳原子上脱去卤化氢或水等小分子，生成不饱和化合物的反应称为消除反应(亦称消去反应)，用 E 表示。卤代烃在碱的醇溶液中共热，可发生消除反应，使分子中的 C—X 键和 β-C—H 键发生断裂，脱去一分子卤化氢生成烯烃。如将溴乙烷与强碱(NaOH 或 KOH)的乙醇溶液共热，溴乙烷不再像在 NaOH 的水溶液中那样发生取代反应，而是从溴乙烷分子中脱去 HBr，生成乙烯。例如：

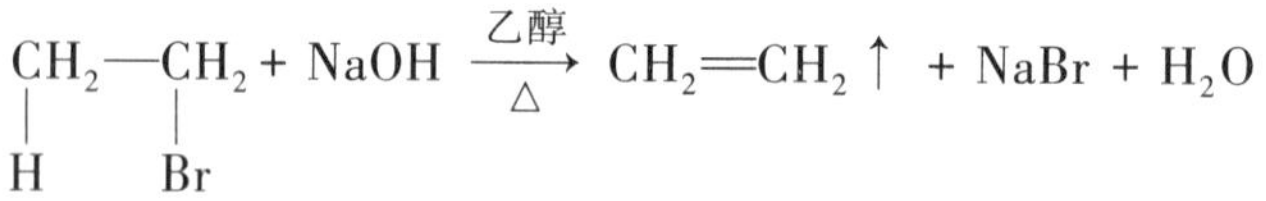

实验表明，卤代烃在发生消除反应时，如果含有不同的 β-H，则主要脱去含氢较少的 β-碳原子上的氢原子，从而生成含烷基较多的烯烃，这一经验规律称为查依采夫规则。例如：

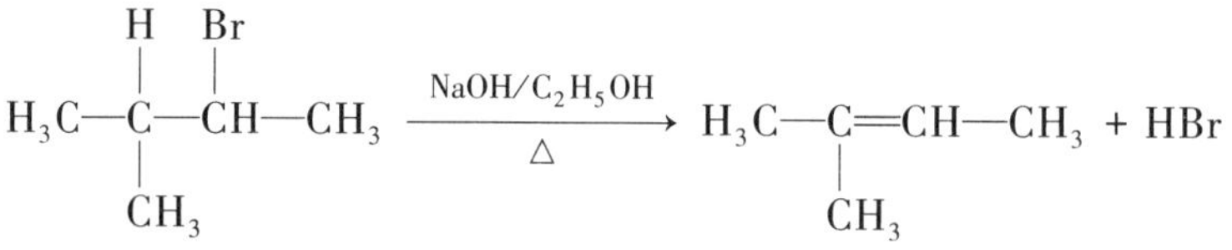

三、重要的卤代烃

(一) 三氯甲烷($CHCl_3$)

三氯甲烷俗称氯仿，分子式为 $CHCl_3$，是甲烷分子中 3 个氢原子被氯取代而生成的化合物。三氯甲烷是一种无色、味甜、有特殊气味的透明液体，易挥发，不易溶于水，可溶于乙醚、乙醇、苯等有机溶剂。三氯甲烷本身也是优良的有机溶剂，能溶解油脂、蜡、有机玻璃和橡胶等，常用来提取中草药中的有效成分、精制抗生素等。三氯甲烷还具有麻醉作用，在医学上曾被用作全身麻醉剂，但因其蒸气有毒，吸入会引起中毒，并有致癌的可能性，现已被禁用。

氯仿中的 C—H 键较活泼，在光照下能被空气中的氧气氧化并分解成毒性很强的光气。因此，氯仿要保存在密封的棕色瓶中，以防止与空气接触。例如：

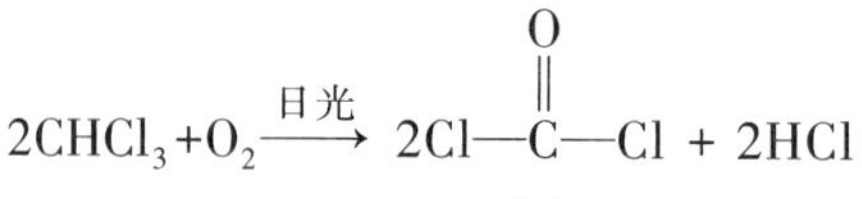

光气

(二) 四氯化碳(CCl_4)

四氯化碳又称为四氯甲烷，为无色、有特殊气味的液体，微溶于水，可与乙醇、乙醚、氯仿等混溶。四氯化碳主要用作合成原料和溶剂，能溶解脂肪、油漆、树脂、橡胶等物质，常用作干洗剂。但它有一定的毒性，会损害肝脏，使用时应多加注意。

四氯化碳易挥发，常密封保存在棕色试剂瓶中，经实验发现，用水液封保存四氯化碳不易挥发，能长久储存。向 CCl_4中加入少量水，水浮在上层形成一层与 CCl_4同样无色的液封。

四氯化碳不能燃烧，其蒸气比空气重，不导电，因此，它的蒸气可覆盖燃烧物体，使之与空气隔绝而达到灭火的效果。四氯化碳适用于扑灭油类的燃烧和电源附近的火灾，是一种常用的灭火剂，但在 500℃以上的高温时，四氯化碳遇水能产生剧毒物质光气。例如：

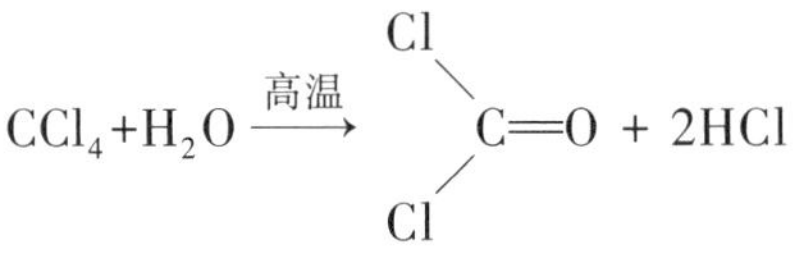

光气

所以，用四氯化碳灭火时，要注意空气流通，以防中毒。现在世界上许多国家已禁止使用这种灭火剂。

(三) 四氟乙烯和聚四氟乙烯

四氟乙烯分子式为 C_2F_4，常温下为无色、无臭的气体，沸点为-76. 3℃，不溶于水，可溶于有机溶剂。在过硫酸铵的引发下，四氟乙烯可聚合成聚四氟乙烯。聚四氟乙烯的相对分子质量较大，低的为数十万，高的达 1000 万以上，有优良的耐热性、耐腐蚀性、电绝缘性、抗老化耐力和耐寒性，可在-100~300℃温度中使用，耐强酸、强碱、元素氟和王水等，机械强度高，是一种非常有用的工程和医用塑料，有"塑料王"之称。例如：

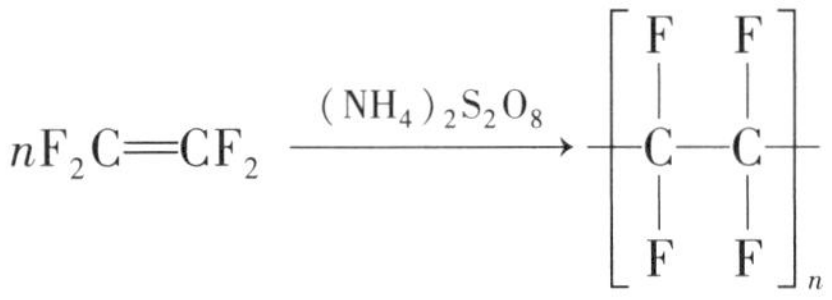

目标检测六

一、选择题

1. 下列有关甲烷的物理性质叙述正确的是(　　)。

A. 甲烷是一种黄绿色气体

B. 甲烷是一种有臭味的气体

C. 收集甲烷时常用排水法，是因为甲烷的密度与空气的密度相近

D. 甲烷能用排水法收集，是因为甲烷难溶于水

2. 下列烃的命名不符合系统命名法的是(　　)。

A. 2-甲基-3-乙基辛烷　　B. 2,4-二甲基-3-乙基己烷

C. 2,3-二甲基-5-异丙基庚烷　　D. 2,3,5-三甲基-4-丙基庚烷

3. 下列分子中，表示烷烃的是(　　)。

A. C_2H_2　　B. C_3H_8　　C. C_3H_6　　D. C_6H_6

4. 下列各组化合物中，一定是同系物的是(　　)。

A. C_2H_6和 C_4H_8　　B. C_3H_8和 C_6H_{14}　　C. C_8H_{16}和 C_4H_{10}　　D. C_5H_{12}和 C_7H_{14}

5. 在一定条件下，下列气体与其他三种气体都反应的是(　　)。

A. 氢气　　B. 乙烷　　C. 乙烯　　D. 氯气

6. 已知乙烯分子是平面结构，1，2-二氯乙烯可形成 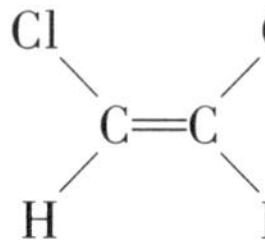 和 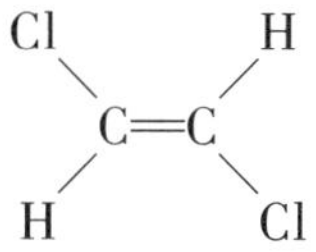 两种不同的空间异构体，称为顺反异构。下列能形成类似空间异构体的是(　　)。

A. 1-丙烯　　B. 4-辛烯　　C. 1-丁烯　　D. 2-甲基-1-丙烯

7. 丙烯可看作乙烯分子中的一个氢原子被—CH_3取代的产物，由乙烯推测丙烯的结构或性质，正确的是(　　)。

A. 分子中三个碳原子在同一直线上　　B. 分子中所有原子都在同一平面上

C. 与 HCl 加成只生成一种产物　　D. 丙烯可以使酸性高锰酸钾溶液褪色

8. 由于 π 键不能单独存在和自由旋转，所以(　　)。

A. 烯烃分子中存在着顺反异构现象

B. 烯烃分子中存在着碳架异构现象

C. 烯烃分子中存在着双键位置异构现象

D. 烯烃分子中存在着吸电子诱导现象

9. 下列不能使酸性 $KMnO_4$溶液褪色的是(　　)。

A. 乙烯　　B. 聚乙烯　　C. 2-甲基丙烯　　D. 乙炔

10. 关于炔烃的下列描述，不正确的是(　　)。

A. 分子中含有碳碳三键的不饱和烃称为炔烃

B. 炔烃分子中的所有碳原子都在同一直线上

C. 炔烃易发生加成反应，也可以发生取代反应

D. 炔烃能使溴水褪色，也可以使酸性高锰酸钾溶液褪色

11. 炔烃分子中碳碳三键碳原子上的氢具有(　　)。

A. 强碱性　　B. 弱碱性　　C. 弱酸性　　D. 强酸型

12. 丙炔不能发生的反应有(　　)。

① 取代反应　②加成反应　③消去反应　④使溴水褪色　⑤使 $KMnO_4$酸性溶液褪色　⑥聚合反应

A. ③④⑤⑥　　B. ⑥　　C. ③　　D. ①③

13. 下列物质能与 $Ag(NH_3)_2^+$反应生成白色沉淀的是(　　)。

A. 乙醇　　B. 乙烯　　C. 2-丁炔　　D. 1-丁炔

14. 下列物质中，属于苯的同系物的是(　　)。

A. 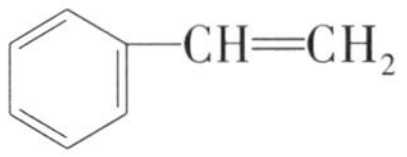　　B. 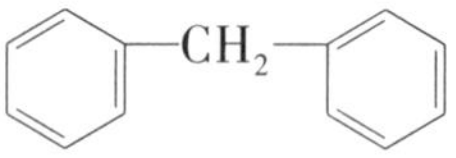

C. 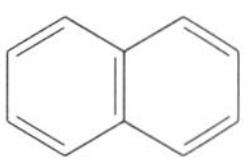　　D. 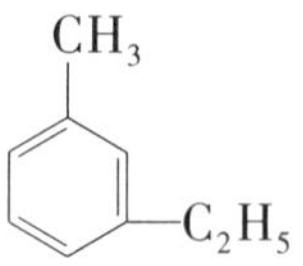

15. 下面是某同学设计的用于鉴别苯和苯的同系物的几种方法或试剂，其中最适合的选项是(　　)。

A. 液溴和铁粉　　　　B. 浓溴水　　　　　C. 酸性 $KMnO_4$溶液　D. 在空气中点燃

16. 间二甲苯苯环上的一个氢原子被—NO_2取代后，其一元取代产物的同分异构体有(　　)。

A. 1 种　　　　　　B. 2 种　　　　　　C. 3 种　　　　　　D. 4 种

17. 下列对有机物结构或性质的描述，错误的是(　　)。

A. 将溴水加入苯中，溴水的颜色变浅，这是由于发生了加成反应

B. 苯分子中的 6 个碳原子之间的键完全相同，是一种介于碳碳单键和碳碳双键之间的独特的键

C. 乙烷和丙烯的物质的量共 1mol，完全燃烧生成 3mol H_2O

D. 在一定条件下，甲苯的苯环或侧链上可发生取代反应

18. 下列物质中，属于芳香烃且属于苯的同系物的是(　　)。

A. 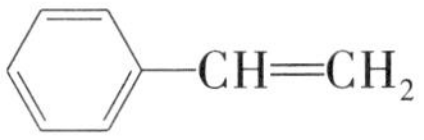　　　　B. 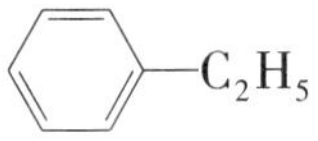

C. 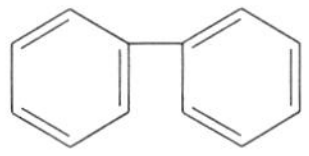　　　　D. CH≡C—C≡CH

19. 能使溴水发生化学反应而褪色，也能使酸性高锰酸钾溶液褪色的是(　　)。

A. 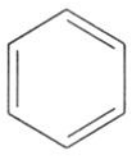　　　　B. C_6H_{14}

C. CH_3CH_2OH　　　　D. 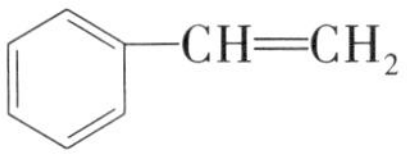

20. 苯乙烯是重要的化工原料，下列有关苯乙烯的说法，错误的是(　　)。

A. 与液溴混合后加入铁粉可发生取代反应

B. 能使酸性高锰酸钾溶液褪色

C. 与氯化氢反应可以生成氯代苯乙烯

D. 在催化剂存在下可以制得聚苯乙烯

21. 下列物质中，不属于卤代烃的是(　　)。

A. 氯乙烯　　　　　B. 溴苯　　　　　C. 四氯化碳　　　　D. 硝基苯

22. 绿色化学对化学反应提出了“原子经济性”的新概念。理想的原子经济性反应是原料分子中所有的原子全部转变成所需产物，不产生副产物。由此概念，制取 1-氯乙烷的最好方法是(　　)。

A. 乙烷与氯气反应　　　　B. 乙烯与氯气反应

C. 乙炔与氯化氢反应　　　D. 乙烯与氯化氢反应

23. 下列物质中，不能发生消去反应的是(　　)。

① 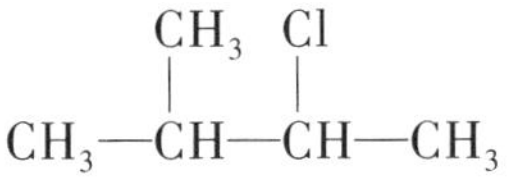　　　　② CH_2Br_2

③ 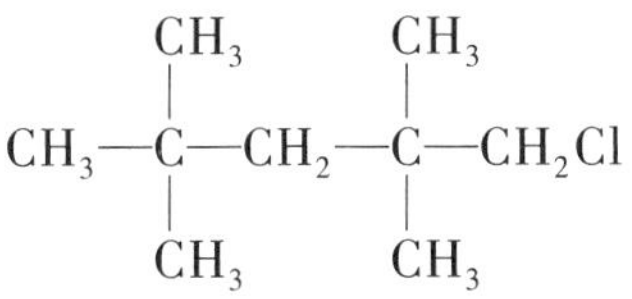　　　　④ CH_2═CHBr

A. ①②　　　　　　B. ②④　　　　　　C. ③④　　　　　　D. ②③

24. 中国古代有“女娲补天”的传说，现代人因为氟氯代烷造成的臭氧层空洞也在进行着

“补天”，下列关于氟氯代烷的说法，错误的是(　　)。

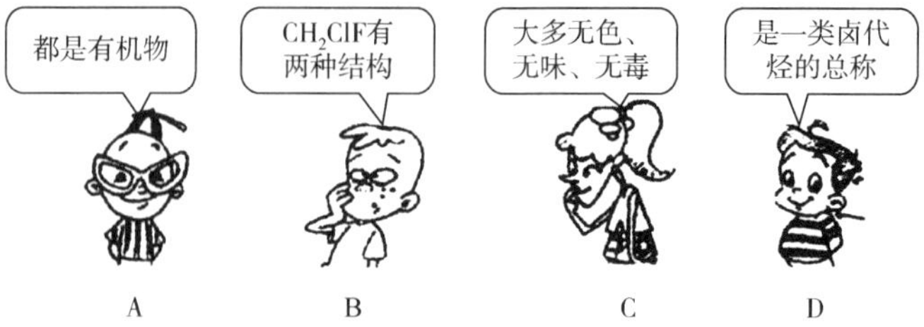

25. 欲除去溴乙烷中含有的 HCl，下列操作方法正确的是(　　)。

A. 加氢氧化钠水溶液，加热煮沸　　B. 加氢氧化钠醇溶液，加热煮沸

C. 加水振荡，静置后分液　　D. 加入 $AgNO_3$溶液，过滤

二、用系统命名法命名下列烃

(1) 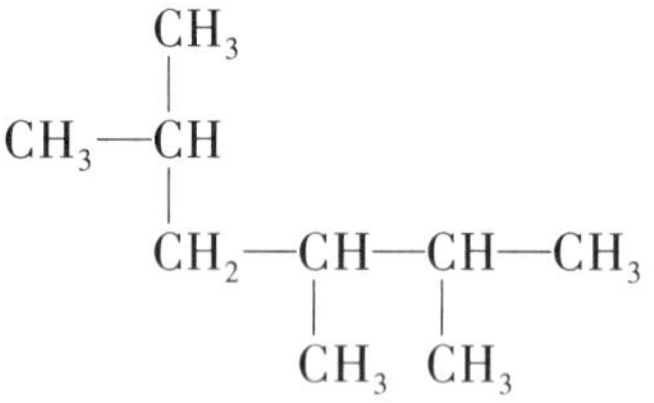

(2) 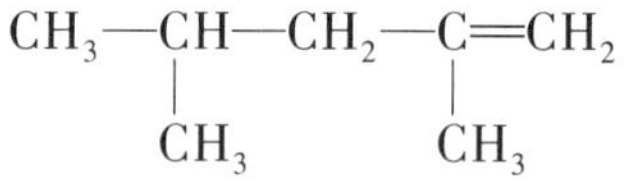

(3) 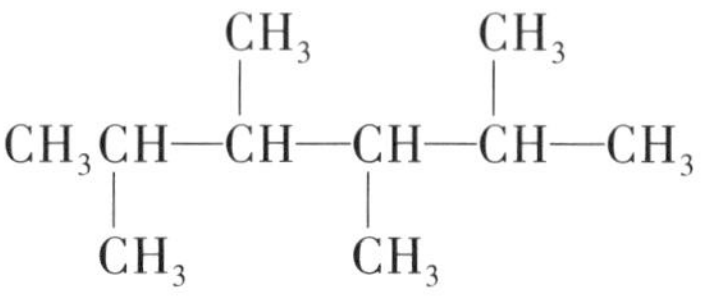

(4) 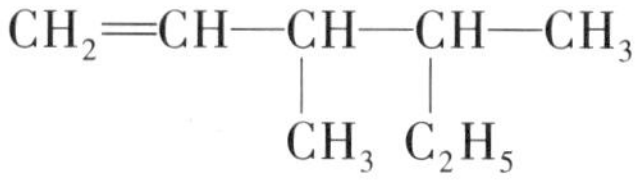

(5) 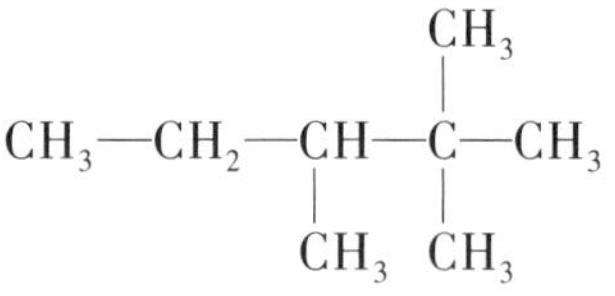

(6) 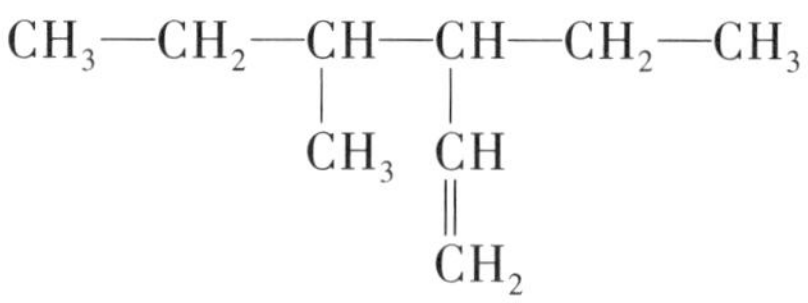

(7) 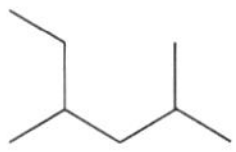

(8) 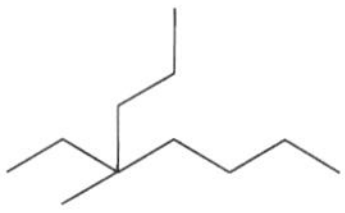

三、写出下列有机化合物的结构简式

(1) 2,5-二甲基-3-乙基辛烷　　(2) 2,5 -二甲基-3-乙基己烷

(3) 3,3,5-三甲基-1-庚烯　　(4) 2-乙基-1-戊烯

(5) 3,4-二甲基-2-戊烯　　(6) 2-甲基-3-丙基-2-庚烯

(7) 4-溴-2-戊烯　　(8) 1,1-二氯丁烷

(9) 2-甲基-2-溴戊烷　　(10) 2,4-二溴甲苯

四、请写出下列反应的化学方程式

(1) 甲烷与氯气发生取代反应生成一卤代物。

(2) 乙烯与氯化氢发生加成反应。

(3) 氯乙烯($CH_2{=}CHCl$)发生加聚反应生成聚氯乙烯。

(4) 乙烯使溴水褪色。

(5) 工业上利用乙烯与水的加成反应制取乙醇(反应条件：加热、加压、催化剂)。

第七章 醇、酚、醚

醇、酚、醚都属于烃的含氧衍生物，广泛存在于自然界中，是非常重要的有机化合物，可作为溶剂（如乙醇、乙醚等）、香料（如百里酚、丁香酚等）和药物（如麻醉剂乙醚、拟肾上腺素药肾上腺素、支气管扩张药沙丁胺醇等）。

醇和酚是烃分子中的一个或多个氢原子被羟基（—OH）取代而衍生的含氧化合物。脂肪烃、脂环烃或芳香烃侧链的氢原子被羟基取代的化合物称为醇，一般用 R—OH 表示；芳香烃中苯环上的氢原子被羟基取代的化合物称为酚，一般以通式 Ar—OH 表示；醚可看作醇或酚羟基上的氢原子被烃基取代的化合物，通式为 R—O—R′。

第一节 醇

一、醇的分类和命名

（一）醇的分类

1. 根据羟基的数目分类

根据醇分子中所含羟基的数目不同，醇可分为一元醇、二元醇和多元醇。分子中含有一个羟基的，称为一元醇；分子中含有两个羟基的，称为二元醇；分子中含有两个以上羟基的，称为多元醇。例如：

$$CH_3CH_2OH \qquad \begin{array}{ccc} CH_2 & — & CH_2 \\ | & & | \\ OH & & OH \end{array} \qquad \begin{array}{ccccc} CH_2 & — & CH & — & CH_2 \\ | & & | & & | \\ OH & & OH & & OH \end{array}$$

乙醇 一元醇　　乙二醇 二元醇　　丙三醇 多元醇

2. 根据烃的结构分类

根据烃的构造不同，醇可分为脂肪醇、芳香醇；饱和醇、不饱和醇等。例如：

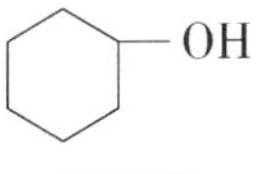

$CH_2=CHCH_2OH$

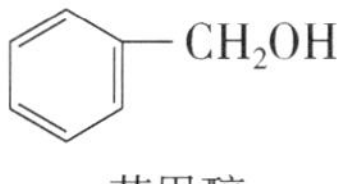

环己醇 脂肪醇、饱和醇　　烯丙醇 不饱和醇　　苯甲醇 芳香醇

3. 根据碳原子类型分类

根据碳原子的类型不同，醇可分为伯醇、仲醇和叔醇。羟基与伯碳原子相连的醇称为伯醇；羟基与仲碳原子相连的醇称为仲醇；羟基与叔碳原子相连的醇称为叔醇。例如：

$$R—CH_2OH \qquad \begin{array}{ccccc} & & H & & \\ & & | & & \\ R & — & C & — & R^1 \\ & & | & & \\ & & OH & & \end{array} \qquad \begin{array}{ccccc} & & R^1 & & \\ & & | & & \\ R & — & C & — & R^2 \\ & & | & & \\ & & OH & & \end{array}$$

伯醇　　仲醇　　叔醇

（二）醇的命名

1. 普通命名法

一般用于结构简单的醇的命名，命名时，在烃基的名称后面加“醇”字即可。例如：

CH_3OH	CH_3CH_2OH	$CH_3CH_2CH_2OH$	$CH_2{=}CHCH_2OH$	$CH_3CH_2CH_2CH_2OH$
甲醇	乙醇	丙醇	烯丙醇	正丁醇

2. 系统命名法

结构较复杂的醇用系统命名法命名。命名原则如下：

（1）饱和醇的命名：选择连有羟基的碳原子在内的最长碳链为主链，把支链作为取代基，然后从靠近羟基的一端开始依次给主链碳原子编号，根据主链含碳原子数目称为“某醇”，并将支链的位次、名称及羟基的位次写在主链名称的前面。例如：

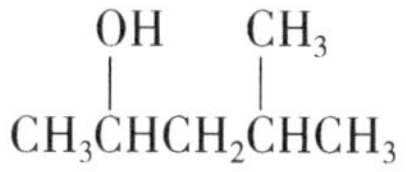

4-甲基-2-戊醇

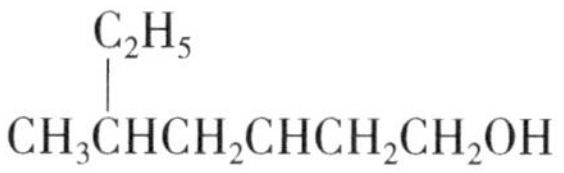

5-甲基-1-庚醇

（2）不饱和醇的命名：选择连有羟基和不饱和碳原子在内的最长碳链为主链，编号时应尽可能使羟基的位次最小。根据主链碳原子数目称为“某烯（炔）醇”，并在母体名称前面标明不饱和键及羟基的位置。例如：

$CH_2{=}CHCH_2CH_2CH_2OH$	$C_6H_5CH{=}CHCH_2OH$
4-戊烯-1-醇	3-苯基-2-丙烯-1-醇

（3）脂环醇的命名：根据与羟基相连的脂环烃基命名为“环某醇”，环碳原子的编号从连有羟基的碳原子开始。例如：

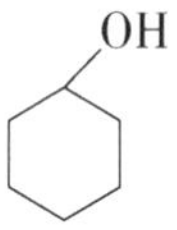

环乙醇

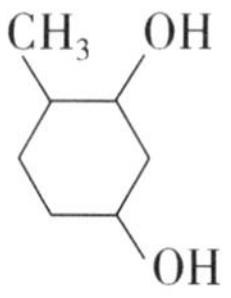

4-甲基-1,3-环已二醇

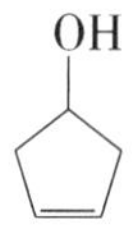

3-环戊烯-1-醇

（4）多元醇的命名：选择包含多个羟基在内的最长碳链为主链，以二、三、四……表示羟基的数目，以阿拉伯数字表示羟基的位次，并把它们写在醇名称前。例如：

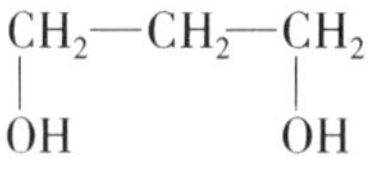

1,3-丙二醇

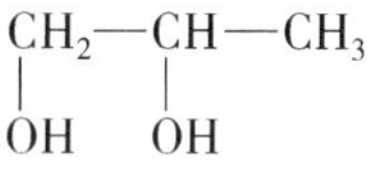

1,2-丙二醇

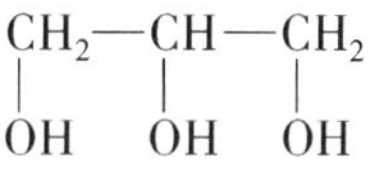

1,2,3-丙三醇

（5）芳香醇命名：经常以侧链烃基为母体，把芳基作为取代基。例如：

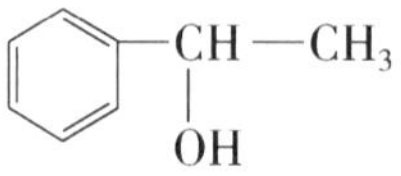

1-苯基乙醇

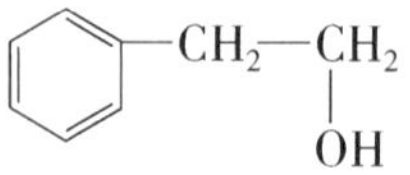

2-苯基乙醇

二、醇的性质

（一）物理性质

1. 物态

C_1 ~ C_4 的低级饱和一元醇为无色液体；C_5 ~ C_{11} 的醇为黏稠液体，一般具有特殊气味；C_{12} 以上的高级醇为蜡状固体，多数无臭无味。

2. 水溶性

醇分子间能形成氢键，醇分子与水分子之间也可以形成氢键，因此，醇在水中有较好的溶解性。低级醇如甲醇、乙醇、丙醇等能与水以任意比例互溶。随着醇分子中烃基部分增大，醇分子中的亲水部分(羟基)所占比例减小，醇分子与水分子间形成氢键的能力降低，醇在水中溶解度也随之降低，如正癸醇微溶于水。多元醇分子中，羟基数目较多，与水形成氢键的部位增多，故在水中的溶解度更大。乙二醇、丙三醇(俗称甘油)等有很强的吸水性，常用作吸湿剂和助溶剂，丙三醇在药物制剂及化妆品工业中的应用较为广泛。

3. 熔、沸点

醇的沸点比同碳原子的烷烃要高，例如，甲醇的沸点比甲烷高 226℃，乙醇的沸点比乙烷高 167℃。其原因是液态醇分子中的羟基之间可以通过氢键缔合，要使缔合的液态醇气化为单个气体分子，除要克服分子间的范德华引力外，还需要提供更多的能量去破坏氢键(氢键键能约为 25kJ/mol)。随着醇分子烃基的增大，阻碍了氢键的形成，醇分子间的氢键缔合程度减弱，因而其沸点也与相应烷烃的沸点越来越接近。

4. 生成结晶醇

低级醇能与某些无机盐形成类似结晶水的结晶醇化物。例如，$MgCl_2 \cdot 6CH_3OH$、$CaCl_2 \cdot 4C_2H_5OH$ 等，这种结晶醇化物称为某盐的结晶醇。这些结晶醇可溶于水，但不溶于有机溶剂。利用这一特性，可使醇与其他有机化合物分离，或从反应产物中除去少量醇类杂质。也由于这一性质，不能选择无水氯化钙等无机盐为干燥剂干燥醇类物质。

（二）醇的化学性质

醇的化学性质主要由官能团羟基(—OH)决定。由于氧的电负性比较大，氧原子形成的 C—O 键和 O—H 键有很强的极性，都可以发生断裂。C—O 键断裂主要发生取代反应；O—H 键断裂主要表现出醇的酸性；羟基氧原子上的孤对电子能接受质子，具有一定的碱性(路易斯碱)和亲核性；由于羟基是吸电子基团，醇的 α-碳原子上的氢原子(称为 α-H)也表现出一定的活性，可发生氧化和脱氢反应。另外，在一定条件下，羟基和 β-H 可以消去，形成不饱和键。例如：

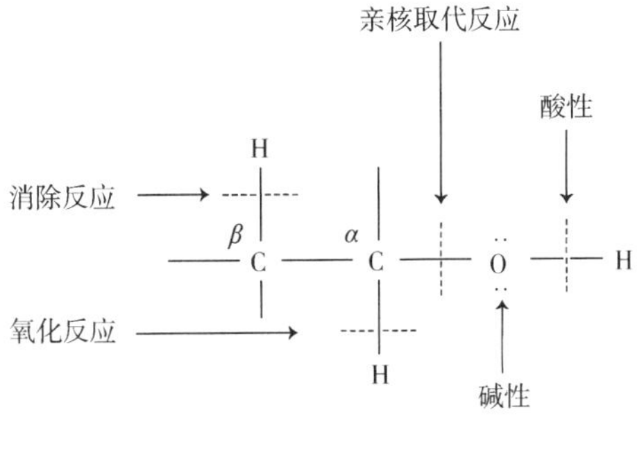

1. 与活泼金属发生反应

醇羟基中的—O—H 键为极性键，氢原子很活泼，呈现出弱酸性，故可以与活泼金属钠、钾反应生成醇盐，同时释放出氢气，但反应速度比活泼金属与水反应的速度慢。例如：

$$2RO—H+2Na \longrightarrow 2RONa+H_2\uparrow$$

醇与金属钠反应的活性顺序为：甲醇>伯醇>仲醇>叔醇。反应生成的醇钠是白色的固体，具有较强的亲核性，在有机合成中常用作强碱、缩合剂和烷氧基化试剂，只能在醇溶液中保存，一旦遇水会立即与水反应游离出醇。例如：

$$RONa+H_2O \longrightarrow ROH+NaOH$$

2. 与氢卤酸反应

醇与氢卤酸反应生成相应的卤代烃和水。例如：

$$ROH+HX \rightleftharpoons RX+H_2O$$

此反应为可逆反应，为使反应向正反应方向进行，提高卤代烃的产量，可增加反应物的浓度或移除生成物。在反应过程中，卤化氢可以用浓 H_2SO_4 和 NaBr 替代，例如：

$$CH_3CH_2CH_2OH \xrightarrow[\text{加热回流(浓)}]{NaBr+H_2SO_4} CH_3CH_2CH_2Br$$

3. 与无机含氧酸反应

醇与无机含氧酸(如硝酸、硫酸、亚硝酸和磷酸等)反应，发生分子间脱水而生成相应的无机酸酯。

(1) 与硫酸反应：硫酸是二元酸，与醇反应可生成两种硫酸酯，即酸性酯和中性酯。例如：

$$H_3C—OH+H—OSO_3H \rightleftharpoons CH_3OSO_3H+H_2O$$

硫酸氢酯可以继续发生反应生成硫酸二甲酯(中性硫酸酯)，例如：

$$2CH_3OSO_3H \xrightleftharpoons{\text{减压蒸馏}} (CH_3O)_2SO_2+H_2SO_4$$

(2) 与硝酸反应：

醇与硝酸反应生成硝酸酯，例如：

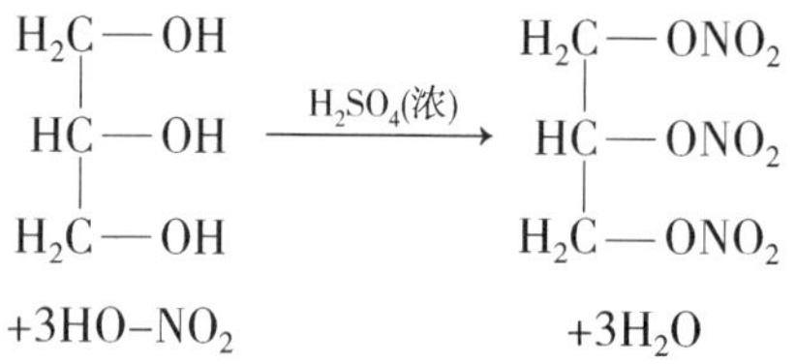

三硝酸甘油酯
硝酸甘油

知识拓展 13

硝酸甘油

三硝酸甘油酯俗称硝酸甘油，是无色或淡黄色黏稠液体，撞击或快速加热能发生猛烈爆炸，主要用作炸药。1860 年，诺贝尔发明的安全炸药就是由三硝酸甘油酯和硅藻土等成分组成的。另外，在临床上，三硝酸甘油酯有扩张冠状动脉的作用，医药上可用作血管扩张药，例如，硝酸甘油片剂舌下含服，作用迅速，用于心绞痛急性发作的治疗。

4. 脱水反应

醇在浓硫酸或氧化铝的催化作用下，能发生脱水反应。脱水方式有两种：一种是分子内脱水生成不饱和烃，在相对较高的温度下进行；另一种是分子间脱水生成醚，在相对较低的温度下进行。例如：

分子内脱水：

$$\underset{\mid \atop H}{CH_2}-\underset{\mid \atop OH}{CH_2} \xrightarrow[\text{或}Al_2O_3\text{，}360℃]{\text{浓}H_2SO_4\text{，}170℃} \underset{\text{乙烯}}{CH_2=CH_2}$$

分子间脱水：

$$CH_3CH_2-OH+H-OCH_2CH_3 \xrightarrow[\text{或}Al_2O_3\text{，}240℃]{\text{浓}H_2SO_4\text{，}170℃} \underset{\text{乙醚}}{CH_3CH_2OCH_2CH_3}$$

醇在发生分子内脱水反应时，与卤代烷脱卤化氢相似，遵循查依采夫规则，即脱去羟基和与它相邻的含氢较少的碳原子上的氢原子，生成双键上连有取代基最多的烯烃。例如：

$$CH_3CH_2\underset{\mid \atop OH}{CH}CH_3 \xrightarrow[100℃]{H_2SO_4(66\%)} CH_3CH=CHCH_3+H_2O$$

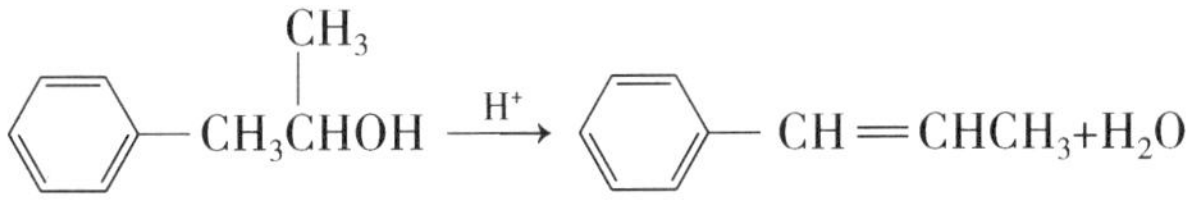

5. 氧化反应

受羟基的影响，醇分子中的 α-H 较活泼，可以被多种氧化剂氧化，醇的结构不同、氧化剂不同，氧化产物也各异。

（1）加氧氧化：在重铬酸钾、酸性高锰酸钾等强氧化剂的作用下，伯醇可以先被氧化成醛，再进一步被氧化成羧酸；仲醇可以被氧化成酮，酮比较稳定，在相同条件下不易继续被氧化；叔醇没有 α-H，不能直接氧化成醛、酮。例如：

$$RCH_2OH \xrightarrow{[O]} R-\overset{O \atop \|}{C}-H \xrightarrow{[O]} R-\overset{O \atop \|}{C}-OH$$

$$\overset{OH \atop \mid}{R CH_2}R' \xrightarrow{[O]} R-\overset{O \atop \|}{C}-R'$$

知识拓展 14

通过醇的氧化反应判断酒后驾车

重铬酸钾自身为橙红色，与醇发生反应后变为绿色，因此，可根据重铬酸钾的颜色变化来鉴别醇。呼气式酒精检测仪就是根据此反应设计的，驾驶人呼出的气体，通过载有经硫酸酸化处理的强氧化剂三氧化铬的硅胶检测器，交通警察根据颜色的变化，便可断定司机是否饮酒。

$$3C_2H_5OH+\underset{\text{橙红色}}{2K_2Cr_2O_7}+8H_2SO_4 \longrightarrow 3CH_3COOH+\underset{\text{绿色}}{2Cr_2(SO_4)_3}+2K_2SO_4+11H_2O$$

(2) 催化脱氢氧化：在铜、银等弱氧化剂的作用下，伯醇、仲醇的蒸气在高温下可以被氧化为相应的醛和铜。例如：

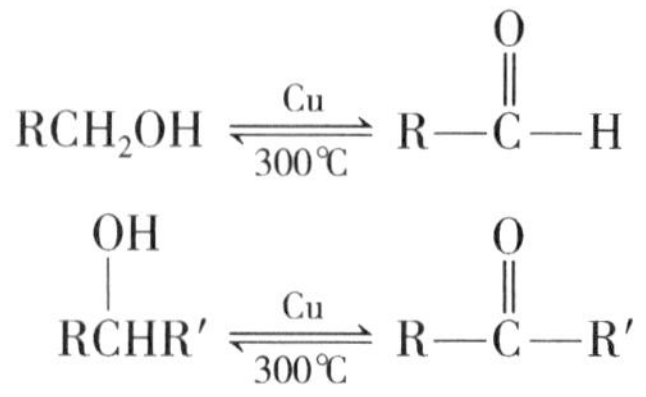

(3) 选择性氧化：琼斯(Jones)试剂(CrO_3/H_2SO_4)和活性二氧化锰等氧化剂活性较低，能选择性氧化不饱和醇中的羟基，而不氧化碳碳双键、碳碳三键，进而可用伯醇制备醛或用不饱和醇制备相应的不饱和醛、酮。例如：

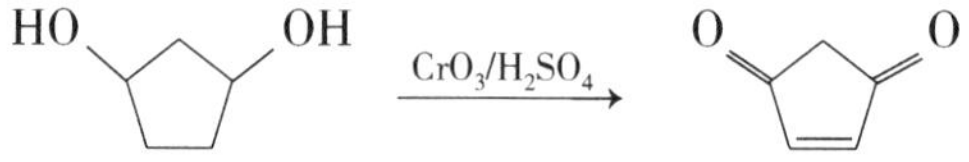

三、医药中常见的醇

1. 甲醇

甲醇(CH_3OH)是结构最为简单的饱和一元醇，最早由木材干馏得到，故又称木精、木醇。甲醇是具有酒味的无色透明液体，沸点为 64.9℃，能与水及大多数有机溶剂混溶。其蒸气与空气混合时能发生爆炸，爆炸极限为 6%～36.5%(体积分数)。甲醇的毒性较大，可经消化道、呼吸道、皮肤接触等进入人体，主要聚集在人体眼房内和玻璃体内，甲醇中毒主要造成脑水肿、充血视神经和视网膜萎缩等。人体摄入 5～10mL 甲醇可引起中毒，误饮 10mL 以上即可造成眼睛失明，甚至导致死亡。因此，使用甲醇时应特别注意安全。

甲醇是优良的有机溶剂，可作为有机物的萃取剂，也是重要的化工原料，用于生产甲醛、甲胺、有机玻璃和药品等，还可用作汽车、飞机的燃料。

2. 乙醇

乙醇是无色透明、易挥发、易燃、易爆、具有特殊香味的液体，沸点为 78.3℃。能以任意比例与水混溶。乙醇(CH_3CH_2OH)为饮用酒的主要成分，俗称酒精。酒精进入血液后，除少量通过肺部呼出体外，大部分由肝脏分解(成人肝脏每小时只能分解约 9～15mL 乙醇)，所以大量饮酒时，肝脏不能转化过量的乙醇，大量的乙醇继续留在血液中，在体内循环导致乙醇中毒，严重时可使呼吸、心跳抑制而死亡。

乙醇的用途极为广泛，是重要的有机原料，也是非常好的有机溶剂，能溶解许多难溶于水的物质(如脂肪、树脂、色素等)。使用 75%的乙醇溶液作为外用消毒剂，长期卧床的患者用 50%的乙醇溶液涂擦皮肤，有收敛作用，并能促进血液循环，还可预防疮，使用乙醇配制成酊剂，如碘酊，俗称碘酒，就是碘和碘化钾的乙醇溶液；乙醇也用于制备中草药流浸膏或提取其中的有效成分。

知识拓展 15

乙醇浓度越高，消毒效果越好吗？

常用乙醇配置酊剂，如碘酊(俗称碘酒)，就是碘和碘化钾的乙醇溶液。有人以为，乙醇浓度越高，消毒效果越好，这是错误的。

乙醇消毒的作用是凝固细菌体内的蛋白质，从而杀死细菌。但95%乙醇能将细菌表面包膜的蛋白质迅速凝固，并形成一层保护膜，阻止乙醇进入细菌体内，因而不能将细菌彻底杀死。如果乙醇浓度低于70%，虽可进入细菌体内，但不能将其体内的蛋白质凝固，也不能将细菌彻底杀死。因此，医用消毒酒精通常选用75%乙醇，该浓度乙醇既能顺利进入细菌体内，又能有效地将细菌体内的蛋白质凝固，因而可有效杀死细菌。

新型冠状病毒对酒精比较敏感，75%医用酒精能杀死新型冠状病毒。新型冠状病毒感染肺炎诊疗方案中就曾指出，新型冠状病毒对紫外线、热敏感，56℃ 30分钟，乙醚、75%乙醇(酒精)、含氯消毒剂、过氧乙酸等都可有效灭活病毒。但是75%医用酒精多适用于皮肤部位以及物体表面的消毒，而不适用于人体黏膜的消毒，也不适用于大面积喷洒进行室内消毒，也不建议使用酒精对衣物进行消毒。由于酒精燃点较低，容易引发火灾，因此在喷洒酒精进行消毒时要注意房间开窗通风，并且远离火源及易燃易爆物品。

3. 乙二醇

乙二醇，俗称甘醇，为具有甜味的无色黏稠液体，可与水、低级醇、甘油、丙酮、乙酸、吡啶等混溶。微溶于乙醚，几乎不溶于石油醚、苯、卤代烃，常用作溶剂、防冻剂和合成聚酯的原料。低相对分子质量的聚乙二醇为无色液体，化学性质稳定、安全、低毒，可作为单一溶剂使用，也可与水、乙醇、甘油、丙二醇、苯甲醇等混合作为复合溶剂在液体制剂和注射剂中应用。

4. 丙三醇

丙三醇，俗称甘油，为重要的三元醇，是无色、有甜味的黏稠液体，能与水混溶，不溶于乙醚、氯仿等有机溶剂。由于分子中羟基数目较多，其熔点、沸点较高，熔点为29℃，沸点为290℃(分解)。丙三醇有强的吸湿性，能吸收空气中的水分，可在化妆品、皮革、烟草、食品及纺织等行业中用作润湿剂。甘油可用作药物制剂中的溶剂，如酚甘油、碘甘油等。它还有润滑作用，又能产生高渗透压，可引起排便反射，对便秘患者，可用栓剂或50%油溶液灌肠。

5. 苯甲醇

苯甲醇又名苄醇，是芳香醇中最简单的醇，存在于植物的香精油中，为无色液体，沸点为205℃，具有芳香气味，微溶于水，可与乙醇、乙醚混溶。苯甲醇具有微弱的麻醉作用和防腐功能，含苯甲醇的注射用水称为无痛水，如用作青霉素钾盐的溶剂，可减轻注射时的疼痛。

6. 甘露醇和山梨醇

甘露醇又名己六醇，为白色结晶性粉末，略有甜味，易溶于水。甘露醇广泛存在于植物中，许多蔬菜果实中都含有它，甘露醇在临床上用作渗透性利尿剂(脱水剂)，常用的20%甘露醇溶液是高渗溶液，可以使脑实质及周围组织脱水，从而降低颅内压，消除水肿。山梨醇为甘露醇的同分异构体，作用与甘露醇相似但较弱，适用于治疗脑水肿及青光眼，也可用于心肾功能正常的水肿少尿的治疗。

第二节　酚

羟基(—OH)与芳香环直接相连的化合物称为酚。其官能团是与苯环直接相连的羟基，称为酚羟基。苯酚是酚类中最简单的，其分子式为 C_6H_6O；结构简式为：

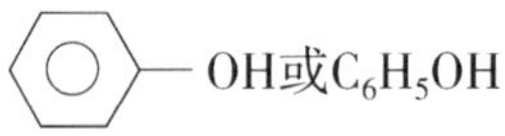

知识拓展 16

苯酚在医药中的早期应用

苯酚是德国化学家龙格于 1834 年在煤焦油中发现的具有酸性的物质，煤在我国古代文献中曾被称为石炭，故苯酚又名石炭酸。使苯酚首次声名远扬应归功于英国著名医生里斯特。里斯特发现病人手术后死因多数是伤口化脓感染。偶然之下他用苯酚稀溶液喷洒手术的器械以及医生的双手，结果病人的感染情况显著减少。这一发现使苯酚成为一种强有力的外科消毒剂。里斯特也因此被誉为“外科消毒之父”。

一、酚的分类和命名

（一）酚的分类

按分子中含酚羟基的数目，酚可分为一元酚、二元酚、三元酚等，通常将含有两个以上酚羟基的酚称为多元酚。例如：

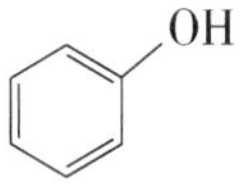

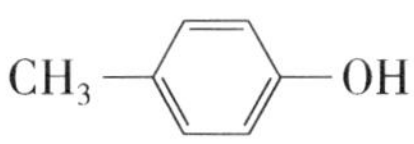

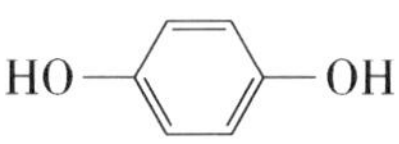

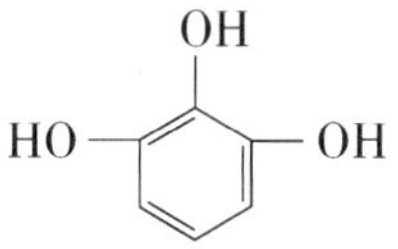

苯酚　　对甲苯酚　　对苯二酚　　连苯三酚(1,2,3-苯三酚)

一元酚　　二元酚　　三元酚

（二）酚的命名

命名酚类时，在“酚”字前面加上芳环的名称，以此作为母体，芳环上连接的其他基团视为取代基，在母体前面加上取代基的位次和名称。多元酚只需在“酚”字前面用二、三等数字表明酚羟基的数目，并用阿拉伯数字表明酚羟基和其他基团所在的位次。例如：

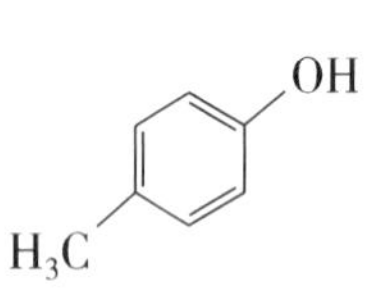

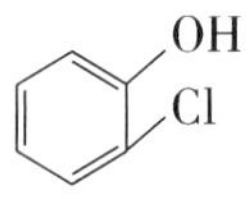

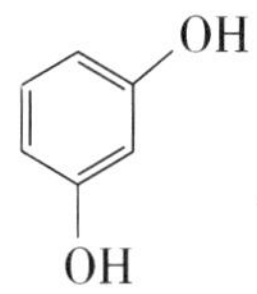

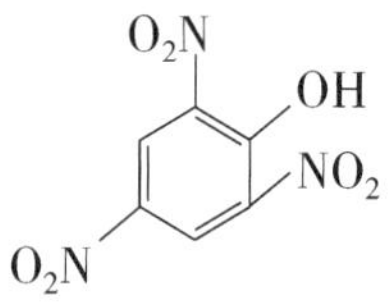

4-甲基苯酚　　2-氯苯酚　　1,3-苯二酚　　2,4,6-三硝基苯酚

但当环上取代基的序列优于酚羟基时，则按取代基排列次序的先后来选择母体。取代基的先后次序为：—COOH，—SO_3H，—COOR，—COX，—CN，—OH(醇)，—OH(酚)，所以如下两个有机化合物命名为：

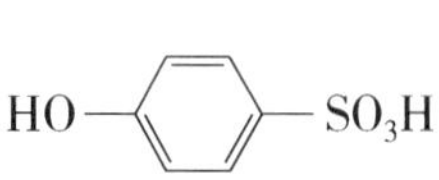

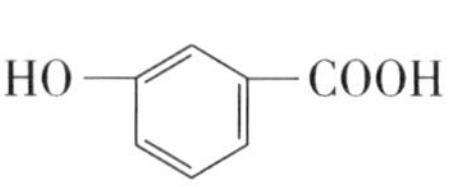

4-羟基苯磺酸(对羟基苯磺酸)　　3-羟基苯甲酸(间羟基苯甲酸)

二、酚的性质

（一）物理性质

常温下，大多数酚为无色固体，有难闻的气味(少数酚具有香味，如百里香酚具有百里香的香味)，易溶于乙醇、苯等有机溶剂。酚一般没有颜色，但易被空气氧化，氧化后往往由于含有氧化产物而带黄色或红色。

低级酚有特殊的刺激性，对眼睛、呼吸道黏膜、皮肤等有强烈的刺激和腐蚀作用，在使用时应注意安全。

（二）酚的化学性质

（1）受苯环的影响，O—H 中的氢比较活泼，容易发生反应；

（2）受—OH 的影响，苯环容易发生取代反应。

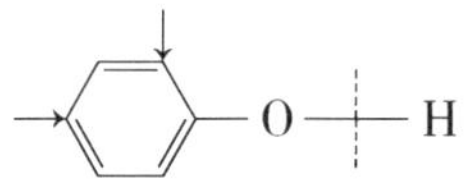

1. 酚羟基的反应

（1）酸性：酚羟基(—O—H)中的氢比较活泼，具有酸性。能与活泼金属钠反应，生成酚钠；还能与氢氧化钠等强碱发生中和反应，生成盐和水。例如：

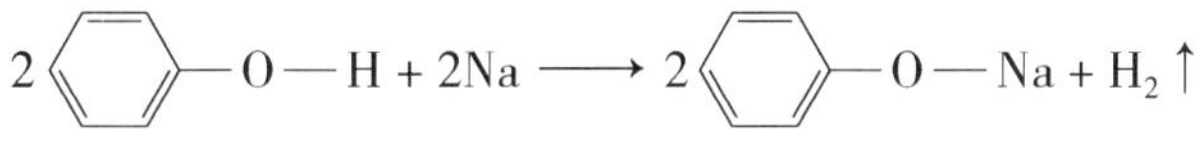

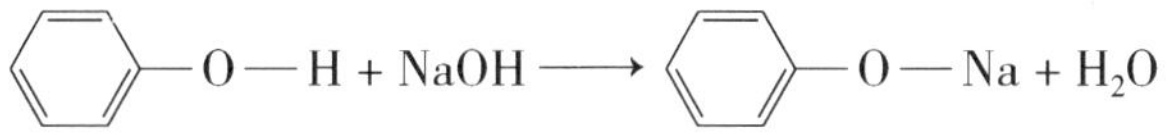

苯酚是弱酸，其酸性比碳酸弱，只能溶于氢氧化钠或碳酸钠溶液，而不溶于碳酸氢钠溶液。若向酚钠的水溶液中通入 CO_2，可以看到溶液分层，有苯酚析出。例如：

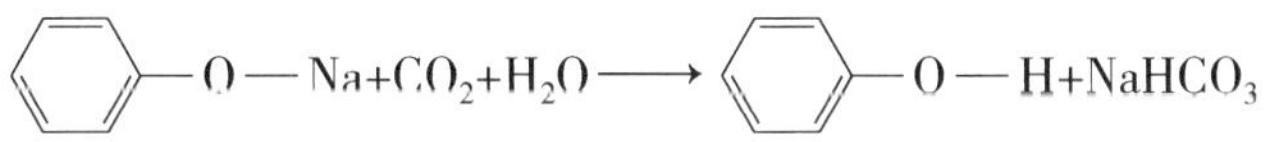

利用这一性质可以将苯酚与其他有机物分离，也可以将中草药中的酚类成分与羧酸类成分分离。例如：

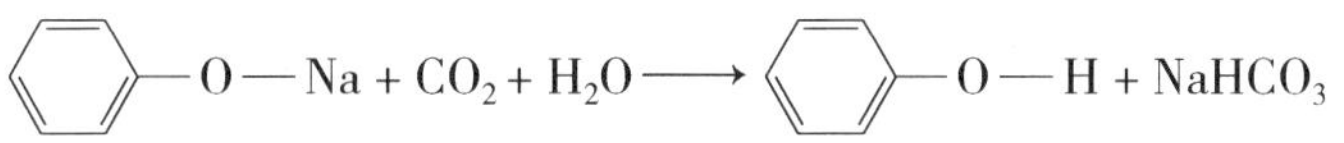

酚的酸性受苯环上取代基的影响，一般情况下，吸电子基(如—NO_2)使酚的酸性增强，供电子基(—OR)使酚的酸性减弱。

（2）生成酚醚：由于酚羟基的碳氧键比较牢固，故不能像醇那样通过分子间脱水的方法制备酚醚，通常采用威廉姆逊反应合成酚醚，即在碱性条件下，将酚转化为酚钠，然后再与烷基化试剂反应生成酚醚。

酚的钠盐与卤代烃反应生成酚醚：

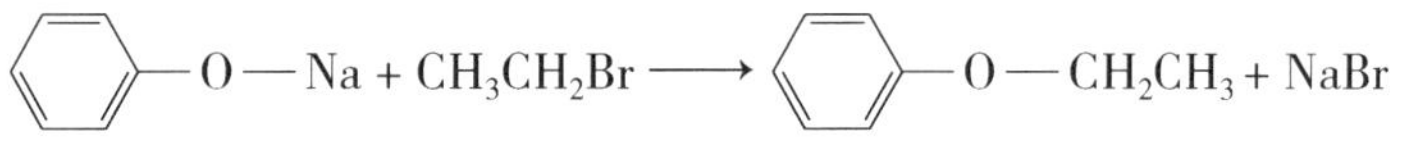

酚的钠盐与硫酸二甲酯反应生成酚醚：

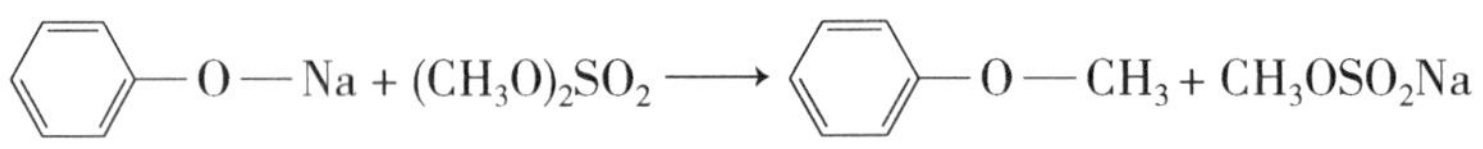

（3）生成酚酯：醇与羧酸在酸催化下可直接反应生成酯，而酚需在酸或碱的催化下，与酰氯、酸酐等羧酸衍生物反应生成酚酯。例如：

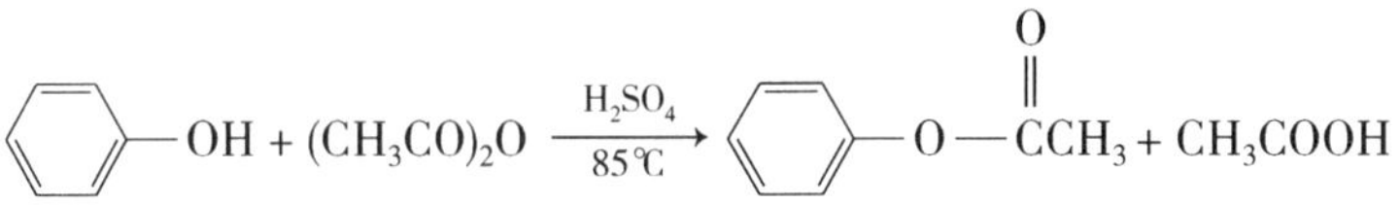

2. 苯环上的反应

羟基是邻、对位定位基团，对苯环起活化作用，因此苯酚的环上比较容易发生取代反应，而且一般发生在羟基的邻、对位上。

（1）卤代反应：常温下，苯酚和溴水可迅速发生取代反应，苯环上的氢原子被溴原子取代，生成2,4,6-三溴苯酚白色沉淀。例如：

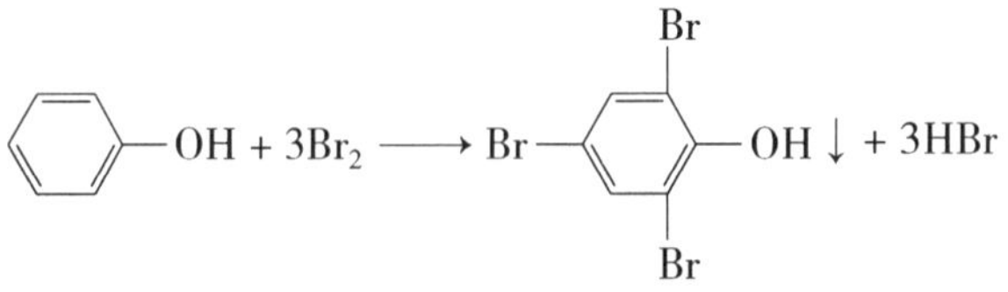

该反应迅速、现象明显，且微量的2,4,6-三溴苯酚也能被检出，因此，常用于酚类化合物的定性和定量分析。

（2）硝化反应：受—OH的影响，苯酚比苯更容易发生硝化反应，常温下，很容易被硝酸硝化得到邻位和对位硝基产物。例如：

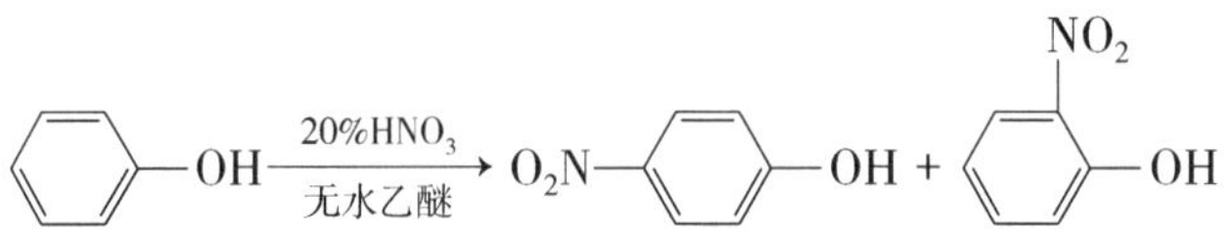

3. 氧化反应

酚类化合物很容易被氧化，氧化后颜色变深。苯酚放置在空气中即可被氧化成醌。多元酚更容易氧化，特别是邻位和对位异构体，如对苯二酚和邻苯二酚可以被弱氧化剂氧化成相应的醌。例如：

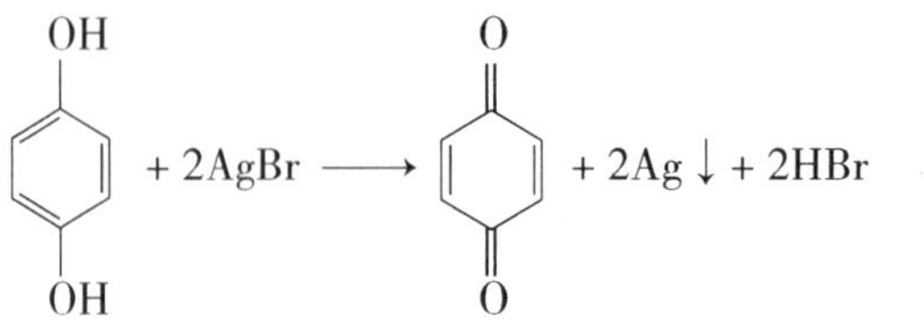

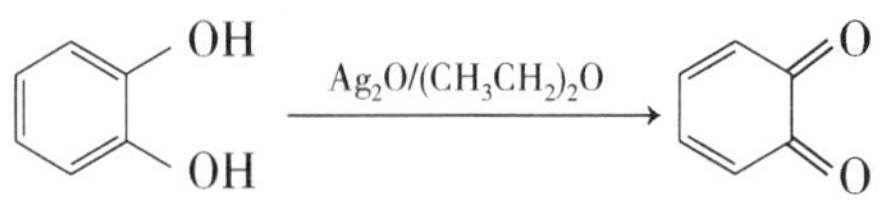

邻苯二酚(儿茶酚)　　　　邻苯醌

4. 显色反应

大多数酚可与氯化铁溶液发生显色反应，生成有颜色的配合物。不同的酚生成的配合物颜色不同，酚与氯化铁的显色反应，常用于鉴别酚类化合物。部分酚与 $FeCl_3$ 溶液发生显色反应后的颜色如表 7-1 所示。

表 7-1 部分酚与 $FeCl_3$ 溶液的显色

酚	苯酚	对甲苯酚	间甲苯酚	对苯二酚	均苯三酚	邻苯二酚	对苯二酚	间苯二酚	连苯三酚	α-萘酚	β-萘酚
与 $FeCl_3$ 发生显色反应	蓝紫色	蓝色	蓝紫色	暗绿色（结晶）	紫色	深绿色	绿色	蓝紫色	淡棕红色	紫红色（结晶）	绿色（结晶）

三、医药中常见的酚

1. 苯酚

苯酚俗称石炭酸，是具有特殊气味的无色晶体，室温时稍溶于水，65℃以上可与水混溶，易溶于乙醇、乙醚、苯等有机溶剂。有毒，能灼伤皮肤。易被氧化，在空气中放置即可被氧化为微红色，由于其易被氧化，因此应储藏于棕色瓶内，密闭避光保存。

苯酚具有杀菌作用，在医药上可用作防腐剂和消毒剂，3%~5%苯酚水溶液可以用于外科手术器械消毒。苯酚也是一种重要的化工原料，可用以制造酚醛塑料(俗称电木)、合成纤维(如锦纶)等。

2. 甲酚

甲基苯简称甲酚，又称煤酚，它有三种异构体：邻甲酚、间甲酚、对甲酚。由于三种异构体的沸点相近，一般不易分离，故实际常使用其混合物，煤酚的杀菌能力比苯酚强，但难溶于水，故常配成47%~53%的肥皂溶液，称为煤酚皂溶液，俗称“来苏尔”，临用时加水稀释，1%~2%的水溶液广泛应用于手、器械和排泄物等的消毒。

3. 苯二酚

苯二酚有邻、间、对三种同分异构体，它们都是无色结晶。邻苯二酚又称儿茶酚，存在于许多植物中，它的重要衍生物肾上腺素有升高血压和平喘作用；间苯二酚又称树脂酚，由人工合成，具有杀灭细菌和真菌的作用，刺激性较小，在医药上用于治疗皮肤病，如湿疹、癣病等；对苯二酚俗名氢醌，存在于植物中，常用作显影剂。

4. 维生素 E

维生素 E 是一种脂溶性维生素，又名生育酚，广泛存在于植物中，在麦胚油中含量最多，在豆类、坚果类、谷类以及蔬菜中也很丰富。维生素 E 的生理功能是维持肌肉的正常生长发育，具有抗氧化、延缓衰老的作用。临床上常用于治疗先兆流产和习惯性流产；用于治疗痔疮、冻疮、各种类型的肌痉挛等；还可作为药物制剂的抗氧剂。

第三节 醚

醚是两个烃基通过氧原子相连而形成的化合物，可用通式 R—O—R′、R—O—Ar、Ar—O—Ar′表示，其中，—O—称为醚基，是醚的官能团。相同碳原子的饱和一元醚和饱和一元醇互为同分异构体，具有相同的通式 $C_nH_{2n+2}O$。

一、醚的分类和命名

（一）醚的分类

根据分子中烃基的结构，醚可分为脂肪醚和芳香醚。两个烃基都为脂肪烃基的称为脂肪醚，两个烃基中有一个或两个是芳香烃基的称为芳香醚。与醚键相连的两个烃基相同者称为简单醚，两个烃基不同者称为混合醚；醚键是环状结构的一部分时，称为环醚。例如：

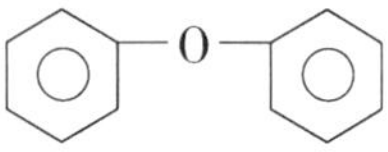

芳香醚
简单醚

$CH_3CH_2OCH_2CH_3$

脂肪醚
简单醚

$CH_3OCH_2CH_3$

脂肪醚
混合醚

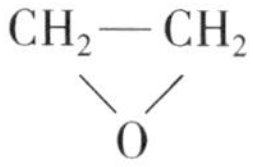

环醚

（二）醚的命名

（1）简单醚一般采用普通命名法命名，即在烃基的名称前加“二”（“二”可省略不写），后面加上“醚”字。例如：

CH_3OCH_3

甲醚

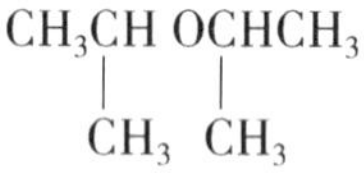

异丙醚

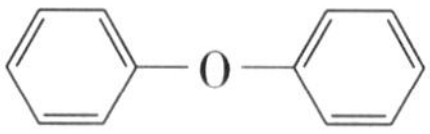

二苯醚

（2）两个烃基不相同的混合醚命名时，将小的烃基写在前面，大的烃基写在后面；芳香烃基在前，脂肪烃基在后，最后加上“醚”，“基”字可以省略不写。例如：

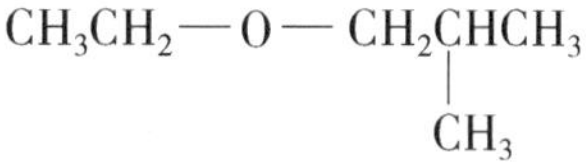

乙基异丁基醚

$C_2H_5—O—CH═CH_2$

乙基乙烯基醚

$CH_3—O—CH_2CH_3$

甲乙醚

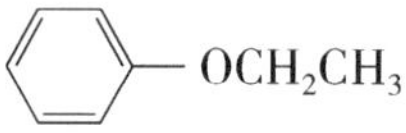

苯乙醚

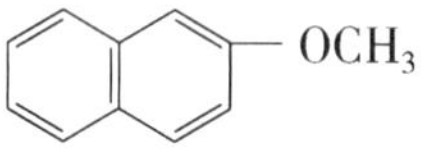

β-萘甲醚

二、醚的性质

（一）物理性质

常温下，甲醚、甲乙醚、环氧乙烷为气体，其余的醚大多数为无色、易挥发、易燃、有香味的液体。醚分子间不能形成氢键，因此，醚的沸点比相应的醇低得多，与相对分子质量相近的烷烃相当。

醚分子中的碳氧键是极性键，易与水形成氢键，所以，醚在水中的溶解度与相应的醇相当。

（二）醚的化学性质

除某些环醚外，醚是一类较稳定的化合物，其化学稳定性仅次于烷烃，不与氧化剂、活泼金属、碱、还原剂等反应。但醚仍可发生一些特殊的反应。

1. 锌盐的生成

醚由于氧原子上具有未共用电子对，因此，可以作为路易斯碱与强酸或路易斯酸反应生成锌盐。例如：

$$CH_3OCH_3+H_2SO_4(浓) \rightleftharpoons [CH_3\underset{\underset{H}{|}}{O}CH_3]^+HSO_4^-$$

生成的锌盐可溶于冷的浓强酸中，当用水稀释时锌盐会立即分解，原来的醚又游离出来。利用醚的这一性质，可分离提纯醚类化合物，也可鉴别醚类化合物。

2. 醚键的断裂

醚与浓的强酸(浓氢碘酸或浓氢溴酸等)共热，在较高温度下，醚键会断裂，生成卤代烃、醇或酚。若使用过量的氢卤酸，则生成的醇将进一步与氢卤酸反应生成卤代烃。例如：

$$R—O—R'+RI \xrightarrow{\triangle} RI+ROH$$
$$ROH \xrightarrow{HI} RI+H_2O$$

3. 过氧化物的生成

醚类化合物对氧化剂很稳定，高锰酸钾、重铬酸钾都不能将醚氧化，但含有α-H 的醚在空气中久置或经光照，会缓慢地被氧化成过氧化物。例如：

$$CH_3CH_2—OCH_2CH_3+O_2 \longrightarrow CH_3CH_2—O—\underset{\underset{O—OH}{|}}{CH}—CH_3$$

过氧化物不稳定，受热时容易分解而发生爆炸，因此，在蒸馏含过氧化物的醚时，加热温度不能过高，也不能将醚蒸干。对于久置的醚，在使用前应检验是否含有过氧化物，若有，则应除去。常用的检验方法有：用淀粉碘化钾试纸，如有过氧化物存在，碘化钾会被氧化成碘，试纸遇碘变成蓝色。

目标检测七

一、选择题

1. 常用来防止汽车水箱结冰的防冻剂是(　　)。

A. 甲醇　　B. 乙醇　　C. 乙二醇　　D. 丙三醇

2. 不对称的仲醇和叔醇进行分子内脱水时，消除的取向应遵循(　　)。

A. 马氏规则　　B. 次序规则　　C. 查依采夫规则　　D. 醇的活性次序

3. 禁止用工业酒精配制饮料酒，是因为工业酒精中含有(　　)。

A. 甲醇　　B. 乙二醇　　C. 丙三醇　　D. 异戊醇

4. 下列说法中，正确的是(　　)。

A. 乙醇和乙醚互为同分异构体

B. 乙醇和乙二醇互为同系物

C. 含羟基的化合物一定属于醇类

D. 等质量的乙醇、乙二醇与足量钠反应时，乙二醇产生的氢气的量比乙醇的多

5. 下列说法中，正确的是(　　)。

A. 醇类在一定条件下都能发生消去反应生成烯烃

B. CH_3OH、CH_3CH_2OH、$CH_3-\underset{\displaystyle OH}{\underset{|}{CH}}-CH_3$ 、$CH_3-\overset{\displaystyle CH_3}{\overset{|}{\underset{\displaystyle OH}{\underset{|}{C}}}}-CH_3$ 都能在铜催化下发生氧化反应

C. 将 $CH_3\underset{\displaystyle OH}{\underset{|}{CH}}-CH_3$ 与 CH_3CH_2OH 在浓 H_2SO_4 存在下加热，最多可生成 3 种有机产物

D. 醇类在一定条件下都能与羧酸反应生成酯

6. 下列说法中，正确的是(　　)。

A. 含有羟基的化合物一定属于酚类

B. 代表酚类的官能团是与苯环上的碳直接相连的羟基

C. 酚类和醇类具有相同的官能团，因而具有相同的化学性质

D. 分子内有苯环和羟基的化合物一定是酚类

7. 下列关于苯酚的叙述，不正确的是(　　)。

A. 将苯酚晶体放入少量水中，加热至全部溶解，冷却至 50℃形成乳浊液

B. 苯酚可以和硝酸发生取代反应

C. 苯酚易溶于 NaOH 溶液中

D. 苯酚的酸性比碳酸强，比醋酸弱

8. 向三氯化铁溶液中加入下列物质，溶液颜色几乎不变的是(　　)。

A. 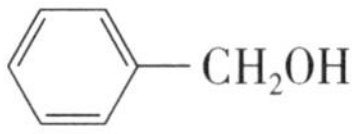　B. 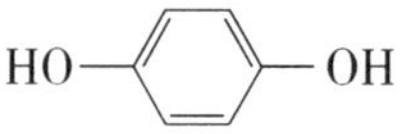　C. 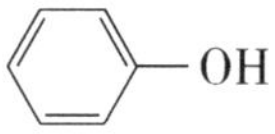　D. 铁粉

9. 下列关于酚羟基和醇羟基的分析，错误的是(　　)。

A. 原子组成一样

B. —O—H 键的化学键类型一样

C. 羟基中氢原子活泼性不同

D. 酚羟基能发生电离，醇羟基也能发生电离

10. 医药上使用的消毒剂“煤酚皂”俗称“来苏尔”，是 47%～53%(　　)的肥皂水溶液。

A. 苯酚　B. 甲基苯酚　C. 硝基苯酚　D. 苯二酚

二、命名下列化合物

1. $CH_3-\underset{\displaystyle CH_3}{\underset{|}{CH}}-CH_2-OH$

2. $CH_3-\overset{\displaystyle CH_3}{\overset{|}{\underset{\displaystyle CH_3}{\underset{|}{C}}}}-OH$

3. 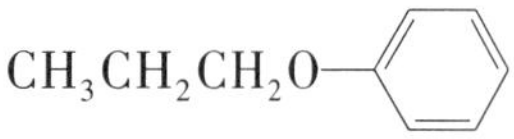

4. 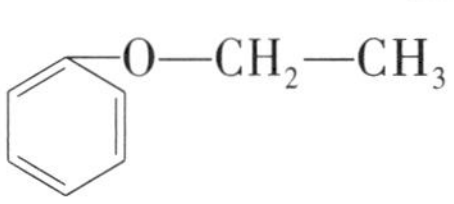

三、按表中要求完成下列实验并填表

实验步骤	实验现象	实验结论
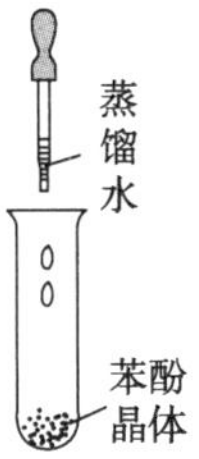		
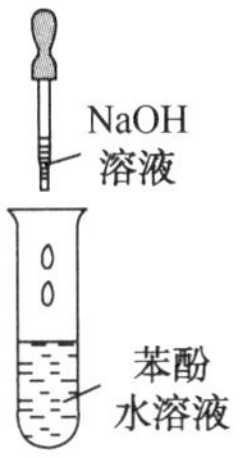		
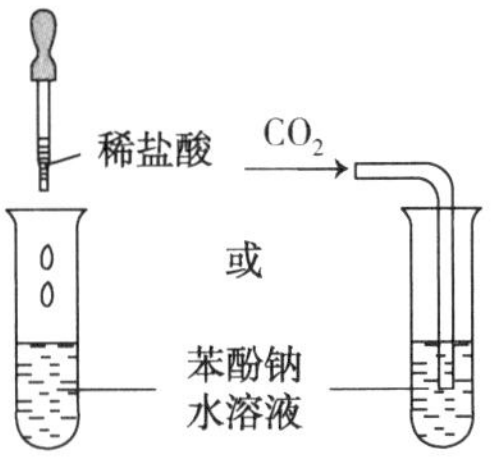		

写出上述实验中发生反应的化学方程式：

1. 苯酚与氢氧化钠溶液：________________________________。
2. 苯酚钠与稀盐酸：________________________________。
3. 苯酚钠溶液与 CO_2：________________________________。

第八章　醛、酮、醌

醛、酮、醌分子中含有相同的官能团—羰基（$-\overset{\overset{\displaystyle O}{\|}}{C}-$），因此，它们又称为羰基化合物。羰基碳原子至少与一个氢原子相连的化合物称为醛，通常用 $R-\overset{\overset{\displaystyle O}{\|}}{C}-H$ （R 为烃基或 H）表示，其中 $-\overset{\overset{\displaystyle O}{\|}}{C}-H$ 称为醛基，是醛的官能团；羰基与两个烃基直接相连的化合物称为酮，通常用 $R-\overset{\overset{\displaystyle O}{\|}}{C}-R'$ 表示，酮中的羰基也称为酮基，是酮的官能团。相同碳原子数的醛和酮互为同分异构体。醌是一类含有两个碳氧双键的六元环状二酮（含两个羰基）结构的有机化合物。

第一节　醛、酮

一、醛、酮的分类和命名

（一）醛、酮的分类

根据醛、酮中烃基的不同可以将醛、酮分为脂肪族醛、脂肪族酮和芳香族醛、芳香族酮。脂肪族醛、脂肪族酮又可以根据烃基是否饱和分为饱和醛、饱和酮和不饱和醛、不饱和酮。根据分子中所含羰基的数目，醛、酮还可以分为一元醛、一元酮和多元醛、多元酮。例如：

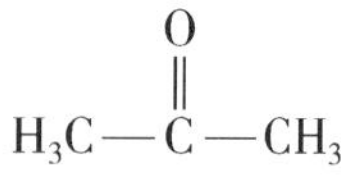

丙酮
一元饱和脂肪酮

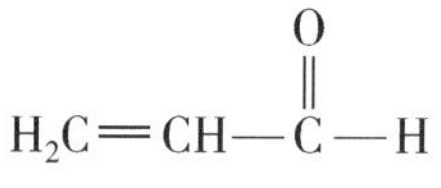

丙烯醛
一元不饱和脂肪醛

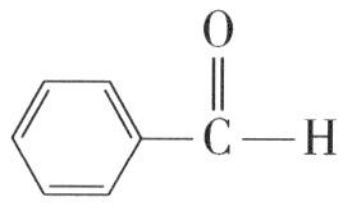

苯甲醛
一元芳香醛

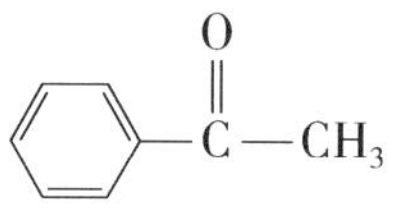

苯乙酮
一元芳香酮

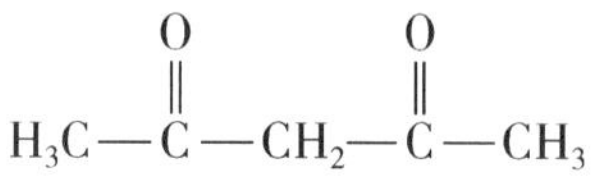

2,4-戊二酮
二元饱和脂肪酮

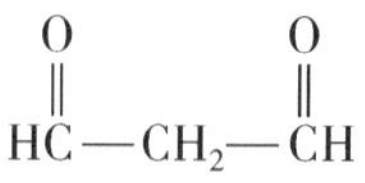

丙二醛
二元饱和脂肪醛

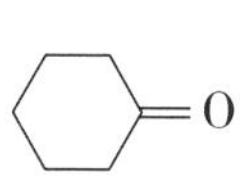

环己酮
一元饱和脂环酮

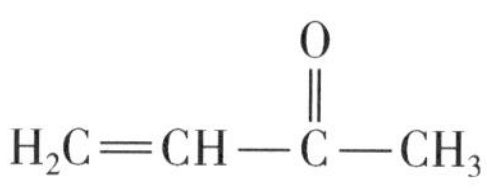

3-丁烯-2-酮
一元不饱和脂肪酮

（二）醛、酮的命名

1. 普通命名法

醛的普通命名法和伯醇相似，只要把“醇”字改成“醛”字便可。例如：

$CH_3CH_2CH_2CHO$

正丁醛

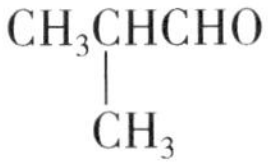

异丁醛

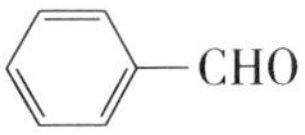

苯甲醛

酮的命名只需在羰基连接的两个烃基名称后加上“酮”字即可，“基”字可省略。命名脂肪混酮时，要把“次序规则”中较优的烃基写在后边；但芳基和脂肪烃基的混酮要把芳基写在前面。例如：

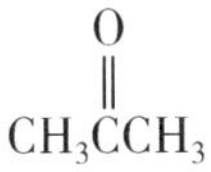

二甲基甲酮(二甲酮)

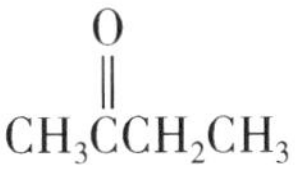

甲基乙基甲酮(甲乙酮)

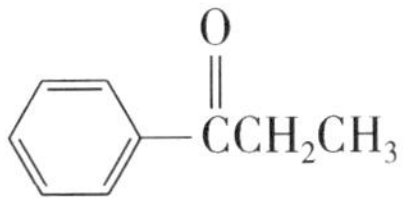

苯基乙基甲酮

羰基与苯环相连时，也可命名为某酰(基)苯，例如：

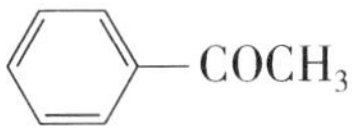

乙酰苯(习惯称苯乙酮)

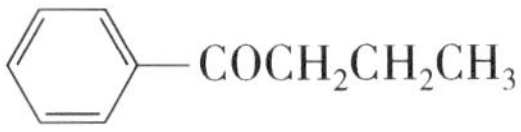

丁酰苯

2. *系统命名法*

结构复杂的醛、酮常采用系统命名法。命名时，选择含有羰基的最长碳链为主链。醛类从醛基碳原子开始编号，因醛基处在链端，一元醛中醛基的编号总是 1，所以在命名时不用标明一元醛醛基的位次；酮则从靠近酮基的一端开始编号，并标明酮基的位次。如主链上有取代基，则将取代基的位次及名称写在“某醛”或“某酮”的前面。

$CH_3CH_2CH_2CH_2CHO$

戊醛

$CH_3CH_2COCH_2CH_3$

3–戊酮

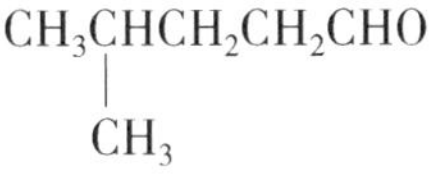

4–甲基戊醛

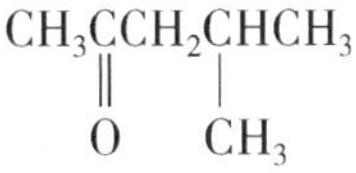

4–甲基–2–戊酮

命名不饱和醛、不饱和酮时，应选择同时含有羰基和不饱和键的最长碳链作为主链，主链编号时从靠近羰基的一端开始，称为某烯醛或某烯酮，并在名称中标明不饱和键的位次。

$CH_2{=}CHCH_2CH_2CHO$

4–戊烯醛

$CH_3CH_2COCH_2CH{=}CH_2$

5–己烯–3–酮

脂环醛、脂环酮的羰基在环内时，称环某醛或环某酮；羰基在环外时，则将环作为取代基。例如：

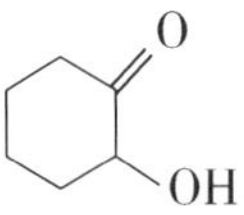

2–羟基环已酮

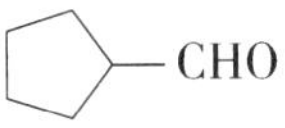

环戊基甲醛

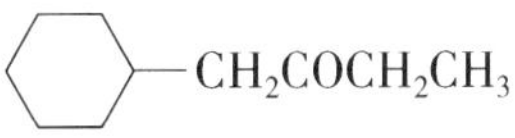

1–环己基–2–丁酮

命名含有芳基的醛、酮时，总是把芳基作为取代基。例如：

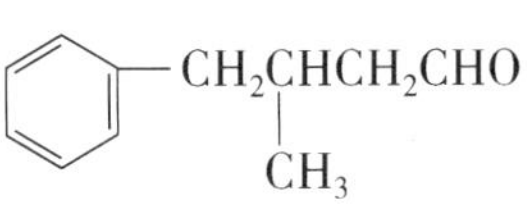

3–甲基–4–苯基丁醛

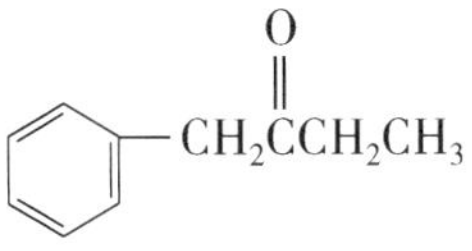

1- 苯基–2–丁酮

主链碳原子的编号除用阿拉伯数字表示外，有时也用希腊字母表示。与羰基直接相连的碳原子为α位，后依次为β位、γ位……在酮分子中，与酮基直接相连的两个碳原子都是α碳原子，可分别用α，α'表示。例如：

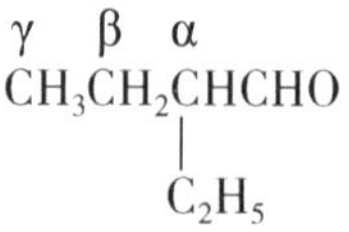

α-乙基丁醛

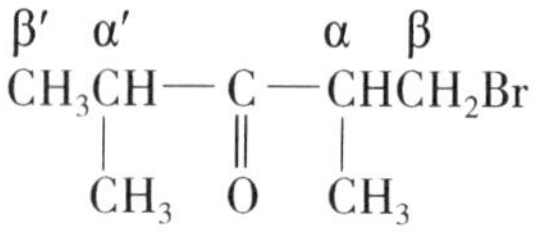

α,α'-二甲基-β-溴-3-戊酮

有一些醛常用俗名，这些俗名是由相应的羧酸名得来。例如：

HCHO

蚁醛

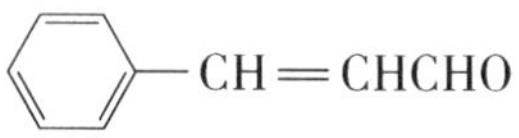

肉桂醛

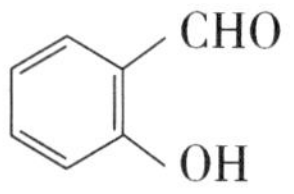

水杨醛

知识拓展 17

甲醛医药上的应用

甲醛又称为蚁醛，在常温下，它是一种具有强烈刺激性气味的无色气体，易溶于水。甲醛有凝固蛋白质的作用，因此具有杀菌防腐功能。37%～40%的甲醛水溶液称为福尔马林，是常用的消毒剂和防腐剂。

甲醛与浓氨水作用，生成一种环状结构的白色晶体，称为环六亚甲基四胺，药品名为乌洛托品，在医药上用作利尿剂和尿道消毒剂，这是因为它能在患者体内慢慢分解产生甲醛，由尿道排出时将细菌杀死。

二、醛、酮的性质

（一）醛、酮的物理性质

常温下，甲醛为具有刺激性气味的无色气体；其他低级醛为具有刺激性气味的液体，低级酮为具有特殊气味的液体；高级醛、酮为固体。C_8～C_{13}的脂肪醛和一些芳醛、芳酮是具有香味的液体或固体，可用来配制香精。

醛、酮分子中羰基上的碳原子能与水中的氢原子形成氢键，所以低级醛、酮能溶于水，如甲醛、乙醛、丙醛和丙酮可与水以任意比例混溶。其他醛、酮随碳原子数的增加，对形成氢键有空间阻碍作用的烃基增大，醛、酮在水中的溶解度逐渐减小，直至不溶。芳醛和芳酮一般不溶于水，但能溶于有机溶剂。

（二）醛、酮的化学性质

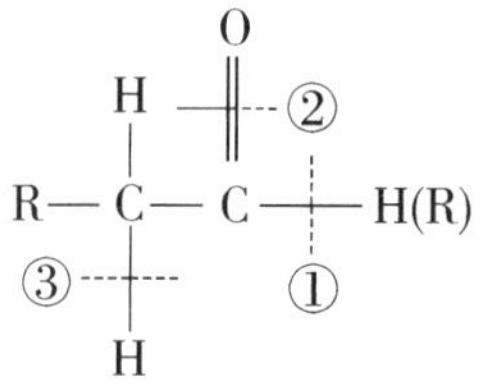

① 醛基中的 C—H 键断裂，可以发生醛的氧化反应，生成相应的羧酸；

② 醛基中 C ═O 双键中的 π 键断裂，可以发生加成反应或还原反应；

③ α-C—H 键断裂，可以发生卤代反应或缩合反应。

1. 氧化反应

醛、酮在氧化反应性质上的差异非常显著，醛对氧化剂比较敏感，而酮对一般氧化剂都比较稳定。

(1) 醛的氧化：

① 醛的催化氧化。醛可以在催化剂的作用下与氧反应，生成相应的羧酸。例如：

$$2H_3C-\overset{\overset{\displaystyle O}{\|}}{C}-H+O_2 \xrightarrow{\text{催化剂}} 2H_3C-\overset{\overset{\displaystyle O}{\|}}{C}-OH$$

② 在强氧化剂(如酸性高锰酸钾、重铬酸钾等)的作用下，醛可被氧化成相应的羧酸。例如：

$$CH_3CHO+2KMnO_4+3H_2SO_4 \longrightarrow CH_3COOH+K_2SO_4+2MnSO_4+3H_2O$$

③ 醛还可以被弱氧化剂氧化。弱氧化剂托伦试剂(硝酸银的氨溶液)和斐林试剂(硫酸铜与酒石酸钾钠的碱溶液)可将醛氧化成相应的羧酸，且对碳碳双键无影响。例如：

$$CH_3CH═CH—CHO \xrightarrow{Ag(NH_3)_2OH} CH_3CH═CH—COOH$$

醛被托伦试剂氧化成羧酸时，银离子被还原成金属银。当反应器壁光滑洁净时，银沉淀在试管壁上形成银镜，故醛与托伦试剂的氧化反应亦称为银镜反应。

$$RCHO+2Ag(NH_3)_2OH \longrightarrow RCOONH_4+2Ag\downarrow+3NH_3+H_2O$$

脂肪醛与斐林试剂反应时，醛被氧化成羧酸，而铜离子被还原成砖红色的氧化亚铜沉淀析出，而芳香醛不与斐林试剂作用。因此，利用斐林试剂可鉴别脂肪醛和芳香醛。

$$RCHO+2Cu^{2+}+NaOH+H_2O \xrightarrow{\triangle} RCOONa+Cu_2O\downarrow+4H^+$$

甲醛的还原性较强，可与斐林试剂反应生成铜镜。

$$2HCHO+Cu^{2+}+2NaOH \xrightarrow{\triangle} 2HCOONa+Cu\downarrow+2H^+$$

醛与托伦试剂、斐林试剂的反应可用来鉴别醛、酮。其中斐林试剂还可以用来鉴别甲醛、其他脂肪醛和芳香醛。

氧化银是一种温和的氧化剂，可使醛氧化成酸，分子中的双键等可不受影响。例如：

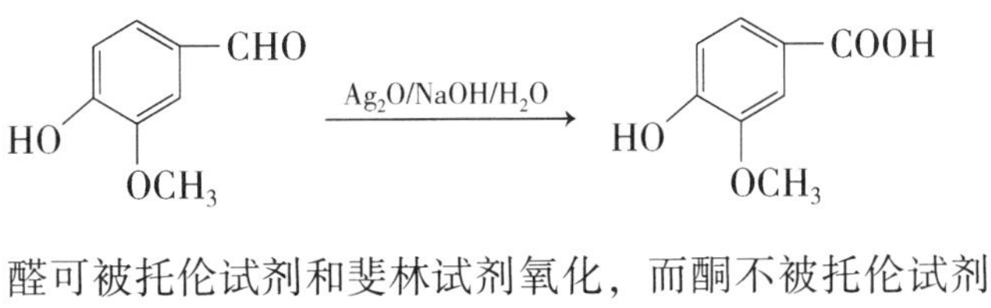

(2) 酮的氧化：醛可被托伦试剂和斐林试剂氧化，而酮不被托伦试剂和斐林试剂氧化，所以，上述两种试剂可鉴别醛和酮。酮若用酸性高锰酸钾、硝酸等强氧化剂在剧烈的条件下氧化，碳链可发生断裂，断裂发生在羰基碳与 α-碳处，生成多种羧酸的混合物，因此无制

备价值。若是氧化结构对称的环酮，则只得一种产物。例如工业上采用环己酮氧化制备己二酸。

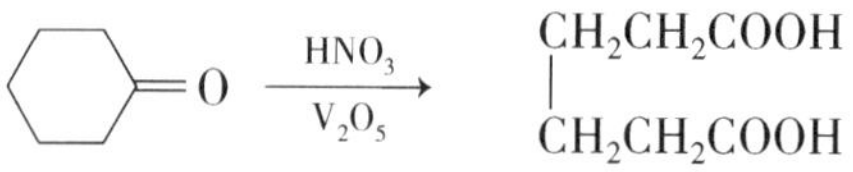

环己酮　　　　　　己二酸

2. 还原反应

在催化加氢或还原剂硼氢化钠($NaBH_4$)、氢化铝锂($LiAlH_4$)的作用下，醛、酮分子中的羰基可发生还原反应，醛被还原成相应的伯醇，酮被还原成相应的仲醇，例如：

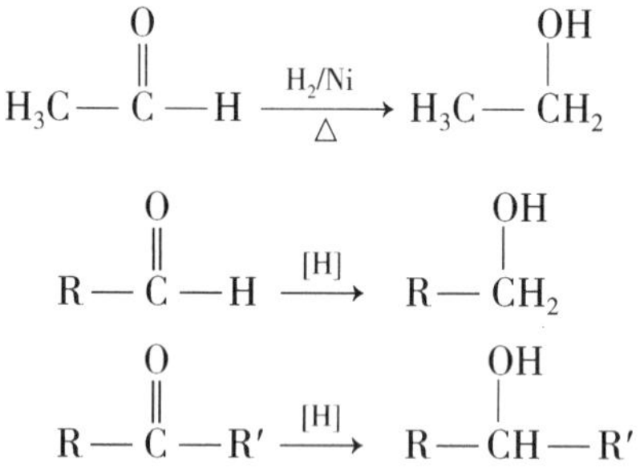

硼氢化钠是一种温和的还原剂，并且选择性较高，一般只还原醛、酮中的羰基，而不影响其他不饱和基团。氢化铝锂的还原性比硼氢化钠强，除还原醛、酮中的羰基，还可还原羧酸、酯中的羰基以及—NO_2、—CN 等许多不饱和基团。但是，它们都不能还原碳碳双键和碳碳三键。工业上利用这一性质以肉桂醛为原料还原制取肉桂醇。

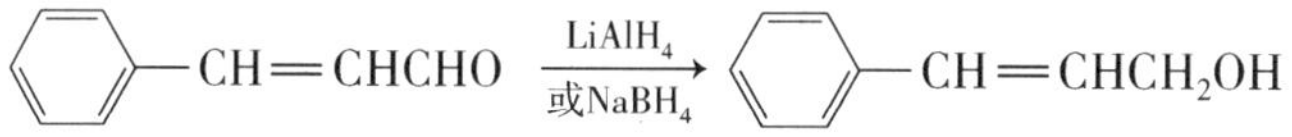

肉桂醛　　　　　　肉桂醇

3. 加成反应

醛、酮分子中的羰基为不饱和键，可以与氢氰酸、亚硫酸氢钠、醇、格氏试剂及氨的衍生物等发生加成反应。需要注意的是，C═O 双键和 C═C 双键不同，通常情况下，醛、酮分子不能和 HX、X_2、H_2O 等发生加成反应。

(1) 与氢氰酸加成：在碱性催化剂的作用下，醛、酮与氢氰酸可发生加成反应，生成 α-氰醇(α-羟基腈)。

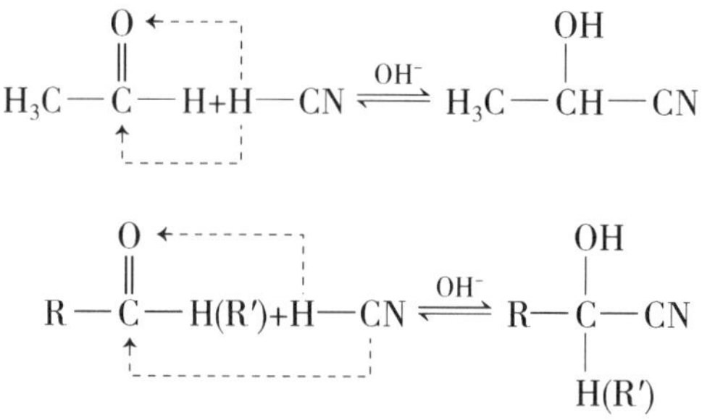

由于产物中的醇比原来的醛、酮多一个碳原子，因此这是一个增加碳链的反应，在有机合成中具有重要的作用。生成的 α-氰醇既可水解生成相应的酸，也可还原生成相应的氨。

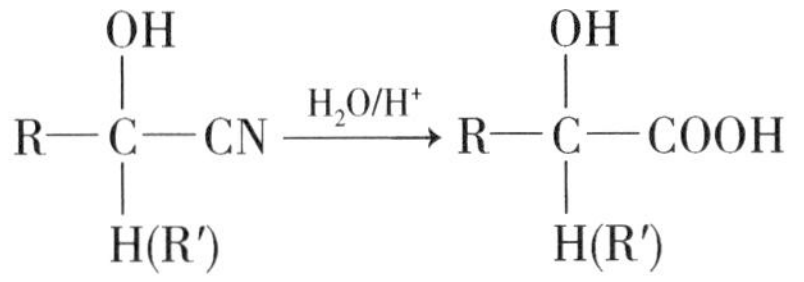

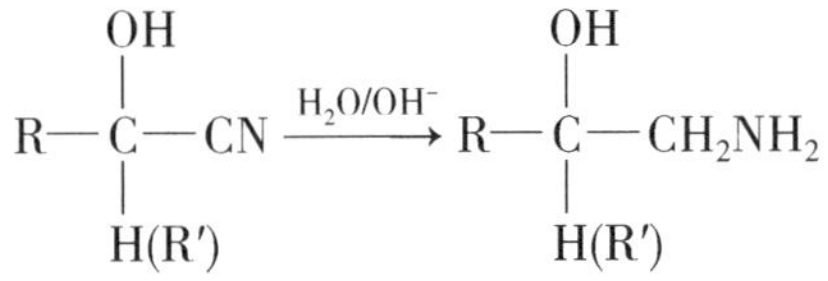

（2）与亚硫酸氢钠加成：醛、脂肪族甲基酮及低级环酮（小于 C_8）可以与饱和亚硫酸氢钠溶液发生加成反应，生成 α-羟基磺酸钠。例如：

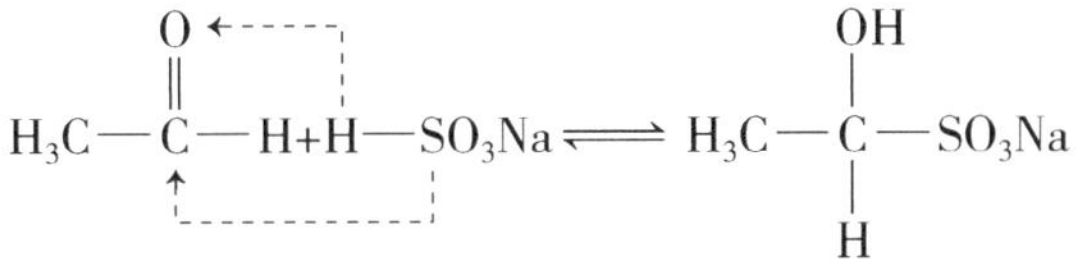

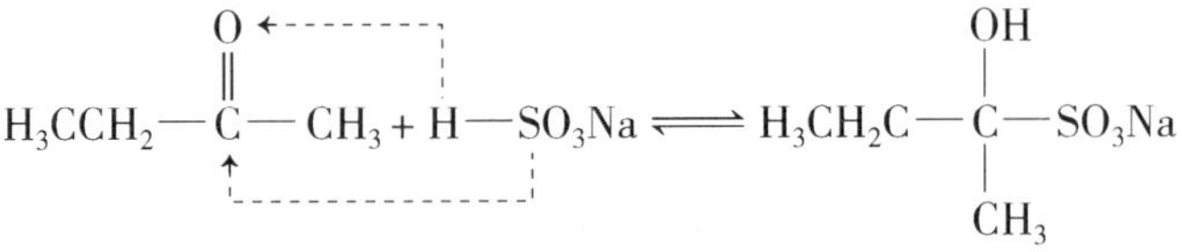

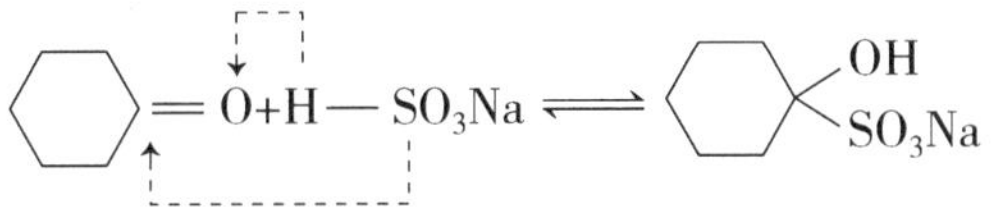

（3）与醇加成：醛能与饱和一元醇发生加成反应生成半缩醛。半缩醛不稳定，与醇进一步反应生成缩醛。例如：

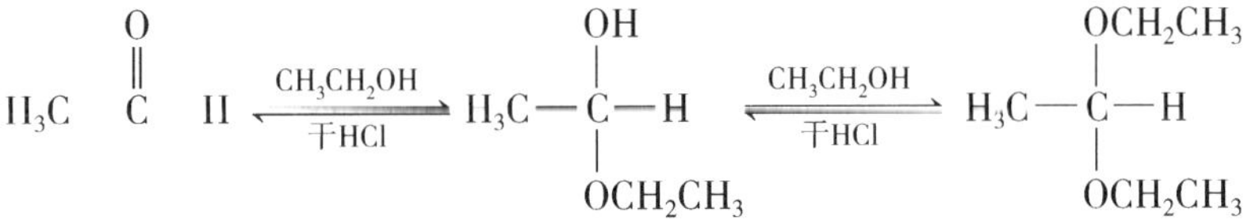

（4）与格氏试剂加成：格式试剂中的碳镁键是极性键，其中的碳原子带部分负电荷，镁原子带部分正电荷，故格氏试剂可作为亲核试剂与醛、酮发生亲核加成，加成产物不必分离，可直接水解制得醇。甲醛与格氏试剂反应生成伯醇，其他的醛与格氏试剂反应生成仲醇，酮与格氏试剂反应生成叔醇。

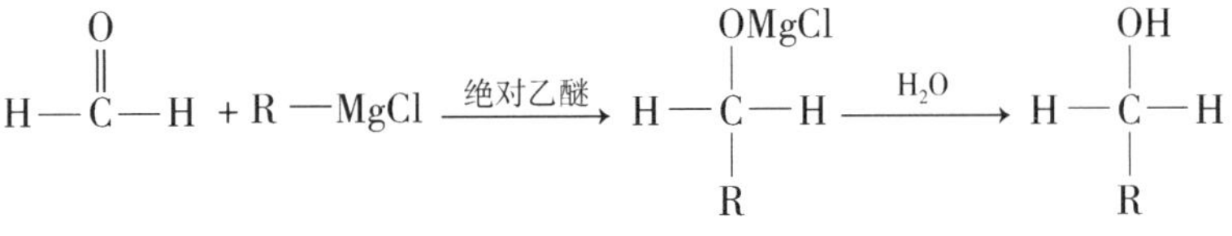

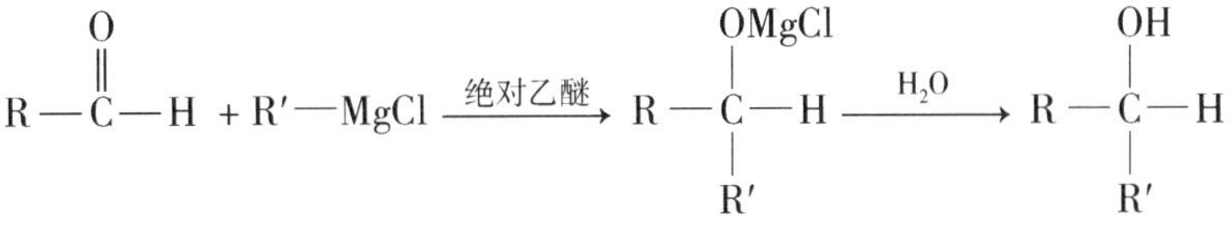

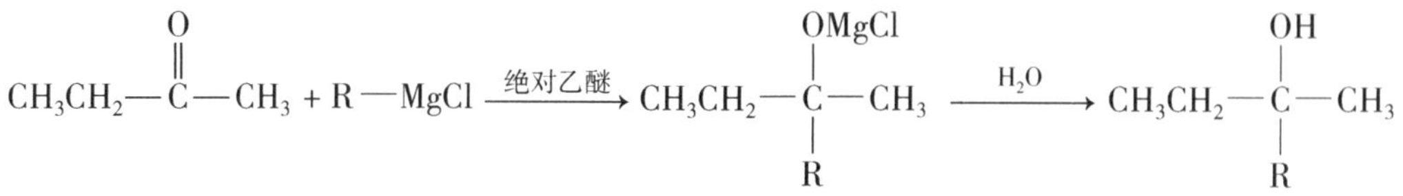

4. α-氢原子的反应

具有α-H的醛、酮在碱催化下，其中一分子醛或酮的α-碳氢键断裂，与另一分子发生加成反应，生成β-羟基醛或酮，β-羟基醛或酮受热脱水生成α，β-不饱和醛、酮。在稀碱或稀酸的作用下，两分子的醛或酮可以互相作用，其中一个醛或酮分子中的α-氢加到另一个醛或酮分子的羰基氧原子上，其余部分加到羰基碳原子上，生成一分子β-羟基醛或一分子β-羟基酮，这个反应称为羟醛缩合反应。通过缩合，可以在分子中形成新的碳碳键，并增长碳链。例如：

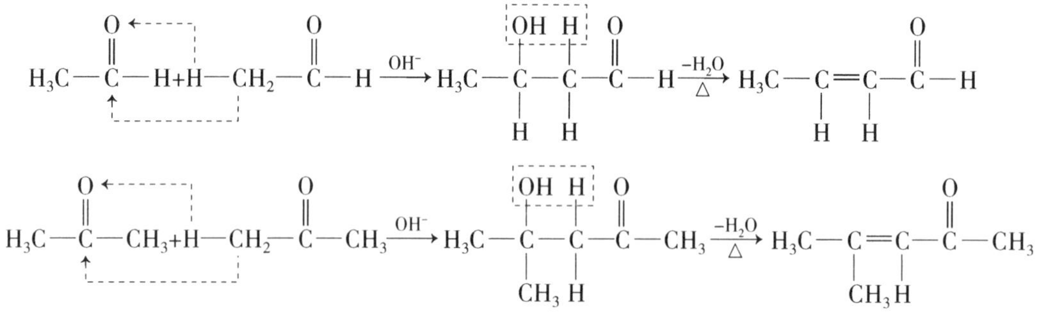

5. 坎尼扎罗反应

不含α-H的醛在浓碱溶液中，可以发生自身氧化还原反应，生成相应的羧酸和醇。此反应称为坎尼扎罗反应，为歧化反应。

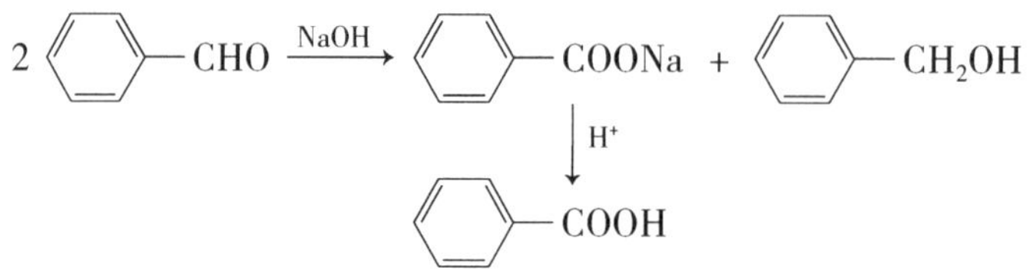

第二节 醌

一、醌的分类和命名

（一）醌的命名

醌是含有共轭环己二烯二酮结构的一类化合物的总称，醌类化合物不是芳香族化合物，但它是根据其相应的芳烃进行分类的。例如，由苯衍生得到的醌称为苯醌，由萘衍生得到的醌称为萘醌，由蒽衍生得到的醌称为蒽醌。醌类分子中都具有对醌式或邻醌式结构，这样的结构称为醌型结构。具有醌型结构的化合物大多有颜色，对位醌多显黄色，邻位醌多显红色或橙色。醌类化合物普遍存在于色素、染料和指示剂等物质中。

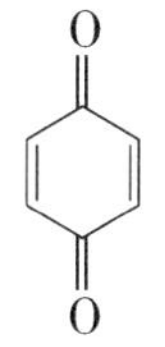

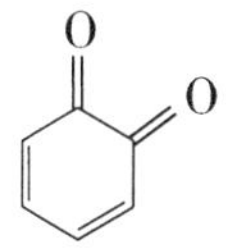

对醌式(对苯醌)　　邻醌式(邻苯醌)

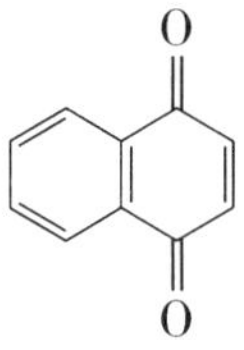

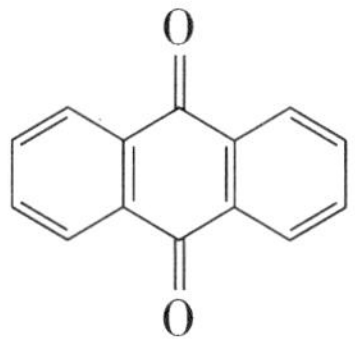

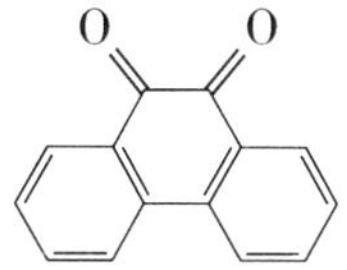

1,4-萘醌　　9,10-蒽醌　　9,10-菲醌

（二）醌的命名

醌的衍生物的命名是以醌为母体，将支链看作取代基。例如：

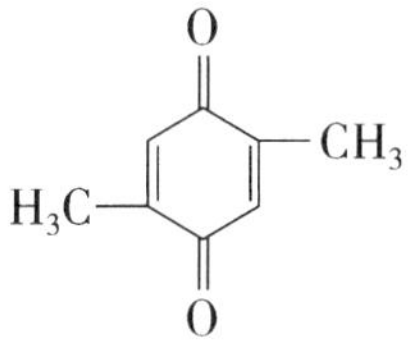

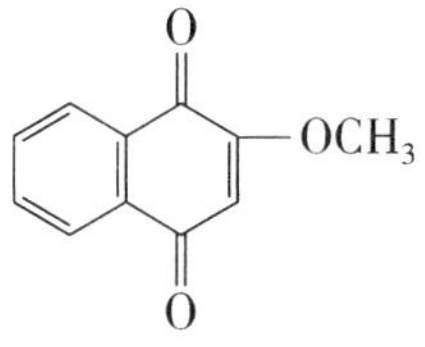

2,5-二甲基-1,4-苯醌　　2-甲氧基-1,4萘醌

二、醌的性质

（一）物理性质

天然存在的醌类化合物多因分子中有酚羟基等助色团引入而为有色晶体。苯醌和萘醌多以游离态存在，而蒽醌一般结合成苷存在于植物体中，极性较大，难以得到晶体。

游离醌类化合物极性较小，一般溶于乙醇、乙醚、苯、氯仿等有机溶剂，基本不溶于水。游离的醌类化合物具有升华性，小分子的苯醌类及萘醌类还具有挥发性，能随水蒸气蒸馏，可利用此性质进行分离和纯化。

（二）化学性质

醌的分子结构中既有羰基，又有碳碳双键和共轭双键，因此可以发生羰基加成、碳碳双键加成以及共轭双键的 1,4-加成等反应。

1. 羰基的加成反应

醌中的羰基同醛、酮一样，能与某些亲核试剂发生加成反应。如对苯醌能分别与一分子或两分子羟胺作用得到单肟或双肟。

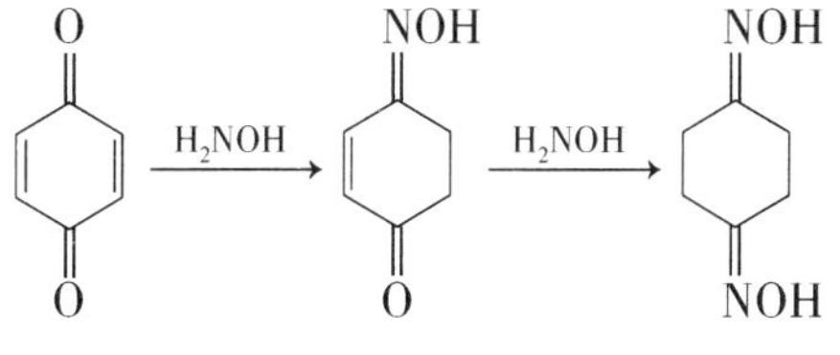

对苯醌　　对苯醌肟(单肟)　　对苯醌二肟(双肟)

2. 碳碳双键的加成反应

醌分子中的碳碳双键可以与卤素、卤化氢等亲电试剂加成。如对苯醌与溴加成可生成二溴化物或四溴化物。

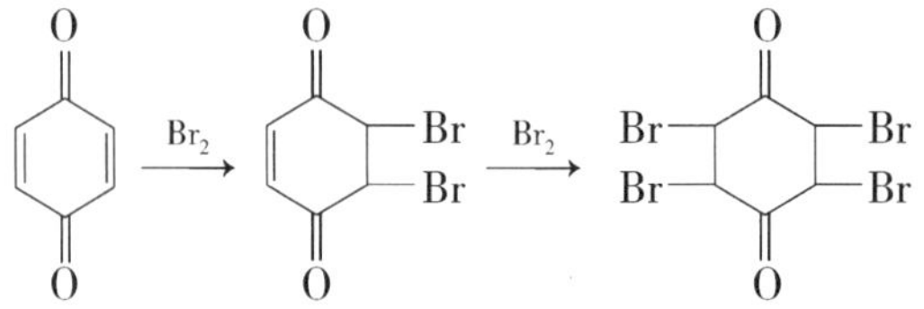

3. 共轭双键的加成反应

苯醌中碳碳双键与碳氧双键共轭，所以能与一些亲核试剂发生 1,4-加成反应。如对苯醌与氢氰酸加成可生成对苯二酚的衍生物。

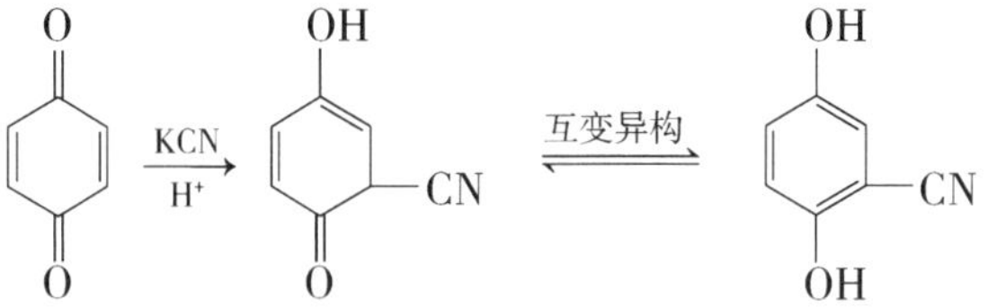

除此之外，醌经过还原还可得到酚。如对苯醌在亚硫酸溶液中，被还原成对苯二酚(或称氢醌)，这是工业上制取对苯二酚的一种方法。

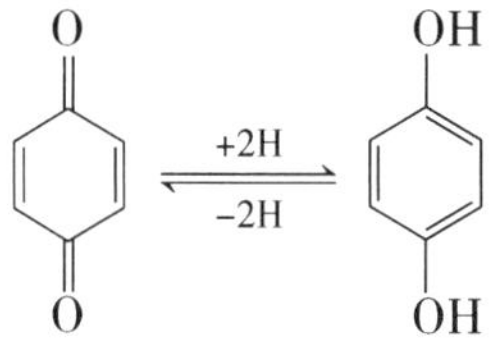

目标检测八

一、选择题

1. 下列化合物中能发生坎尼扎罗歧化反应的是(　　)。

A. 甲醛　　B. 乙醛　　C. 丙酮　　D. 乙醇

2. 医药中常用作消毒剂和防腐剂的福尔马林是 40%的(　　)水溶液。

A. 乙醇　　B. 乙醛　　C. 乙酸　　D. 甲醛

3. 在有机反应中常用于保护醛基的反应是(　　)。

A. 醇醛缩合反应　　B. 碘仿反应

C. 克莱门森还原反应　　D. 康尼扎罗反应

4. 不与托伦试剂反应的化合物是(　　)。

A. 甲酸　　B. 正丁醛　　C. 苯乙酮　　D. 葡萄糖

5. 某有机物的结构简式为 $CH_2{=}CH\overset{CH_3}{\overset{|}{C}}H{-}CHO$，下列对其化学性质的判断中，不正确的是(　　)。

A. 能被银氨溶液氧化

B. 1mol 该有机物只能与 1mol Br_2发生加成反应

C. 能使酸性 $KMnO_4$溶液褪色

D. 1mol 该有机物只能与 1mol H_2发生加成反应

6. 从甜橙的芳香油中可分离得到如图所示结构的化合物：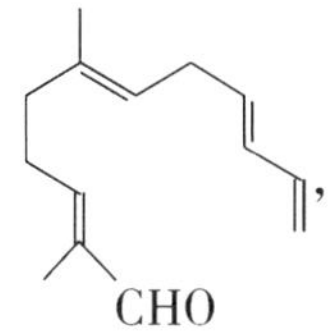，现有试剂：①酸性 $KMnO_4$溶液；②H_2/Ni；③$[Ag(NH_3)_2]OH$；④新制 $Cu(OH)_2$悬浊液，能与该化合物中所有官能团发生反应的试剂有（　　）。

A. ①②　　B. ②③　　C. ③④　　D. ①④

7. 下列说法中正确的是（　　）。

A. 乙醛分子中的所有原子都在同一平面上

B. 凡是能发生银镜反应的有机物都是醛

C. 醛类既能被氧化为羧酸，又能被还原为醇

D. 甲醛是甲基跟醛基相连而构成的醛

8. 下列反应中，属于氧化反应的是（　　）。

① $CH_2{=}CH_2+H_2\longrightarrow CH_3CH_3$

② $2CH_3CHO+O_2\xrightarrow[\triangle]{催化剂}2CH_3COOH$

③ $CH_3CH_2CHO+2Cu(OH)_2\longrightarrow CH_3CH_2COOH+Cu_2O\downarrow+2H_2O$

④ $CH_3COCH_3+H_2\xrightarrow[\triangle]{催化剂}CH_3CH(OH)CH_3$

A. ②　　B. ②④　　C. ②③　　D. ②③④

9. 下列试剂可用于鉴别 1-己烯、甲苯和丙醛的是（　　）。

A. 银氨溶液和酸性高锰酸钾溶液

B. 酸性高锰酸钾溶液和溴的四氯化碳溶液

C. 氯化铁溶液

D. 银氨溶液和溴的四氯化碳溶液

10. 与斐林试剂作用不能生成砖红色氧化亚铜沉淀的是（　　）。

A. 苯甲醛　　B. 苯乙醛　　C. 丙醛　　D. 苯丙醛

二、思考并回答问题

请找出 $C_5H_{10}O$ 属于醛、酮的同分异构体，并按系统命名进行命名。

三、写出下列反应的主要生成物

（1）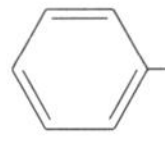—CHO + NCN ⟶

（2）—CHO + NH_2—OH ⟶

(3) $CH_3CHO + NH_2—NH_2 \longrightarrow$

(4) $CH_3CHO \xrightarrow[\triangle]{\text{斐林试剂}}$

(5) $CH_3—\overset{\overset{\displaystyle O}{\|}}{C}—CH=CH_2 \xrightarrow[Ni]{H_2}$

(6) $CH_3—\overset{\overset{\displaystyle O}{\|}}{C}—CH=CH_2 \xrightarrow{LiAlH_4}$

(7) $2(CH_3)_3CCHO \xrightarrow[\triangle]{\text{浓 NaOH}}$

(8) HCHO+ 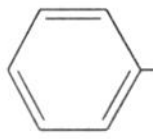 —CHO $\xrightarrow[\triangle]{\text{浓 NaOH}}$

第九章　羧酸及其衍生物

由羰基和羟基组成的基团称为羧基，羧基（$-\overset{O}{\overset{\|}{C}}-OH$）是羧酸的官能团，简写为—COOH。分子中含有羧基的有机化合物称为羧酸，常用通式 R—COOH 表示。

第一节　羧酸

一、羧酸的分类及命名

除甲酸外，羧酸可以看作烃分子中的氢原子被羧基取代的产物。可从不同角度对羧酸进行分类。

（一）羧酸的分类

（1）根据分子中烃基的种类不同，羧酸可以分为脂肪族羧酸、脂环族羧酸和芳香族羧酸。

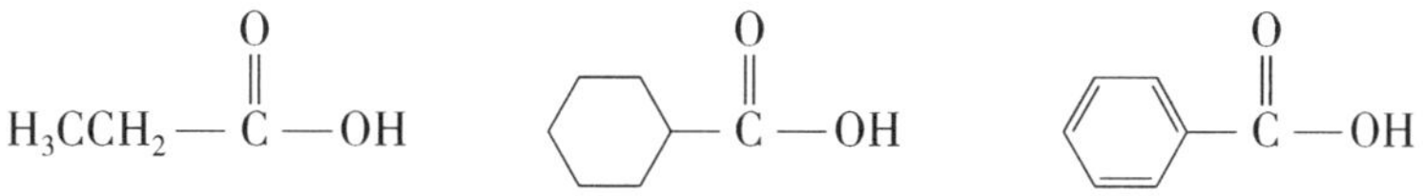

丙酸(脂肪族羧酸)　　环己基甲酸(脂环族羧酸)　　苯甲酸(芳香族羧酸)

（2）根据烃基是否饱和，羧酸可分为饱和羧酸和不饱和羧酸。例如：

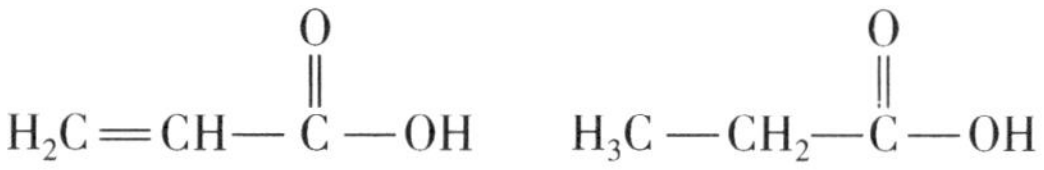

不饱和羧酸(丙烯酸)　　饱和羧酸(丙酸)

（3）根据分子中所含羧基的数目不同，羧酸可分为一元羧酸、二元羧酸和三元羧酸。例如：

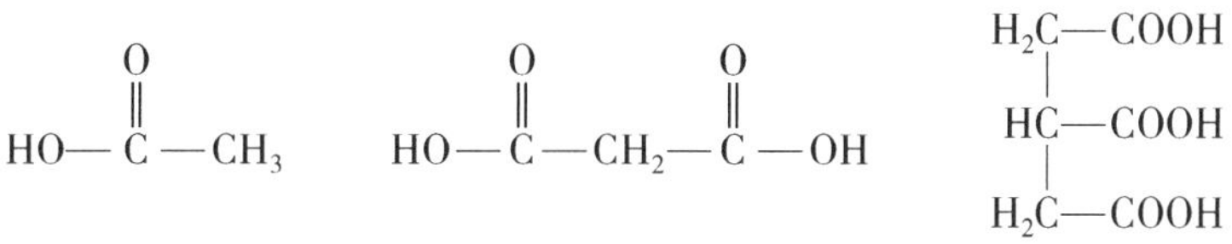

一元羧酸(乙酸)　　二元羧酸(丙二酸)　　三元羧酸(己三酸)

（二）羧酸的命名

1. 普通命名法

自然界存在的脂肪主要成分是高级一元羧酸的甘油酯，因此，开链的一元羧酸又称脂肪酸。简单羧酸的命名常用俗名，俗名通常根据其来源获得，如甲酸是从蚂蚁蒸馏液中分离获得，故名蚁酸；乙酸是从食醋中得到，故名醋酸。常见羧酸的名称见表 9-1。

表 9-1　常见羧酸的名称

化学式	系统名	俗名	化学式	系统名	俗名
$HCOOH$	甲酸	蚁酸	$COOH$ | $COOH$	乙二酸	草酸
CH_3COOH	乙酸	醋酸	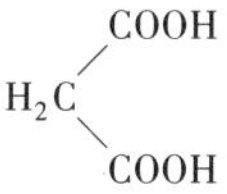	丙二酸	胡萝卜酸
$CH_3(CH_2)_2COOH$	丁酸	酪酸	CH_2COOH | CH_2COOH	丁二酸	琥珀酸
$CH_3(CH_2)_{14}COOH$	十六酸	软脂酸	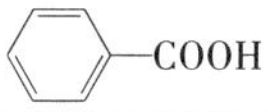	苯甲酸	安息香酸
$CH_3(CH_2)_{16}COOH$	十八酸	硬脂酸	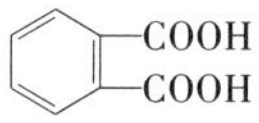	邻苯二甲酸	酞酸
$CH_2{=}CHCOOH$	丙烯酸	败脂酸	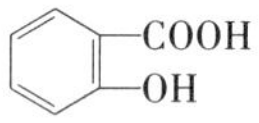	邻羟基苯甲酸	水杨酸
$CH(CH_2)_7CH_3$ ‖ $CH(CH_2)_7COOH$	顺-十八碳-9-烯酸	油酸	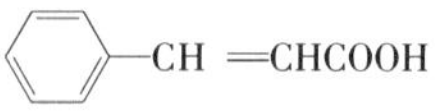	3-苯基丙烯酸	肉桂酸

2. 系统命名法

羧酸的系统命名原则与醛相同，命名时将醛字改为酸字即可。碳链的编号有时也可以用希腊字母表示，即从羧基相邻碳原子开始编号为 α，依次为 β、γ……例如：

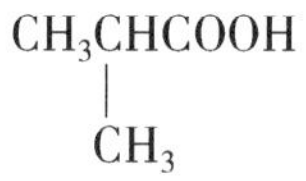

2-甲基丙酸(α-甲基丙酸)

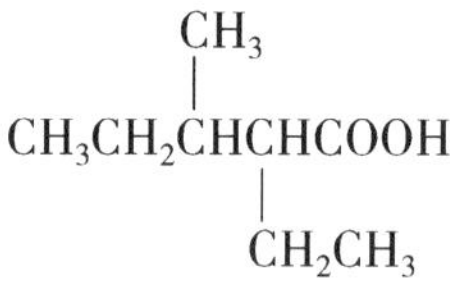

3-甲基-2-乙基戊酸(3-甲基-α-乙基戊酸)

$CH_3CH{=}CHCOOH$

2-丁烯酸

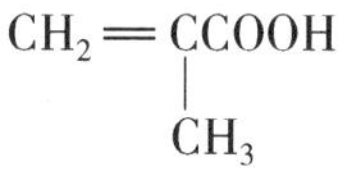

2-甲基丙烯酸

$CH_3(CH_2)_4CH{=}CHCH_2CH{=}CH(CH_2)_7COOH$

9,12-十八碳二烯酸(亚油酸)

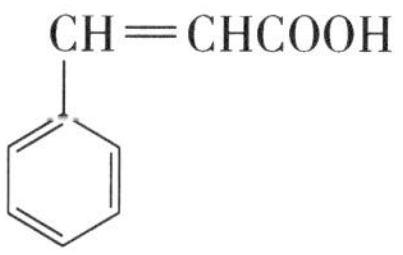

3-苯基丙烯酸(肉桂酸)

二、羧酸的性质

(一) 物理性质

1. 物态

常温常压下，C_1～C_3的羧酸是无色、有刺激性气味的液体；C_4～C_9的羧酸为液体；C_{10}以上的一元羧酸为无色无味的白色固体，脂肪二元羧酸和芳香族羧酸都是白色晶体。

2. 溶解性

羧基是极性较强的亲水基团，其与水分子间的缔合比醇分子与水分子之间的缔合强，所以羧酸的溶解度比相应的醇高。$C_1 \sim C_4$的羧酸可以任意比例与水混溶；C_5以上的羧酸随碳原子数增多，水溶性迅速降低。

3. 沸点

羧酸的沸点比相同碳原子数的醇的沸点高很多，例如甲酸的沸点(100.5℃)比甲醇的沸点(65.0℃)高。这是因为羧基中的羰基氧是氢键中的质子受体，羟基氢则是质子供体，所以羧酸分子间可以形成两个氢键，并通过这两个氢键形成双分子缔合二聚体。

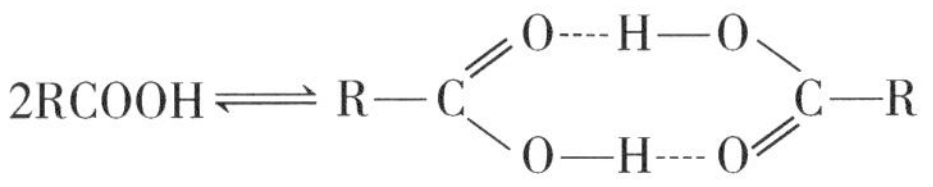

羧酸双分子缔合二聚体

(二) 化学性质

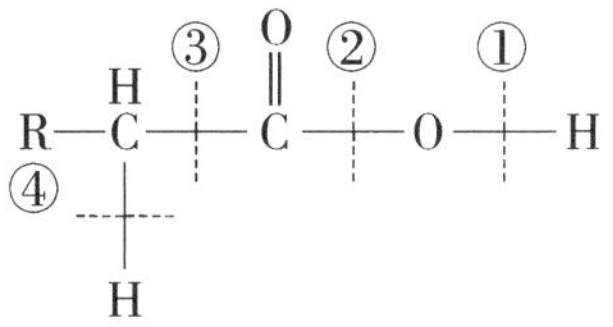

① O—H 键断裂，显酸性；

② C—O 键断裂，羟基被取代；

③ C—C 键断裂，发生脱羧反应；

④ C—H 键断裂，α-氢原子被取代。

1. 酸性

课堂活动

思考与讨论：(1) 食醋可以清除水壶中的少量水垢(主要成分是碳酸钙)，这是利用了乙酸的什么性质？请写出相关反应的化学方程式。

(2) 如何比较乙酸与碳酸、盐酸的酸性强弱？请查阅资料，小组讨论，设计实验方案。

羧酸在水中能解离出 H^+，呈酸性，能使紫色石蕊试纸变红。羧酸可与碳酸氢钠反应生成二氧化碳，说明其酸性比碳酸的酸性强。

$$CH_3COOH+H_2O \rightleftharpoons CH_3COO^-+H_3O^+$$

$$2RCOOH+2Na \longrightarrow 2RCOONa+H_2\uparrow$$

$$RCOOH+NaOH \longrightarrow RCOONa+H_2O$$

$$2RCOOH+Na_2CO_3 \longrightarrow 2RCOONa+CO_2\uparrow+H_2O$$

$$RCOOH+NaHCO_3 \longrightarrow RCOONa+CO_2\uparrow+H_2O$$

羧酸盐具有盐的一般性质，易溶于水，用强无机酸酸化，可以转化为原来的羧酸，这个性质可用于羧酸的鉴别、分离、回收和提纯。

$$RCOONa+HCl \longrightarrow RCOOH+NaCl$$

不同结构的羧酸，其酸性强弱也各不相同，如饱和一元羧酸中，甲酸比其他羧酸的酸性都强。这是因为其他羧酸分子中烷基的供电子诱导效应使酸性减弱。当烷基上的氢原子被卤素原子、羟基、硝基等吸电子基取代后，酸性增强，吸电子基的数目越多，电负性越大，离羧基越近，羧酸的酸性就越强。例如：

酸性强弱：$FCH_2COOH > ClCH_2COOH > BrCH_2COOH > HCOOH > CH_3COOH > CH_3CH_2COOH$

对于芳香族羧酸也有同样的影响。例如：

酸性强弱：

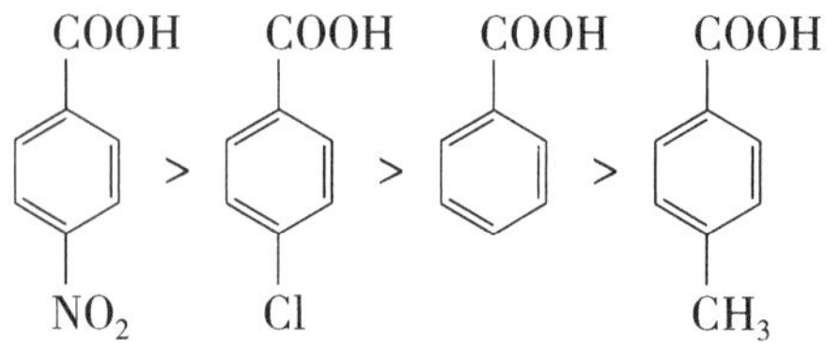

2. 羟基上的取代反应

在一定条件下，羧基中的羟基可以被其他原子或基团取代，生成羧酸衍生物。常见的羧酸衍生物有酯、酰卤、羧酐和酰胺。

(1) 酯的生成：羧酸和醇在强酸(如浓硫酸)的催化作用下发生分子间脱水，生成酯和水的反应即酯化反应。酯化反应为可逆反应，速度很慢，同样条件下，酯和水也可以作用生成相应的羧酸和醇，即酯的水解反应。例如：

$$H_3C-\overset{\overset{\displaystyle O}{\|}}{C}-OH + CH_3CH_2OH \xrightleftharpoons{浓H_2SO_4} H_3C-\overset{\overset{\displaystyle O}{\|}}{C}-OCH_2CH_3 + H_2O$$

在反应过程中一般通过使一种反应物过量或不断移除生成的水来提高酯的产率。

用乙酸与含有同位素^{18}O的乙醇进行酯化反应，发现生成的酯含有^{18}O。这个实验事实说明：在酯化反应中，羧酸分子的酰氧键断裂，羧酸的羟基被醇分子中的烃氧基取代。

$$CH_3-\overset{\overset{\displaystyle O}{\|}}{C}\boxed{-OH + H-}{}^{18}O-CH_2CH_3 \underset{\triangle}{\overset{H_2SO_4}{\rightleftharpoons}} CH_3-\overset{\overset{\displaystyle O}{\|}}{C}-{}^{18}O-CH_2CH_3 + H_2O$$

知识拓展 18

酯化反应在医药中的应用

酯化反应是一类重要的反应，在药物合成中常利用酯化反应将药物转变成前药，以改变药物的生物利用度和稳定性，并克服多种不利因素。如具有降压作用的依那普利那的不良反应少，但口服生物利用度低，因此，将依那普利那做成生物利用度高的酯类前体药物依那普利，后者在体内被肝酯酶水解成活性代谢物依那普利那而发挥作用，临床用其马来酸盐作为长效抗高血压药。

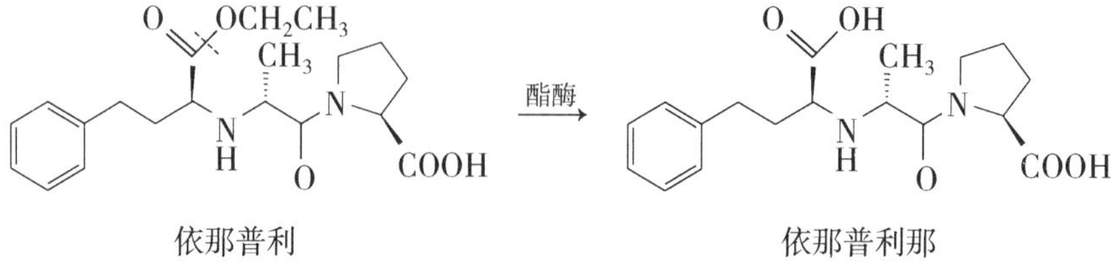

依那普利　　　　依那普利那

（2）酸酐的生成：羧酸在 P_2O_5、浓 H_2SO_4 等脱水剂的作用下或加热条件下，可发生分子间脱水，生成酸酐。例如：

$$RCOOH + R'COOH \xrightarrow[\triangle]{\text{脱水剂}} R-\overset{\overset{\displaystyle O}{\|}}{C}-O-\overset{\overset{\displaystyle O}{\|}}{C}-R' + H_2O$$

（3）生成酰卤：羧基中的羟基被卤素取代的产物称为酰卤，其中最重要的是酰氯。羧酸在三氯化磷（PCl_3）、五氯化磷（PCl_5）、亚硫酰氯（SO_2Cl_2）等氯化物作用下，分子中羟基可以被卤原子取代，生成酰卤。

$$3H_3C-\overset{\overset{\displaystyle O}{\|}}{C}-OH + PCl_3 \longrightarrow 3H_3C-\overset{\overset{\displaystyle O}{\|}}{C}-Cl + H_3PO_3$$

（4）生成酰胺：羧酸与氨（或胺）反应生成铵盐，然后干燥的铵盐高温分解，脱水得到酰胺。例如：

$$H_3C-\overset{\overset{\displaystyle O}{\|}}{C}-OH + NH_3 \longrightarrow H_3C-\overset{\overset{\displaystyle O}{\|}}{C}-ONH_4 \xrightarrow{\triangle} H_3C-\overset{\overset{\displaystyle O}{\|}}{C}-NH_2 + H_2O$$

3. *脱羧反应*

羧酸在加热的条件下脱去羧基并放出 CO_2 的反应称为脱羧反应。饱和一元羧酸对热稳定，一般不发生脱羧反应，但其盐或羧酸中含有吸电子基时受热可以发生脱羧反应。

（1）α-羟基酸在一定条件下可发生脱羧反应，如与酸性高锰酸钾共热，则分解脱水生成醛或酮。

$$\underset{\underset{\displaystyle OH}{|}}{RCHCOOH} \xrightarrow[H^+]{KMnO_4} R-\overset{\overset{\displaystyle O}{\|}}{C}-H + CO_2\uparrow + H_2O$$

$$R-\overset{\overset{\displaystyle O}{\|}}{C}-H \xrightarrow{KMnO_4} RCOOH$$

（2）羧酸与碱石灰（NaOH+CaO）共热，发生脱羧反应，生成烷烃。

$$CH_3COONa + NaOH \xrightarrow[\triangle]{CaO} CH_4\uparrow + Na_2CO_3$$

4. *还原反应*

羧基虽然含有碳氧双键，但由于受羟基的影响，失去了典型羰基的性质，在一般条件下不容易被还原。但是强还原剂氢化铝锂等金属氢化物却能顺利地将羧酸还原为伯醇。

$$RCOOH \xrightarrow[H_3O^+]{LiAlH_4/C_2H_5OC_2H_5} RCH_2OH$$

氢化铝锂是一种具有高度选择性的还原剂，可以还原许多具有羰基结构的化合物，但不能还原碳碳双键和碳碳三键。利用氢化铝锂的这一性质可制备不饱和伯醇。

$$CH_2=CHCH_2COOH \xrightarrow[H^+,\ H_3O^+]{LiAlH_4} CH_2=CHCH_2CH_2OH$$

三、重要的羧酸

（一）甲酸

甲酸，俗称蚁酸，是一种有刺激性气味的无色液体，可与水混溶，易溶于乙醇、乙醚等有机溶剂。具有较强的酸性（$pK_a = 3.76$），是饱和一元羧酸中酸性最强的，并且具有极强的腐蚀性，能刺激皮肤，使用时应避免与皮肤接触。

甲酸是重要的有机化工原料，被广泛用于制取甲酸酯和某些染料；还可作为还原剂、媒染剂和橡胶凝胶剂；甲酸还具有杀菌能力，可作消毒剂和防腐剂。

甲酸的结构比较特殊，既有羧基又有醛基，是一个具有双官能团的化合物。因此，甲酸既有羧酸的一般性质，也有醛的某些性质。例如：

（1）甲酸具有酸性，也较易发生脱水、脱羧反应，当与浓硫酸共热时，则分解成一氧化碳和水：

$$HCOOH \xrightarrow[H_2SO_4]{60\sim80℃} CO + H_2O$$

（2）甲酸具有还原性，不仅可被高锰酸钾等强氧化剂氧化，还可被弱氧化剂（如托伦试剂）氧化。因此可利用银镜反应鉴别甲酸与其他羧酸。

$$HCOOH \xrightarrow{KMnO_4} CO_2 + H_2O$$

$$HCOOH + 2Ag(NH_3)_2OH \longrightarrow 2Ag\downarrow + (NH_4)_2CO_3 + 2NH_3 + H_2O$$

（二）乙二酸（$H_2C_2O_4$）

乙二酸是最简单的二元酸，通常以盐的形式存在于许多植物体内，故俗称草酸。草酸常含有两分子结晶水，是无色片状晶体，易溶于水和乙醇。将其加热至105℃左右时，会失去结晶水变成无水草酸。

乙二酸的酸性比其他二元羧酸强，除了具有羧酸的通性，还具有还原性，能与金属形成配合物。乙二酸可以被高锰酸钾氧化成二氧化碳和水。这一反应是定量进行的，故在分析实验中常用纯乙二酸来标定高锰酸钾溶液的浓度。

$$5H_2C_2O_4 + 2KMnO_4 + 6H^+ \longrightarrow 2Mn^{2+} + 10CO_2 + 8H_2O + 2K^+$$

乙二酸是生产抗菌素和冰片等药物的重要原料。在工业上还常用作还原剂、漂白剂、媒染剂等，也可用来除铁锈或墨渍。因为草酸能和许多金属离子配合，生成可溶性的配合离子，所以还可以用来提取稀有元素。

（三）苯甲酸

苯甲酸是典型的芳香酸，存在于安息香胶及其他一些树脂中，故俗称安息香酸。其纯品为白色鳞片状晶体，能升华，微溶于冷水，能溶于乙醇、乙醚、氯仿等有机溶剂中。苯甲酸具有较强的抑菌、防腐作用，其钠盐是食品和药液中常用的防腐剂。

（四）水杨酸

水杨酸学名邻羟基苯甲酸，存在于柳树皮、水杨树皮及其他许多植物中，故俗称柳酸。水杨酸是白色针状晶体，稍溶于水，易溶于乙醇和乙醚。

水杨酸分子中含有酚羟基和羧基，因此它具有酚和羧酸的一般性质，如易氧化，遇氯化铁呈紫色，水溶液显酸性，能成盐、成酯等。

水杨酸具有消毒、防腐、解热、镇痛和抗风湿的作用，其许多衍生物都是重要的药物，例如解热镇痛兼抗风湿作用药阿司匹林、抗结核病药对氨基水杨酸等。

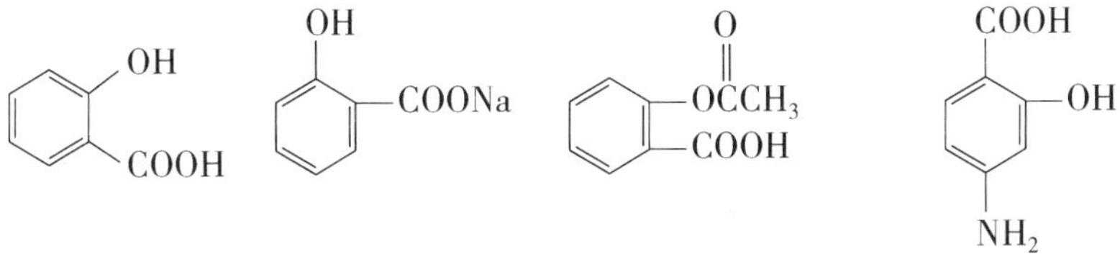

水杨酸　　水杨酸钠　　乙酰水杨酸(阿司匹林)　　对氨基水杨酸

第二节　羧酸衍生物

羧酸分子中羧基上的羟基被其他原子或基团取代生成的产物称为羧酸衍生物，主要有酰卤、酸酐、酯、酰胺等。这些有机物分子结构中均含有酰基，因而也被称为酰基化合物，可用通式 $R-\overset{\overset{O}{\|}}{C}-L$ 来表示。

$$R-\overset{\overset{O}{\|}}{C}-X \qquad R-\overset{\overset{O}{\|}}{C}-NH_2 \qquad R-\overset{\overset{O}{\|}}{C}-O-R' \qquad R-\overset{\overset{O}{\|}}{C}-O-O-\overset{\overset{O}{\|}}{C}-R'$$

酰卤　　酰胺　　酯　　酸酐

酰基是羧酸分子去掉羟基后剩余的基团，而酰基的命名则是将相应羧酸的名称“某酸”改为“某酰基”。例如：

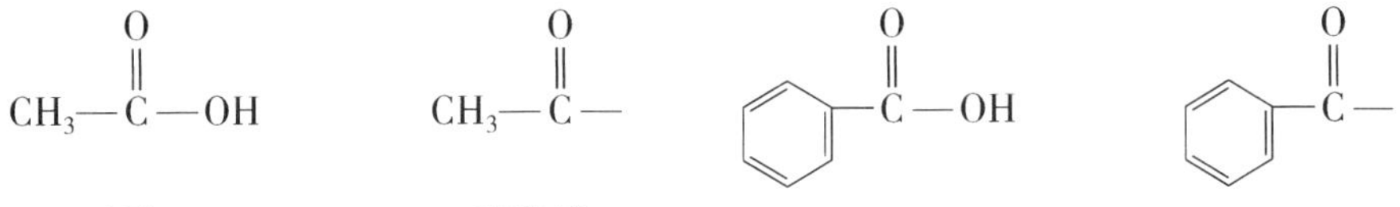

乙酸　　乙酰基　　苯甲酸　　苯甲酰基

一、羧酸衍生物的命名

（一）酰卤和酰胺

酰卤和酰胺的命名就是在酰基名称后加上卤素原子或胺的名称。例如：

$$H_3CCH_2-\overset{\overset{O}{\|}}{C}-Cl \qquad H_3CCH_2CH_2-\overset{\overset{O}{\|}}{C}-Br \qquad H_3CCH_2-\overset{\overset{O}{\|}}{C}-NH_2$$

丙酰氯　　丁酰溴　　丙酰胺

两个酰基与一个氮原子相连的酰胺称为酰亚胺；环状酰胺称为内酰胺，青霉素类及头孢菌素类抗生素均含有 β-内酰胺结构。

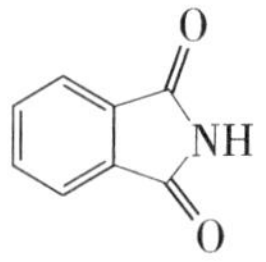

1,2-苯二甲酰亚胺

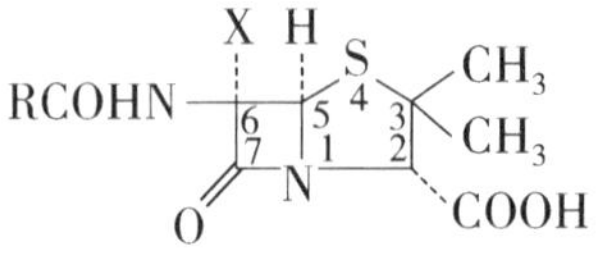

青霉素类

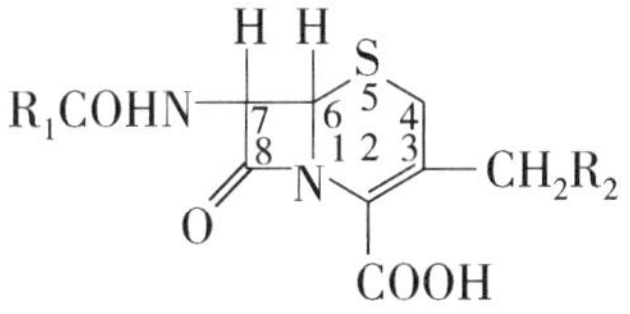

头孢菌素类

若酰胺分子中的氮原子上连有取代基，则在取代基名称前加“*N*”标出。例如：

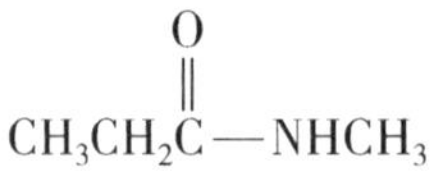

N-甲基丙酰胺

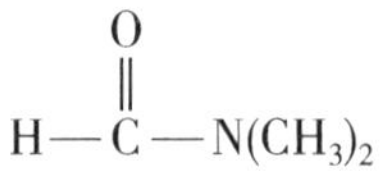

N,*N*-二甲基甲酰胺

（二）酯

酯的命名是根据其水解生成的羧酸和醇的名称来的，羧酸的名称在前，醇的名称在后，但须将“醇”改为“酯”，称为“某酸某酯”。例如：

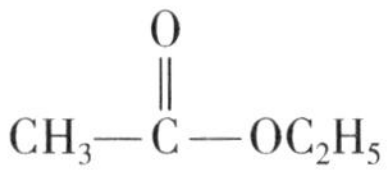

乙酸乙酯

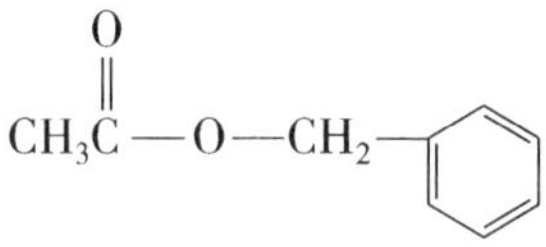

乙酸苯甲酯

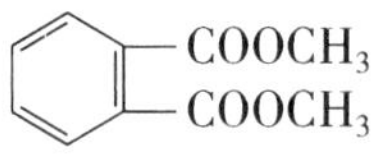

邻苯二甲酸二甲酯

（三）酸酐

酸酐是羧酸脱水的产物，也可以看成是一个氧原子连接两个酰基所形成的化合物。根据脱水的两个羧酸分子是否相同，可将酸酐分为单（酸）酐和混（酸）酐。酸酐的命名是在相应的羧酸名称后加上“酐”字，单酐直接在羧酸的后面加“酐”字即可，称为“某酸酐”；命名混酐时，小分子的羧酸在前，大分子的羧酸在后；如有芳香酸时，则芳香酸在前，称为“某某酸酐”。例如：

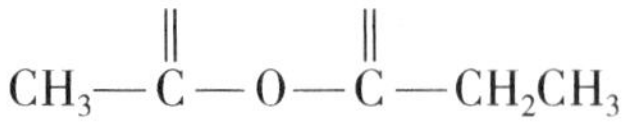

乙(酸)丙酸酐

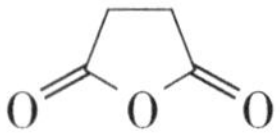

丁二酸酐

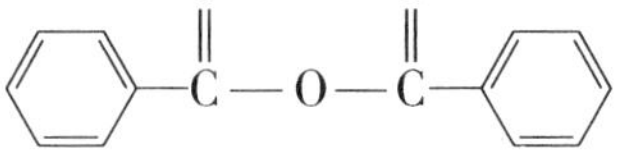

苯甲酸酐

二、羧酸衍生物的性质

（一）物理性质

（1）低级酰氯大多数是有强烈刺激性气味的无色液体。高级酰氯为白色固体，沸点比相应的羧酸低，这是因为酰氯分子间不形成氢键。酰氯不溶于水，易溶于有机溶剂，低级酰氯遇水水解。

（2）低级酸酐是具有刺激性气味的无色液体，高级酸酐为无色无味的固体。酸酐的沸点比相对分子质量相近的羧酸低。酸酐难溶于水而溶于有机溶剂。

（3）酯在自然界中广泛存在，许多花果的香味都是由它们引起的，所以在化妆品及食品工业中大量使用酯来配制各种香精。低级酯是具有水果香味的无色液体，高级酯多为蜡状固体。酯的沸点比相对分子质量相近的醇和羧酸都低。除低级酯（C_3 ~ C_5）微溶于水外，其他酯都不溶于水，但易溶于乙醇、乙醚等有机溶剂，有些酯本身也是优良的有机溶剂，例如油漆工业中常用的“香蕉水”就是由乙酸乙酯、乙酸异戊酯和某些酮、醇、醚及芳烃等配制而成的。

（4）除甲酰胺为液态外，其他酰胺均为无色晶体。低级酰胺能溶于水，随酰胺的相对分子质量的增大，其溶解性逐渐降低。酰胺的沸点比相对分子质量相近的羧酸沸点高，这是因为酰胺分子间的缔合作用较强。相对分子质量相近的羧酸及其衍生物的沸点高低顺序为：酰胺>羧酸>酸酐>酯>酰氯。

（二）化学性质

羧酸衍生物分子中均含有酰基，而且与酰基相连的都是吸电子基团，所以它们的性质很相似。主要表现为带部分正电荷的羰基碳原子易受亲核试剂的进攻，发生水解、醇解、氨解等反应；受羰基的影响，α-H 表现为酸性；羧酸衍生物的羰基也能发生还原反应。

1. 水解、醇解和氨解

（1）水解反应：羧酸衍生物能发生水解反应（羧酸衍生物的酰基与水的羟基结合）生成羧酸。例如：

$$H_3CCH_2-\overset{\overset{\displaystyle O}{\|}}{C}-Cl + H_2O \longrightarrow H_3CCH_2-\overset{\overset{\displaystyle O}{\|}}{C}-OH + HCl$$

$$H_3CCH_2-\overset{\overset{\displaystyle O}{\|}}{C}-O-\overset{\overset{\displaystyle O}{\|}}{C}-CH_2CH_3 + H_2O \xrightarrow{\triangle} 2H_3CCH_2-\overset{\overset{\displaystyle O}{\|}}{C}-OH$$

$$H_3CCH_2-\overset{\overset{\displaystyle O}{\|}}{C}-OCH_3 + H_2O \xrightarrow[\text{或}OH^-,\ \triangle]{H^+} H_3CCH_2-\overset{\overset{\displaystyle O}{\|}}{C}-OH + CH_3OH$$

$$H_3CCH_2-\overset{\overset{\displaystyle O}{\|}}{C}-NH_2 + H_2O \xrightarrow{\text{回流}} \begin{cases} \xrightarrow{H^+} H_3CCH_2-\overset{\overset{\displaystyle O}{\|}}{C}-OH + NH_4Cl \\ \xrightarrow{OH^-} H_3CCH_2-\overset{\overset{\displaystyle O}{\|}}{C}-O^- + NH_3\uparrow \end{cases}$$

（2）醇解反应：羧酸衍生物的醇解与水解反应相似，即羧酸衍生物的酰基与醇中的烷氧基结合成酯。例如：

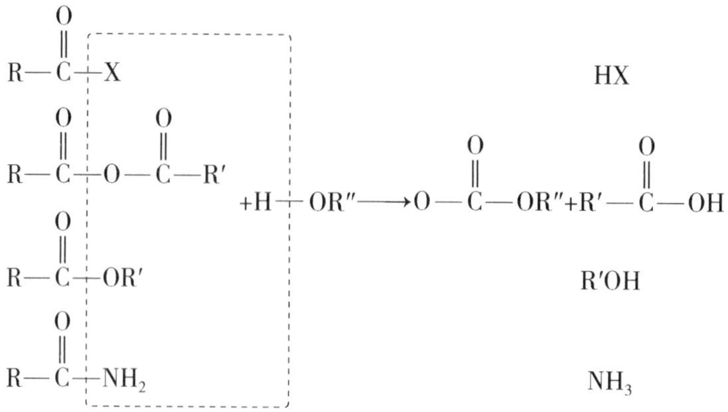

酯的醇解反应可生成新的酯，这个反应称为酯的交换，酯的交换反应可用于制备一些高级酯或一般难以直接用酯化反应合成的酯，也常用于药物及其中间体的合成。例如：

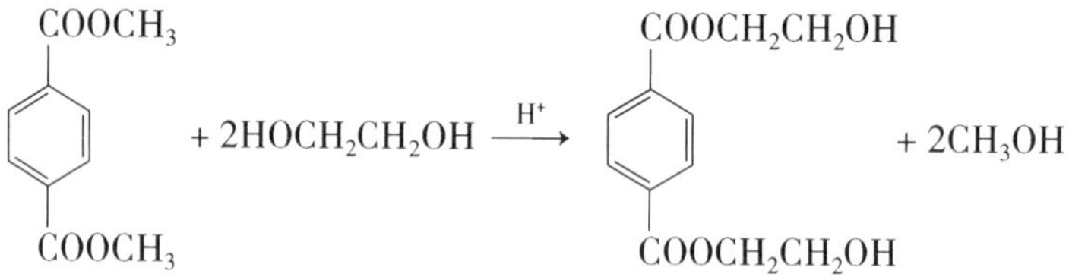

(3) 氨解反应：羧酸衍生物能与氨(或胺)作用生成酰胺，这是制备酰胺的常用方法。如：

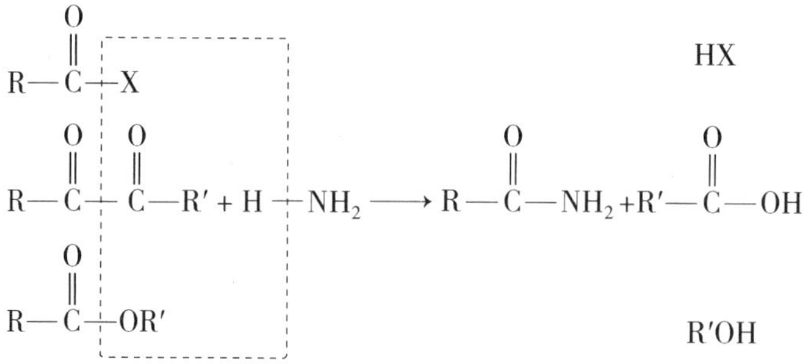

水解反应、醇解反应和氨解反应都相当于在水、醇、氨中引入酰基，是分子中的活泼氢原子被酰基取代的反应，像这样在分子中引入酰基的反应称为酰基化反应。

知识拓展 19

放射性同位素在医药上的应用

醇和氨(或胺)的酰化反应在有机化学和新药设计中有着重要的意义，可用于制备前体药物；或增加药物的脂溶性，以改善体内吸收；或延长作用时间；或降低毒性，提高疗效等。例如：大环内酯类抗生素红霉素味苦、不耐酸，口服易被胃酸破坏，因此将其做成红霉素的酯类前药如依托红霉素、琥乙红霉素等，稳定性提高，口服后遇酯酶分解为红霉素而发挥作用。

2. 还原反应

羧酸衍生物可以被 $LiAlH_4$ 等还原剂还原，酰氯、酸酐、酯被还原成相应的醇，酰胺被还原成胺。

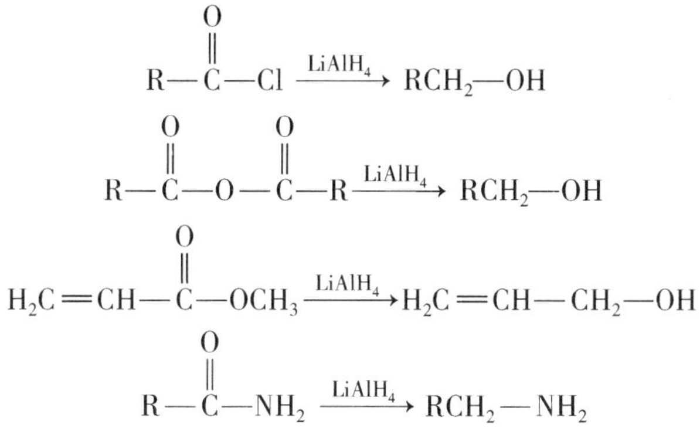

三、重要的羧酸衍生物

（一）乙酰氯（$CH_3-\overset{O}{\overset{\|}{C}}-Cl$）

乙酰氯为无色、有刺激性气味的发烟液体，能与乙醚、氯仿、冰醋酸、苯和汽油混溶，室温下能被空气中的湿气分解，所以要密封保存。乙酰氯是重要的乙酰化试剂，常用于有机化合物、染料及药品的生产。

（二）乙酸酐（$CH_3-\overset{O}{\overset{\|}{C}}-O-\overset{O}{\overset{\|}{C}}-CH_3$）

乙酸酐又名醋(酸)酐，为无色、有醋酸气味的液体，溶于乙醚、苯和氯仿，微溶于水，并逐渐水解成醋酸。乙酸酐是一种优良的溶剂，也是重要的乙酰化试剂，可用于制造纤维素乙酸酯、乙酸塑料等；在医药工业中用于制造咖啡因和阿司匹林等；还可用于染料、香料工业的生产。

（三）邻苯二甲酸酐（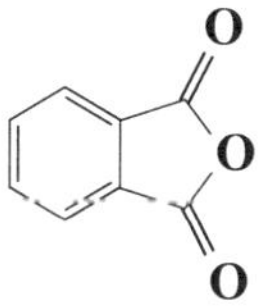）

邻苯二甲酸酐俗称苯酐，为白色针状晶体，易升华，溶于沸水可被水解成邻苯二甲酸。苯酐广泛用于制造染料、药物、树脂、增塑剂等。

苯酐与苯酚在浓硫酸等脱水剂作用下，可发生缩合反应生成酚酞。酚酞是白色晶体，不溶于水，易溶于乙醇，是常用的酸碱指示剂，在医药上可用作缓泻剂。

（四）乙酸乙酯（$CH_3-\overset{O}{\overset{\|}{C}}-O-CH_2-CH_3$）

乙酸乙酯为无色、可燃性液体，有水果香味，微溶于水，溶于乙醇、乙醚和氯仿等有机溶剂。乙酸乙酯广泛用于工业溶剂、涂料、黏合剂等，也是制药工业和有机合成的重要原料。

（五）碳酰胺（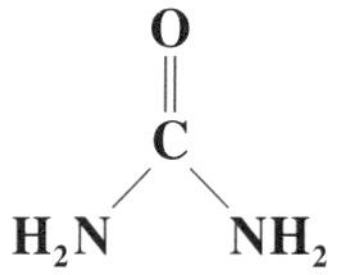）

碳酰胺也称尿素或脲，是白色晶体，易溶于水和乙醇，但不溶于乙醚。

尿素具有双酰胺的结构，所以与酰胺具有相似的化学性质，但由于分子中两个氨基连在同一个羰基上，因此又具有一些特性。

1. 成盐

尿素呈弱碱性，能与强酸作用生成盐。例如：

$$\underset{\text{尿素}}{H_2N-\overset{\overset{\large O}{\|}}{C}-NH_2} + HNO_3 \longrightarrow \underset{\text{硝酸脲}}{H_2N-\overset{\overset{\large O}{\|}}{C}-NH_2 \cdot HNO_3}$$

生成的硝酸脲不溶于硝酸和水，利用这一特性可从尿液中提取尿素。

2. 缩合

将尿素缓慢加热，两分子尿素可脱去一分子氨生成缩二脲。

$$H_2N-\overset{\overset{\large O}{\|}}{C}-NH_2 + H-HN-\overset{\overset{\large O}{\|}}{C}-NH_2 \xrightarrow[\triangle]{} \underset{\text{缩二脲}}{H_2N-\overset{\overset{\large O}{\|}}{C}-NH-\overset{\overset{\large O}{\|}}{C}-NH_2} + NH_3\uparrow$$

在缩二脲的碱性溶液中，滴加少量的稀硫酸铜溶液，溶液呈现紫红色，这个显色反应称为缩二脲反应。凡是分子中含有两个或两个以上酰胺键结构的有机化合物，如多肽、蛋白质等，都可以发生缩二脲反应。该性质常用于有机分析和药物分析鉴定。

目标检测九

一、选择题

1. 下列酸中属于不饱和脂肪酸的是(　　)。

A. 甲酸　　B. 草酸　　C. 硬脂酸　　D. 油酸

2. 下列化合物中，能与托伦试剂发生银镜反应的是(　　)。

A. 甲酸　　B. 乙酸　　C. 乙酸甲酯　　D. 乙酸乙酯

3. 乙酸的俗称是(　　)。

A. 蚁酸　　B. 醋酸　　C. 乳酸　　D. 水杨酸

4. 下列化合物中，酸性最强的是(　　)。

A. 乙二酸　　B. 乙醇　　C. 乙酸　　D. 乙醛

5. 下列化合物中，属于芳香羧酸的是(　　)。

A. 甲酸　　B. 乙酸　　C. 乙二酸　　D. 苯甲酸

6. 下列羧酸中，酸性最强的是(　　)。

A. 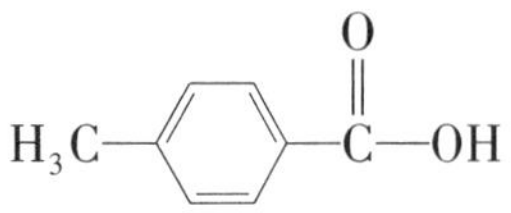

B. 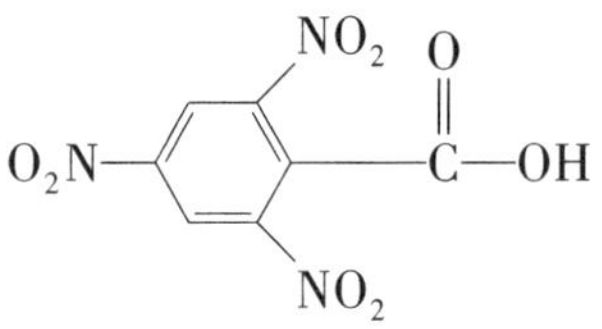

C. 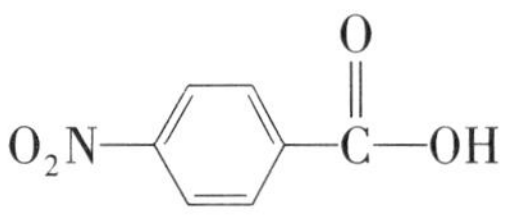

D. 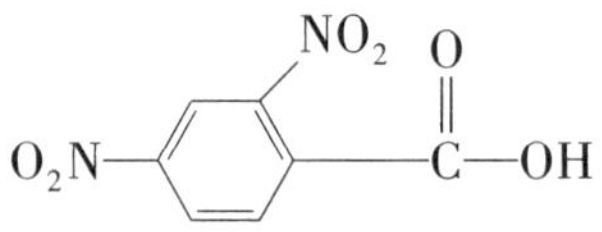

7. 下列物质中，既能使高锰酸钾溶液褪色，又能使溴水褪色，还能与 NaOH 发生中和反应的物质是(　　)。

A. $CH_2=CHCOOH$　　B. $C_6H_5CH_3$

C. C_6H_5COOH　　D. CH_3COOH

8. 胆固醇是人体必需的生物活性物质，分子式为 $C_{27}H_{46}O$，一种胆固醇酯是液晶材料，分子式为 $C_{34}H_{50}O_2$，生成这种胆固醇酯的羧酸是(　　)。

A. $C_6H_{13}COOH$　　B. C_6H_5COOH　　C. $C_7H_{15}COOH$　　D. $C_6H_5CH_2COOH$

9. 某有机物的结构简式是 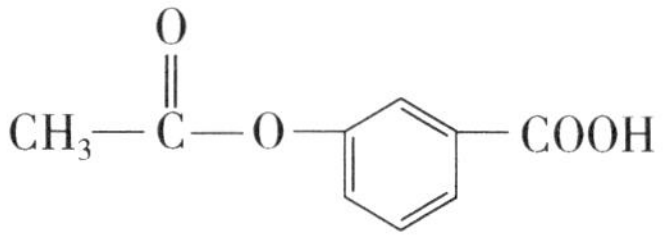，关于它的性质描述正确的是(　　)。

① 能发生加成反应　　② 能溶解于 NaOH 溶液中，且消耗 NaOH 3mol

③ 能水解生成两种酸　　④ 不能使溴水褪色

⑤ 能发生酯化反应　　⑥ 有酸性

A. 仅①②③　　B. 仅②③⑤　　C. 仅⑥　　D. ①②③④⑤⑥

10. 乙酸是生活中常见的一种有机物，下列关于乙酸的说法中正确的是(　　)。

A. 乙酸的官能团为—OH

B. 乙酸的酸性比碳酸弱

C. 乙酸能够与氢氧化钠反应得到乙酸钠

D. 乙酸能使石蕊溶液变蓝

11. 乙酸乙酯在 KOH 溶液催化下水解得到的产物是(　　)。

A. 乙酸和乙醇　　B. 乙酸钾和乙醇　　C. 甲酸和乙醇　　D. 乙酸和甲醇

12. 脲的俗称是(　　)。

A. 阿司匹林　　B. 巴比妥酸　　C. 石炭酸　　D. 尿素

13. 下列有机物的命名正确的是(　　)。

A. $CH_3CH_2CH_2OH$：2-甲基-1-丙醇　　B. CH_2BrCH_2Br：1，1-二溴乙烷

C. $(CH_3)_2C=CH_2$：2-甲基丙烯　　D. $CH_3COOCH_2CH_2OOCCH_3$：乙二酸乙二酯

14. 乙酸乙酯和(　　)互为同分异构体。

A. 乙醚　　B. 丁醚　　C. 丁酸　　D. 环丁烷

15. 乙酸和甲酸甲酯的关系为(　　)。

A. 位置异构　　B. 碳链异构　　C. 官能团异构　　D. 互变异构

二、思考并完成问题

苹果酸是一种常见的有机酸，其结构简式为：$HOOCCH(OH)CH_2CH_2COOH$

1. 苹果酸分子中所含官能团的名称是________________________。

2. 苹果酸不可能发生的反应有(选填序号)____________________。

① 加成反应　② 酯化反应　③ 加聚反应　④ 氧化反应　⑤ 消去反应　⑥ 取代反应

3. 物质 A($C_4H_5O_4Br$)在一定条件下可发生水解反应，得到苹果酸和溴化氢。由 A 制取苹果酸的化学方程式是：______________________________。

三、用系统命名法命名下列化合物

(1) 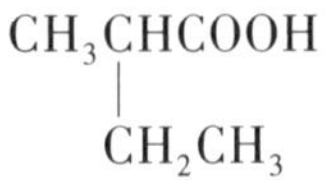

(2) 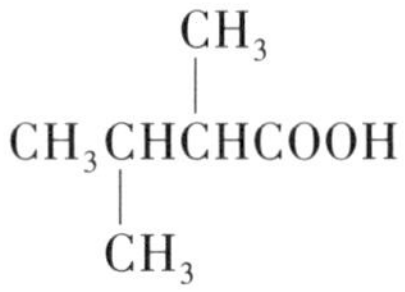

(3) 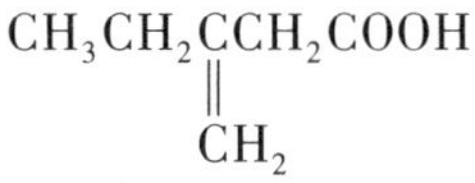

(4) $CH_2{=}CHCH_2COOH$

(5) $HOOC(CH_2)_5COOH$

(6) 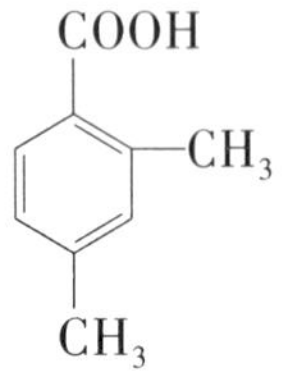

(7) 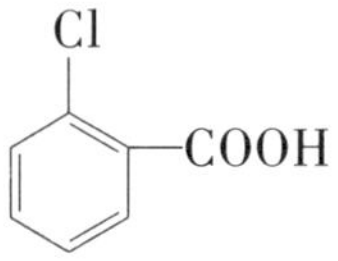

四、写出下列羧酸衍生物的结构简式

1. 乙酸乙酯　2. 乙酸　3. 苯甲酰胺　4. 乙酰胺

5. 苯甲酸甲酯　6. 丙酰氯　7. 脲　8. 邻苯二甲酸

9. 邻苯二甲酸二甲酯　10. 水杨酸

第十章　氨基酸和蛋白质

蛋白质是构成细胞的基本物质，存在于各类生物体内，是生命活动的物质基础，一切重要的生命现象都与蛋白质密切相关。蛋白质是一类非常复杂的天然有机高分子物质，由碳、氢、氧、氮、硫等元素组成。蛋白质在酸、碱或酶的作用下能发生水解，生成多肽，多肽进一步水解，最终生成氨基酸。

第一节　氨基酸

氨基酸是构成蛋白质的基本单元，从结构上看，氨基酸是羧酸分子中烃基上的氢原子被氨基取代的产物。氨基酸分子中都含有氨基（—NH_2）和羧基两种官能团。

一、氨基酸的分类和命名

（一）氨基酸的分类

（1）根据氨基和羧基的相对位置不同，氨基酸可分为 α-氨基酸、β-氨基酸和 γ-氨基酸等。例如：

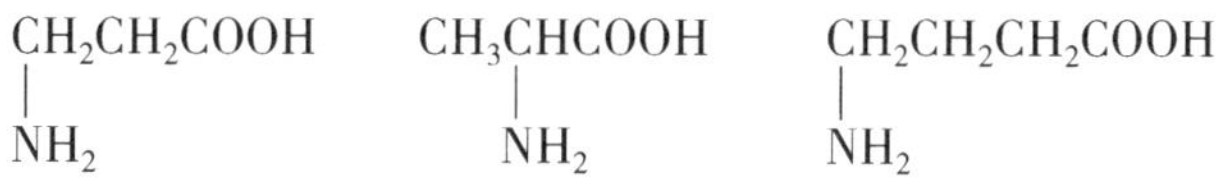

β-氨基丙酸　　α-氨基丙酸　　γ-氨基丁酸

人体从食物中摄取的蛋白质在消化道内酶的作用下，经过水解反应生成各种氨基酸。氨基酸被吸收后可结合成人体所需要的各种蛋白质。自然界已发现的天然氨基酸有 300 余种，其中由蛋白质水解得到的氨基酸只有 20 余种，且几乎都是 α-氨基酸，它们在化学结构上的共同特征是氨基连接在 α-碳原子上（脯氨酸除外，它是 α-亚氨基酸）。本节主要讨论 α-氨基酸，其结构通式为：

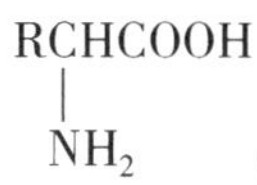

（式中，R 代表基团，R 不同就形成不同的 α-氨基酸。）

（2）根据分子中氨基和羧基的相对数目不同，氨基酸可分为酸性氨基酸（氨基的数目小于羧基的数目）、中性氨基酸（氨基和羧基的数目相等）和碱性氨基酸（氨基的数目大于羧基的数目）。例如：

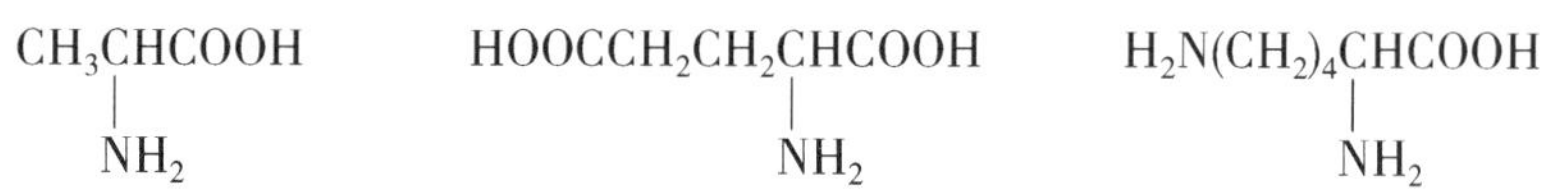

丙氨酸(中性氨基酸)　　谷氨酸(酸性氨基酸)　　赖氨酸(碱性氨基酸)

（二）氨基酸的命名

氨基酸的系统命名法是以羧基为母体，氨基为取代基。天然 α-氨基酸通常使用俗名，即根据其来源或性质命名。例如，甘氨酸是微甜味的；丝氨酸最初是从蚕丝中得到的；天冬氨酸是从天冬的幼苗中发现的。

课堂活动

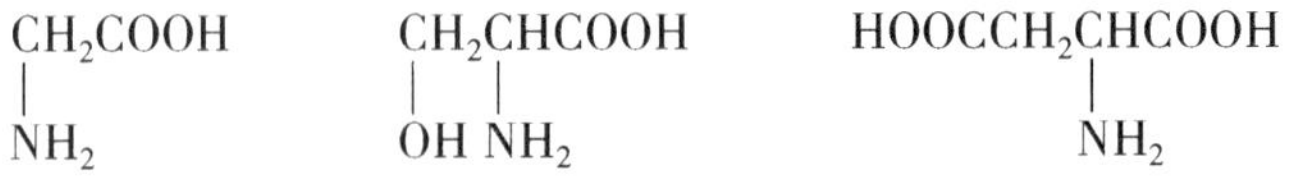

甘氨酸　　丝氨酸　　天冬氨酸

思考：根据你学过的有机物的命名方法，用系统命名法给上面三种氨基酸命名。

二、氨基酸的性质

氨基酸易溶于水和其他极性溶剂，不溶于乙醚、苯等非极性溶剂。α-氨基酸都是无色的晶体，熔点一般都较高。

氨基酸分子中既含有碱性的氨基，又含有酸性的羧基，故具有羧基和氨基的典型性质。

（一）羧基的反应

与羧酸相似，氨基酸能与醇反应生成相应的酯。

（二）氨基的反应

与胺相似，氨基酸能与酰氯或酸反应生成相应的酰胺。

（三）酸碱两性

因为氨基酸既具有酸性，又具有碱性，因此，它既能与酸反应成盐，又能与碱反应成盐。

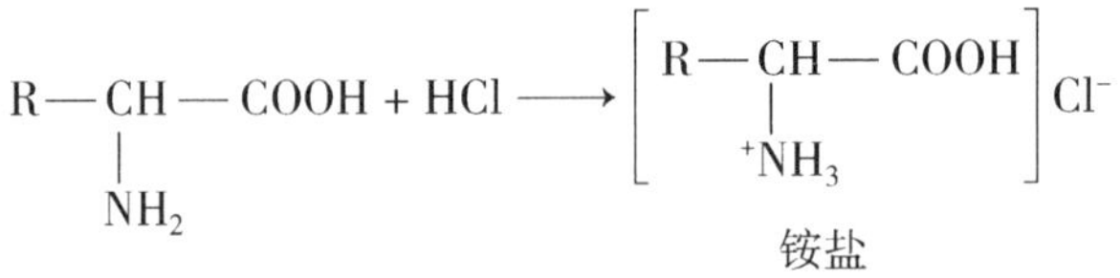

铵盐

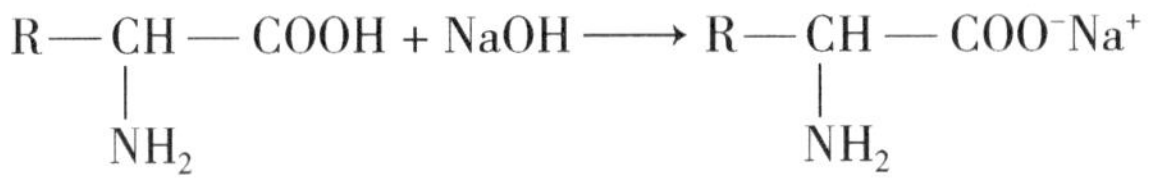

羧酸盐

（四）缩合反应

一个 α-氨基酸分子的羧基与另一个 α-氨基酸分子的氨基在酸或碱存在下加热，脱去一分子水所形成的酰胺键称为肽键，生成的化合物称为肽。由两个氨基酸分子脱水缩合后形成的含有一个肽键的化合物称为二肽；由三个或三个以上氨基酸分子脱水缩合而成的含多个肽键的化合物称为多肽。

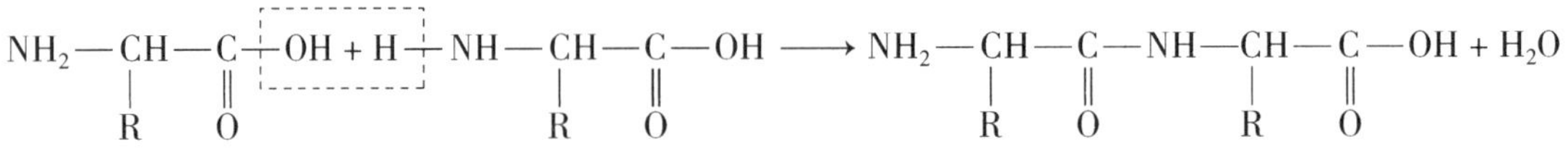

注：肽的分类是根据形成分子时氨基酸的个数而定的，而不是指分子中肽键的个数。

课堂活动

思考与讨论：判断该化合物含有肽键的数目，在分类上属于几肽化合物？

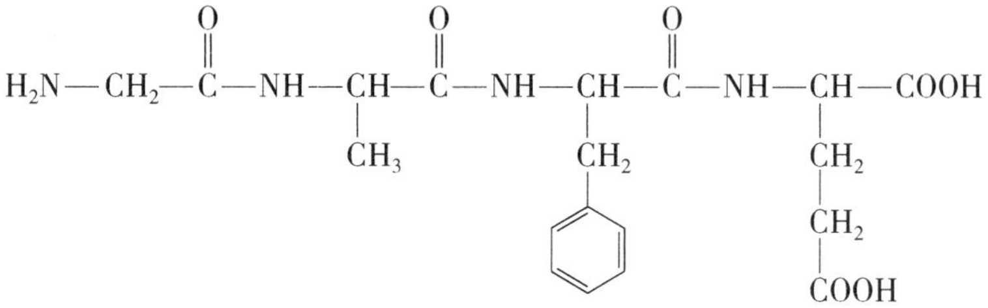

（五）与茚三酮的反应

α-氨基酸与水合茚三酮溶液共热时，经过一系列反应，最终生成蓝紫色化合物(脯氨酸与茚三酮的反应产物呈黄色)。这个反应非常灵敏，是鉴别 α-氨基酸最快速、最简单的方法。

第二节　蛋白质

蛋白质是由 α-氨基酸分子按一定的顺序，以肽键连接起来的生物大分子，分子中通常含有 50 个以上的肽键，相对分子质量一般在 10000 以上，有的高达数千万，属于天然有机高分子化合物。

一、蛋白质的元素组成及分类

虽然蛋白质的结构复杂、种类繁多，但组成蛋白质的元素却基本相同。一般蛋白质主要由碳、氢、氧、氮、硫等元素组成，有些蛋白质还含有磷、碘、铁、锰、锌等元素。大多数生物体内的蛋白质含氮量接近 16%，即 1 份氮素相当于 6.25 份蛋白质，此数值(6.25)称为蛋白质系数，通过对生物样品中含氮量的测定可推算出该样品中蛋白质的含量，即蛋白质含量为样品中含氮质量×6.25。

知识拓展 20

三聚氰胺为何被不法分子添加到奶制品中？

食品工业中常常需要检查蛋白质含量，但是直接测量蛋白质含量在技术上比较复杂，成本也比较高，不适合大范围推广，所以常常使用一种叫作“凯氏定氮法”(GB 5009.5—2016 第一法)的方法，通过食品中氮原子的含量来间接推算蛋白质的含量。由于三聚氰胺分子中含氮原子比较多，曾被不法分子利用，添加到奶制品中，以此提高检测时食品中蛋白质数值。

三聚氰胺(三嗪-2,4,6-三胺)，是一种三嗪类含氮杂环有机化合物，被用作化工原料。对身体有害，不可用于食品加工或食品添加物。人类长期食用含有三聚氰胺的奶粉，会影响肾脏等内脏器官的功能，对泌尿系统和生殖系统造成损伤，还会导致肾结石和膀胱结石等。曾震惊全国的“三鹿奶粉”就使数十万婴幼儿受害。

蛋白质结构复杂，只能根据分子形状、化学组成、生理作用等进行分类。

（一）按分子形状分类

1. 纤维蛋白

分子为细长形，不溶于水，如肌肉中的肌球蛋白。

2. 球蛋白

分子呈球形或椭球形，一般能溶于水或含有酸、碱、盐、乙醇的水溶液，如红细胞中的血红蛋白。

（二）按化学组成分类

1. 单纯蛋白

单纯由氨基酸通过肽键结合而成，其水解的最终产物都是α-氨基酸，如白蛋白、球蛋白。

2. 结合蛋白

由单纯蛋白质和非蛋白部分结合而成，其中非蛋白部分称为辅基，如核酸、脂肪、糖、色素等，所以结合蛋白又称复合蛋白，如核蛋白是由蛋白质与核酸结合而成的。

（三）按生理作用分类

1. 酶蛋白

酶是活细胞产生的一类具有生物催化作用的有机物，绝大多数的酶是蛋白质。生物体在蛋白质生物催化剂的作用下进行着成千上万种化学反应，这些反应速度很快，往往是体外速度的几百倍甚至上千倍。

2. 运载蛋白

生物的细胞膜上含有各种各样的运载蛋白质，它们在生物的物质代谢中起着重要的作用。动物中氧气的运输是靠血液中的血红色素，对于高等哺乳动物来说就是血红蛋白。

3. 结构蛋白

构成细胞和生物体结构的蛋白质称为结构蛋白，包括细胞膜、细胞核、质体、线粒体、核糖体、内膜系统等，它们在结构上都含有大量由蛋白质组成的亚基，形成了细胞的框架结构。

4. 抗体蛋白

机体受抗原刺激后产生的，并且能与该抗原发生特异性结合的具有免疫功能的球蛋白。主要分布于血清中，也分布于组织液等细胞外液中。

5. 激素

某些蛋白质是激素，具有一定的调节功能，如胰岛素调节糖代谢。

二、蛋白质的性质

蛋白质分子中存在着游离的氨基和羧基，因此，蛋白质具有一些与氨基酸相似的性质，但是，由于蛋白质是高分子化合物，所以理化性质又与氨基酸有所不同。

（一）胶体性质

蛋白质常常具有较大的相对分子质量，其颗粒已达胶体颗粒的范围（1～100nm），所以蛋白质溶液具有亲水胶体溶液的性质，如扩散运动慢、不能透过半透膜等。可以利用半透膜来分离纯化蛋白质，这种方法称为透析。

（二）两性

与氨基酸类似，蛋白质也是两性物质。

（三）盐析

向某些蛋白质溶液中加入无机盐（如硫酸铵、氯化钠、硫酸镁等），可以降低蛋白质的溶解度，使蛋白质从溶液中析出，此过程称为盐析。盐析为可逆过程，盐析的蛋白质不会变性，所以常用于分离天然蛋白质。

在含有多种蛋白质的溶液中，各种蛋白质盐析时所需的盐浓度及 pH 值不同，故可用于混合蛋白质组分的分离。例如用半饱和的硫酸铵来沉淀出血清中的球蛋白，饱和硫酸铵可以使血清中的白蛋白、球蛋白都沉淀出来，盐析沉淀的蛋白质，经透析除盐，仍保证蛋白质的活性。

（四）变性

蛋白质受热、紫外线、X 射线及某些化学试剂（如酸、碱、重金属盐等）作用时，自身结构状态会遭到破坏，引起蛋白质理化性质改变，并导致其生理活性丧失，这种现象称为蛋白质变性。蛋白质的变性一般是不可逆的，因此，采用高温的方式来灭菌，蛋清、牛奶用作重金属中毒的解毒剂是利用了蛋白质的变性反应。此外，防止蛋白质变性也是有效保存蛋白质制剂（如疫苗等）的必要条件。

（五）水解

蛋白质在酸性、碱性、酶等条件下能发生水解，蛋白质水解的中间过程中可生成多肽，但水解的最终产物都是氨基酸。蛋白质水解生成的氨基酸有 20 余种，天然蛋白质水解的最终产物都是 α-氨基酸。

（六）显色反应

蛋白质的显色反应可用于蛋白质的鉴别：

（1）蛋白质与水合茚三酮溶液共热，生成蓝紫色化合物。

（2）在强碱性溶液中，蛋白质和稀硫酸铜溶液作用，可使溶液呈红紫色，此反应称为缩二脲反应。

（3）某些含有苯环的 α-氨基酸构成蛋白质后，仍保持苯环的性质，遇浓硝酸会呈现黄色，该反应称为黄蛋白反应。

（4）蛋白质分子中含有酪氨酸残基时，在其溶液中加入米伦试剂（硝酸汞和亚硝酸汞的硝酸溶液）即产生白色沉淀，再加热则变成暗红色，该反应称为米伦反应，它是酪氨酸及其衍生物分子中酚基特有的反应。

目标检测十

一、选择题

1. 氨基酸不能发生的反应是（　　）。

A. 酯化反应　　B. 与碱的中和反应　　C. 成肽反应　　D. 水解反应

2. 下列关于酶的叙述中，不正确的是（　　）。

A. 酶是一种糖类物质　　B. 酶是一种蛋白质

C. 酶是生物体内产生的催化剂　　D. 酶受到高温或重金属盐作用时会变性

3. 下列有关蛋白质的说法中，不正确的是(　　)。

A. 蛋白质为天然高分子化合物，均不溶于水

B. 有些蛋白质遇浓硝酸会变黄色

C. 误食重金属盐，可饮用大量牛奶或鸡蛋清缓解

D. 可用灼烧法鉴别羊毛织品和化纤织品

4. 下列关于蛋白质的说法中，正确的是(　　)。

A. 蛋白质和糖类都属于天然有机高分子化合物

B. 牛奶中蛋白质的含量可通过勾兑三聚氰胺来提高

C. 甲醛、酒精或小苏打溶液均能使蛋白质变性

D. 可以采用多次盐析或渗析的方法来分离、提纯蛋白质

5. 形成蛋白质的氨基酸分子之间以(　　)相连接。

A. 肽键　　B. 酯键　　C. 氢键　　D. 二硫键

6. 鸡蛋煮熟了，蛋白质发生了(　　)。

A. 盐析　　B. 变性　　C. 水解　　D. 显色

7. 下列有关蛋白质的叙述中，正确的是(　　)。

A. 通过盐析作用析出的蛋白质再难溶于水

B. 蛋白质不能发生丁达尔现象

C. 蛋白质溶液中的蛋白质能透过半透膜

D. 天然蛋白质水解的最后产物都是α-氨基酸

8. 诗句“春蚕到死丝方尽，蜡炬成灰泪始干”中的“丝”和“泪”分别是(　　)。

A. 纤维素、脂肪　　B. 蛋白质、高级烃　　C. 淀粉、油脂　　D. 蛋白质、硬化油

9. 由甘氨酸(H_2NCH_2COOH)和苯丙氨酸(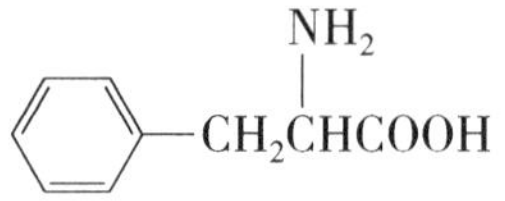)组成的混合物，发生两分子间脱水生成的有机物(二肽)有(　　)。

A. 2 种　　B. 3 种　　C. 4 种　　D. 5 种

10. 下面是蛋白质分子结构的一部分，其中标出了分子中不同的键，当蛋白质发生水解反应时，断裂的键是(　　)。

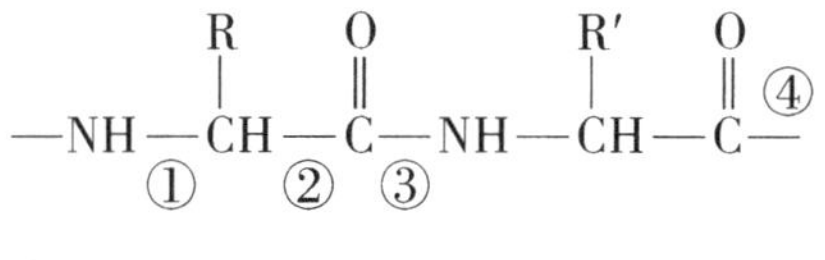

A. ①　　B. ②　　C. ③　　D. ④

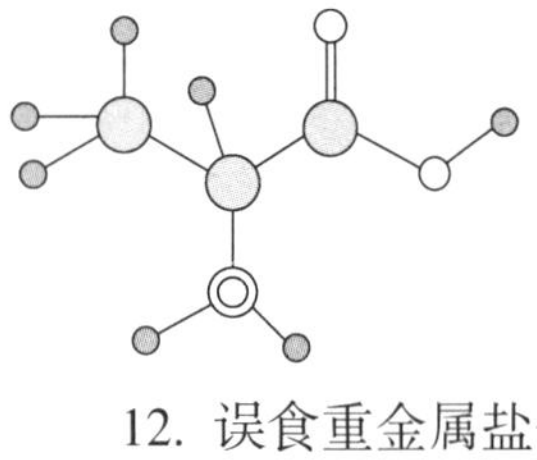

11. 如图所示是某有机物分子的简易球棍模型，该有机物中含 C、H、O、N 四种元素。下列关于该有机物的说法中，错误的是(　　)。

A. 分子式为 $C_3H_7O_2N$　　B. 能发生取代反应

C. 能通过聚合反应生成高分子化合物

D. 不能与 NaOH 溶液反应

12. 误食重金属盐会使人中毒，可以解毒的急救措施是(　　)。

A. 服用鸡蛋清或牛奶　　B. 服用葡萄糖

C. 服用适量的泻药　　D. 服用大量食盐水

13. 下列材质：①纯棉　②化纤　③蚕丝　④羊毛，制作的服装不能用加酶洗衣粉洗涤的是(　　)。

A. ①②　　B. ②③　　C. ③④　　D. ①④

14. 化学与生活密切相关。下列有关说法中错误的是(　　)。

A. 用灼烧的方法可以区分蚕丝和人造纤维

B. 食用油反复加热会产生稠环芳烃等有害物质

C. 加热能杀死流感病毒是因为蛋白质受热变性

D. 医用消毒酒精中乙醇的浓度为95%

15. 重金属盐能使人畜中毒，这是由于它在体内(　　)。

A. 发生了盐析作用　　B. 使蛋白质变性

C. 与蛋白质生成配合物　　D. 发生了氧化反应

二、思考并回答问题

1. 营养品和药品都是保证人类健康不可缺少的物质，其性质和制法是化学研究的主要内容。已知酪氨酸是一种生命活动不可缺少的氨基酸，它的结构简式是：

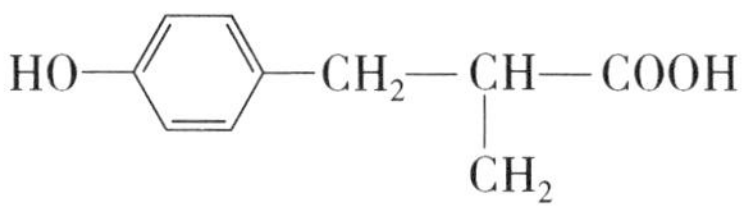

(1) 酪氨酸能发生的化学反应类型有 ____________________。

A. 取代反应　　B. 氧化反应　　C. 酯化反应　　D. 中和反应

(2) 已知氨基酸能与碱反应，写出酪氨酸与足量 NaOH 溶液反应的化学方程式：____。

(3) 写出酪氨酸形成的二肽的结构简式：____。

2. (1) 为什么医院里用高温蒸煮、紫外线照射或涂抹医用酒精等方法进行消毒？

(2) 在生物实验室里，常用甲醛溶液(俗称福尔马林)保存动物标本。在农业上可以用硫酸铜、生石灰和水制成波尔多液来防治农作物病害。这是应用了什么原理？

第十一章　糖

糖类化合物是自然界中广泛分布的一类有机物，它是人体维持正常生命活动所需能量的主要来源，是生物体组织细胞的重要成分。由于早年发现的糖如葡萄糖、蔗糖等满足$C_m(H_2O)_n$的通式，符合水分子中氢原子和氧原子的比例关系，因此糖曾经被称为碳水化合物。但后来发现，有些糖的分子式并不满足$C_m(H_2O)_n$的组成，如鼠李糖，分子式为$C_6H_{12}O_5$；而有些物质如甲醛（CH_2O）、乙酸（$C_2H_4O_2$）等符合$C_m(H_2O)_n$的通式，但从结构和性质上看，却又不属于糖类。因此，称糖为碳水化合物并不确切。

从结构上看，糖类是多羟基醛（酮），或通过水解能生成多羟基醛（酮）的有机物及其衍生物。例如，葡萄糖是多羟基醛，果糖是多羟基酮，淀粉和纤维素可经水解产生葡萄糖，因此它们都属于糖类。

根据糖类是否水解及水解产物的不同，可将糖分为三类，即单糖、寡糖（又称低聚糖）和多糖。

第一节　单　　糖

不能发生水解反应的糖称为单糖，单糖是最简单的糖，是构成低聚糖和多糖的基本单元。

一、单糖的结构和命名

根据所含羰基结构的不同，单糖可分为醛糖和酮糖两类，碳原子数相同的醛糖和酮糖互为同分异构体。例如，葡萄糖和果糖的分子式都为$C_6H_{12}O_6$，互为同分异构体。

自然界中的单糖以含5个（戊糖）或6个（己糖）碳原子最为普遍。命名时，按所含碳原子的数目及羰基结构称为某醛糖或某酮糖。例如：

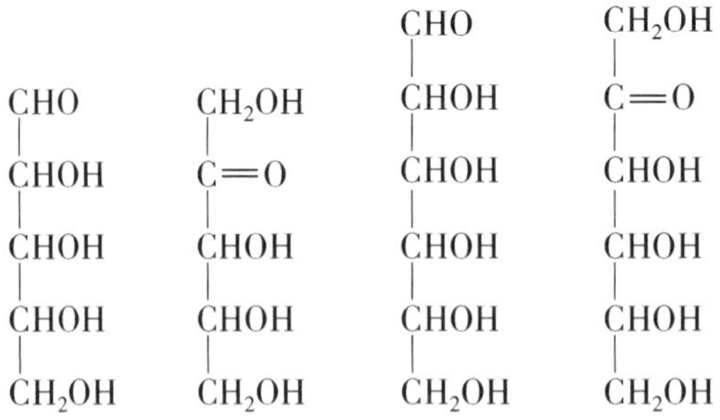

戊醛糖　　戊酮糖　　己醛糖　　己酮糖

单糖分子中都含有手性碳原子，具有旋光性。一对对映体有同一名称，非对映体有不同名称。例如，葡萄糖在费歇尔投影式中，C_2、C_4、C_6位的羟基在同侧，而C_3位羟基在异侧，有如下两个互成对映关系的异构体：

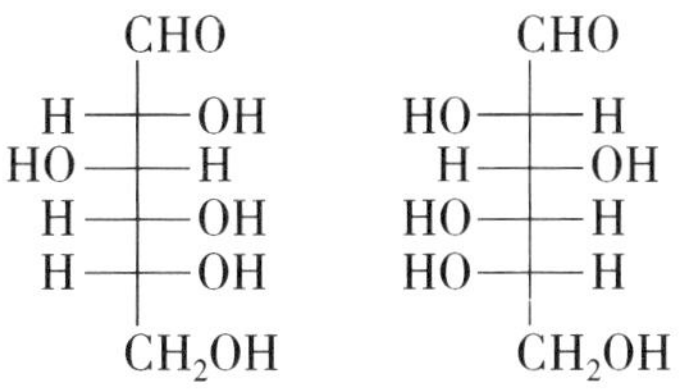

为了书写方便，在书写糖的费歇尔投影式时，手性碳原子上的氢可以省去。有时也采用更简化的形式，用“△”代表—CHO，“○”代表羟甲基(—CH_2OH)。如天然葡萄糖中离羰基最远的手性碳，即5号碳原子构型与D-甘油醛相同，所以它属于D-葡萄糖。

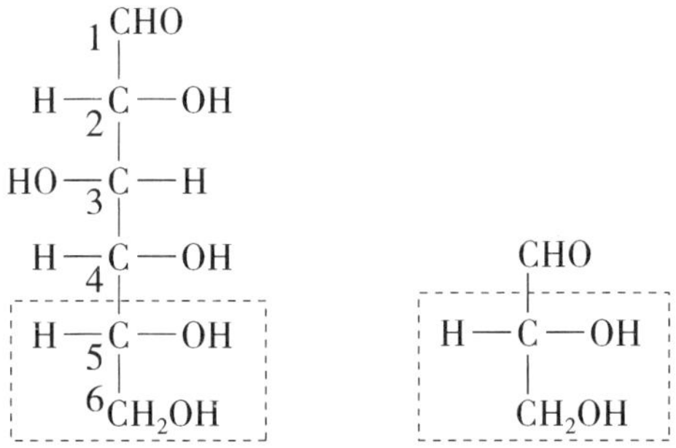

D-葡萄糖　　D-甘油醛

D-葡萄糖的结构可以用费歇尔投影式表示如下：

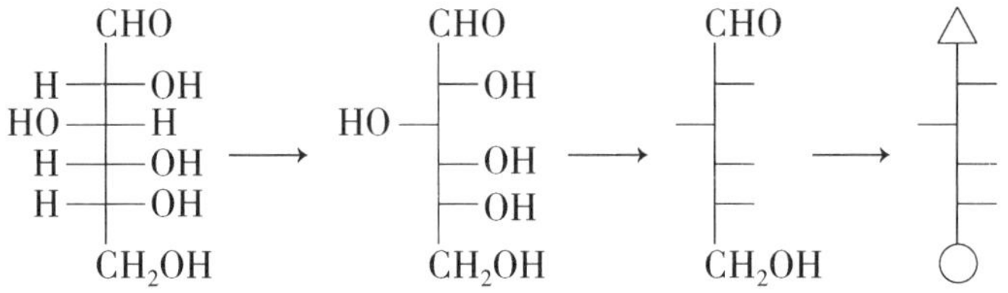

二、单糖的性质

单糖是有甜味的白色晶体，有吸湿性，易溶于水，但难溶于乙醚、丙酮、氯仿、苯等有机溶剂。单糖是多羟基醛或多羟基酮，具有醇、醛、酮的某些性质。

（一）氧化反应

单糖能被氧化剂氧化，其氧化过程比较复杂，氧化产物与试剂种类及溶液的酸碱性有关。

1. 与托伦试剂和斐林试剂反应

葡萄糖是醛糖，能与托伦试剂反应，生成银镜；也能与斐林试剂反应，生成砖红色的氧化亚铜沉淀。

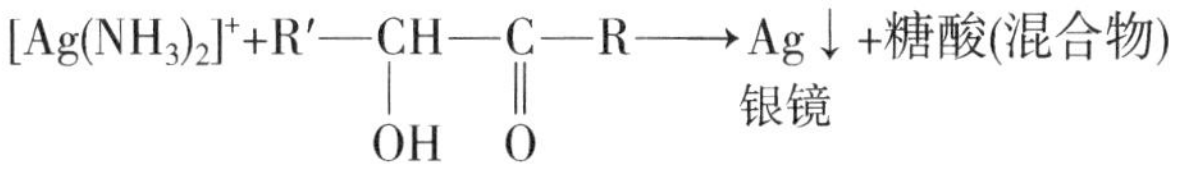

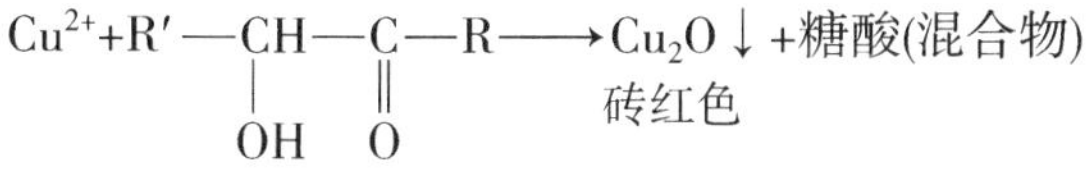

凡是能被托伦试剂和斐林试剂氧化的糖称为还原糖，不能被氧化的糖称为非还原糖。果糖是酮糖，本身不具有还原性醛基，但在碱性溶液中能转变成醛糖而发生银镜反应，故果糖也为还原糖。

2. 与溴水的反应

溴(或其他卤素)的水溶液可很快地与醛糖反应，选择性地将其醛基氧化成羧基，生成醛糖酸。例如，D-葡萄糖可以被溴水氧化成 D-葡萄糖酸。

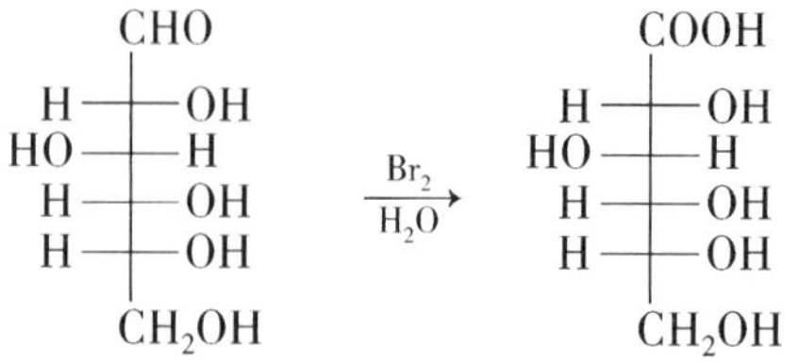

D-葡萄糖　　D-葡萄糖酸

在这一反应过程中，溴水颜色褪去，而酮糖不能被溴水氧化，故用溴水可鉴别醛糖与酮糖。

(二) 还原反应

单糖分子中的羰基经硼氢化钠还原或催化加氢可把糖分子中的羰基还原成羟基，生成相应的糖醇。例如，葡萄糖可被还原成己六醇(又叫葡萄糖醇或山梨糖醇)。

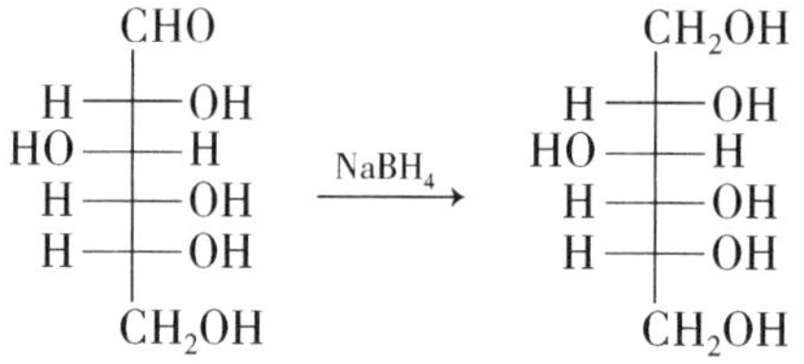

D-葡萄糖　　1,2,3,4,5,6-己六醇

(三) 成脎反应

单糖的羰基可与某些含氮试剂发生加成反应，如单糖与苯肼作用时，单糖的羰基与苯肼反应首先生成苯腙。但存在过量苯腙时，α-碳原子上的羟基被苯肼氧化成羰基，苯肼则被还原，新的羰基再继续与苯肼反应，生成的产物称为糖脎。糖脎为黄色晶体。

以葡萄糖为例，其成脎反应过程如下：

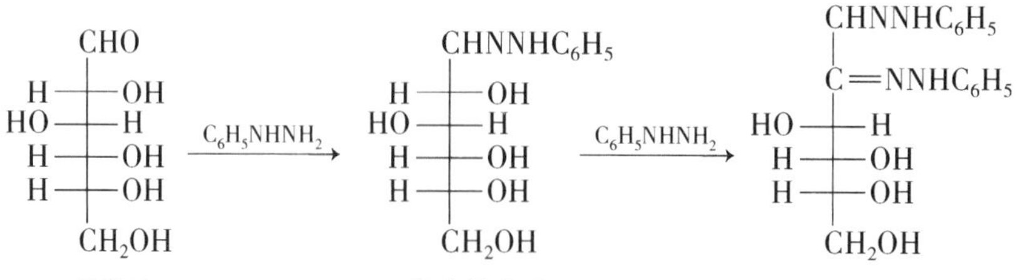

D-葡萄糖　　D-葡萄糖苯腙　　D-葡萄糖脎

由糖生成糖脎引入了两个苯肼基，相对分子质量增大，水溶性大为降低，因此在糖溶液中加入苯肼并加热即可析出糖脎。脎的形成可用作糖的定性反应和衍生物的制备。

第二节 低聚糖

水解后能生成2～10个单糖分子的糖称为低聚糖，低聚糖也称为寡糖，根据水解后生成单糖的数目，可分为二糖(也称双糖)、三糖、四糖等。常见的低聚糖有二糖和环糊精等。

一、二糖

二糖也称为双糖，是最简单的低聚糖，如麦芽糖、蔗糖和乳糖都是二糖，互为同分异构体，分子式均为 $C_{12}H_{22}O_{11}$。

(一) 非还原性二糖-蔗糖

蔗糖是日常生活中不可缺少的食用糖，在医药上常用作糖浆剂和矫味剂，也可用作防腐剂。蔗糖在自然界中广泛分布，具有旋光性，天然蔗糖是右旋糖。蔗糖没有还原性，是非还原性糖。蔗糖不能还原托伦试剂和斐林试剂，也不能与苯肼作用生成糖脎。在无机酸或酶的催化下，蔗糖可发生水解，生成一分子葡萄糖和一分子果糖。

$$\underset{\text{蔗糖}}{C_{12}H_{22}O_{11}} + H_2O \xrightarrow{H^+\text{或酶}} \underset{\text{葡萄糖}}{C_6H_{12}O_6} + \underset{\text{果糖}}{C_6H_{12}O_6}$$

水解生成的混合糖称为转化糖，因其中含有一半的果糖，所以转化糖比原来的蔗糖更甜。

(二) 还原性二糖

1. *麦芽糖*

在自然界中，麦芽糖主要存在于发芽的谷粒中，特别是麦芽中，故得此名。人体在消化食物的过程中，淀粉先经淀粉酶作用水解成麦芽糖，然后经过麦糖酶的作用水解成D-葡萄糖，所以麦芽糖是淀粉水解过程的中间产物。

$$\underset{\text{麦芽糖}}{C_{12}H_{22}O_{11}} + H_2O \xrightarrow{H^+\text{或酶}} \underset{\text{D-葡萄糖}}{2C_6H_{12}O_6}$$

麦芽糖具有旋光性，是右旋糖，有变旋现象；能生成脎和腙，能还原托伦试剂、斐林试剂等弱氧化剂，为还原性双糖。麦芽糖主要用于食品工业中，饴糖的主要成分就是麦芽糖，可作为微生物的培养基。

淀粉在稀酸中可部分水解成麦芽糖，淀粉发酵成乙醇的过程中也可得到麦芽糖。唾液中含有淀粉酶，能使淀粉水解为麦芽糖，所以细嚼含淀粉的食物后常有甜味感。

$$2(C_6H_{10}O_5)_n + nH_2O \xrightarrow[60℃]{\text{淀粉酶}} nC_{12}H_{22}O_{11}$$

2. *乳糖*

乳糖因存在于人和哺乳动物的乳汁中(乳糖占人乳的7%～8%，占牛乳的4%～5%)而得名。乳糖为白色结晶粉末，甜度约为蔗糖的70%。

乳糖也是还原糖，有变旋现象，当用苦杏仁酶水解时，可得一分子D-葡萄糖和一分子D-半乳糖。

$$C_{12}H_{22}O_{11} + H_2O \xrightarrow{\text{苦杏仁酶}} C_6H_{12}O_6 + C_6H_{12}O_6$$

乳糖　　　　　　　　D-葡萄糖　D-半乳糖

乳糖的主要功能是为人及其他哺乳动物供给热能，还能增进钙、磷、镁等矿物质的吸收，婴幼儿的脑细胞发育和整个神经系统的健全都需要大量的乳糖，因此乳糖是供儿童食用的最好的糖类物质。

工业上以制取乳酪的副产物乳清为原料，经脱脂、蛋白质分离、浓缩等程序提取乳糖，用于制造婴儿食品、糖果、人造牛奶等；医药中常用乳糖作矫味剂，也用于制备片剂、散剂的稀释剂。

二、环糊精

环糊精是淀粉经浸解杆菌淀粉酶作用后产生的环状低聚糖的总称。一般情况下，环糊精由6~8个葡萄糖单元结合成环，根据成环葡萄糖单元数分别称为α-环糊精、β-环糊精、γ-环糊精。

一些有医疗功效的药用植物如芦荟凝胶，其中含有环糊精复合物，环糊精也是性能优良的药物辅料，常用于制备难溶性药物包合物，在增加药物的溶解度、提高药物的稳定性、提高药物的生物利用度、减少或消除药物的毒性、控制药物的释放等方面的应用日益增多。

第三节　多　　糖

水解后能生成多分子单糖或其衍生物的糖称为多糖，多糖又称为高聚糖，多糖和低聚糖的区别在于构成分子的单糖数目不同。多糖是重要的天然高分子化合物，广泛存在于自然界中。多糖的性质与单糖和低聚糖有较大差别，一般为无定形固体，不溶于水，无甜味，没有还原性。淀粉、纤维素和糖原都是重要的多糖，分子式为$(C_6H_{10}O_5)_n$。

一、淀粉

淀粉广布于自然界，是人类获取糖类的主要来源，多存在于植物的种子、茎和根中，大米、玉米、小麦及薯类的主要成分都是淀粉。淀粉在生命体内通过淀粉酶及其他一系列酶的作用，经过复杂的过程，最后变为二氧化碳和水，释放出生命活动所需的能量。

（一）淀粉的物理性质

淀粉是白色、无臭无味的粉状物质，其颗粒形状及大小因来源不同而异。天然淀粉可分为直链淀粉和支链淀粉两类，前者存在于淀粉的内层，后者存在于淀粉的外层，组成淀粉的皮质。

直链淀粉难溶于冷水，在热水中有一定的溶解度；支链淀粉在热水中不溶，但可膨胀成糊状。糯米中的支链淀粉含量较高，所以黏性较大。

淀粉不溶于一般的有机溶剂。

（二）淀粉的化学性质

淀粉没有还原性，不能被托伦试剂和斐林试剂氧化。但淀粉中的羟基能发生成醚、成酯、氧化等反应。淀粉也能发生水解反应，最终生成葡萄糖。由于淀粉的特殊结构，淀粉可以和碘等发生络合反应。

1. 水解反应

在酸或酶的催化下，淀粉可逐步水解，最终生成 D-葡萄糖。

$$\underset{\text{淀粉}}{(C_6H_{10}O_5)_n} \xrightarrow[\text{淀粉酶}]{H_2O} \underset{\text{麦芽糖}}{C_{12}H_{22}O_{11}} \xrightarrow[\text{麦芽糖酶}]{H_2O} \underset{\text{D-葡萄糖}}{C_6H_{12}O_6}$$

2. 与碘络合

淀粉与碘能发生很灵敏的颜色反应，这一特性常用于鉴别碘的存在。淀粉与碘的作用机理一般被认为是碘分子嵌入淀粉的螺旋结构中，并借助范德华力与淀粉形成一种蓝色的络合物，如图 11-1 所示。络合物的颜色随淀粉的组成、聚合度的不同而异。直链淀粉与碘的络合物呈紫蓝色，而支链淀粉遇碘呈紫红色。

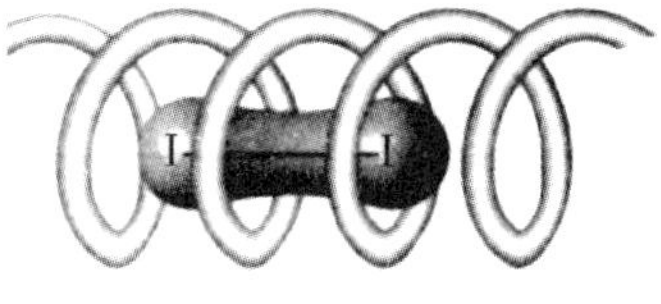

图 11-1　直链淀粉与碘形成络合物

淀粉通常无明显的药理作用，主要用作制取葡萄糖的原料。在药物制剂中，淀粉常作为填充剂、黏合剂和崩解剂。

二、糖原

糖原是人与动物体内储存的一种多糖，又称为动物淀粉，主要存在于肝脏和肌肉中。糖原对维持人体血糖浓度起着重要作用，血液中的葡萄糖含量较高时，葡萄糖就结合生成糖原储存起来，当血液中的葡萄糖含量低于正常水平时，糖原就分解为葡萄糖进入血液，供给机体能量。

糖原的结构单位是 D-葡萄糖，其结构与支链淀粉类似，但分支更多、更密，分子中每隔 8~10 个葡萄糖单元就出现一个以 α-1,6-苷键连接的分支。

糖原是白色无定形粉末，可溶于热水形成胶体溶液，遇碘显棕红色。

三、纤维素

纤维素是自然界中分布最广、存在量最多的一种多糖，是植物细胞壁的主要成分，棉花是含纤维素最多的物质，含量可达 98%，其次是亚麻和木材。

（一）纤维素的物理性质

纤维素是线性多糖，没有分支的链状分子，通过大量邻近的羟基形成氢键，相互聚集，像绳索一样拧在一起。纤维素的相对分子质量比淀粉大得多，在植物中存在的天然纤维素分子含有 1000~15000 个葡萄糖，相对分子质量为 160 万~240 万。

纤维素为白色纤维状固体，无色、无臭，不溶于水和一般有机溶剂。其分子内含有大量的羟基，具有一定的吸湿性，韧性强。

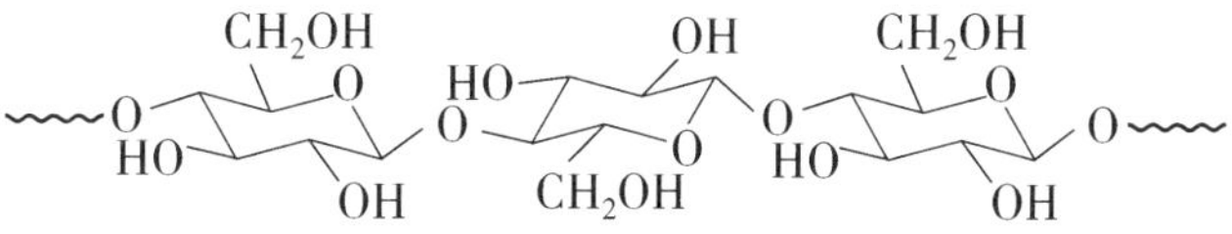

纤维素

（二）纤维素的化学性质

1. 纤维素的水解反应

纤维素的水解比淀粉的水解困难得多，要在高温、高压下与无机酸共热才发生。纤维素水解可生成纤维四糖、纤维三糖和纤维二糖，完全水解可生成D–葡萄糖。

$$\underset{\text{纤维素}}{(C_6H_{10}O_5)_n} \xrightarrow{H_2O} \underset{\text{纤维四糖}}{(C_6H_{10}O_5)_4} \xrightarrow{H_2O} \underset{\text{纤维三糖}}{(C_6H_{10}O_5)_3} \xrightarrow{H_2O} \underset{\text{纤维二糖}}{C_{12}H_{22}O_{11}} \xrightarrow{H_2O} \underset{\text{葡萄糖}}{C_6H_{12}O_6}$$

人和大多数高等动物体内不存在水解纤维素的酶，故纤维素在人体内不能被水解成葡萄糖。而食草动物如牛、羊、马等的消化道中的微生物能分泌水解纤维素的酶，因此纤维素可作为它们的食物。

2. 纤维素与碱作用

纤维素能溶于氢氧化铜的氨溶液、二硫化碳和氢氧化钠溶液中，形成黏稠状液体。纤维素的用途很广，除可制造人造丝、纸，还可制成火棉胶、硝基漆等。

课堂活动

思考：根据所学知识，小组讨论完成表格填写。

类别	代表物	分子式	代表物在自然界的存在	代表物的用途
单糖	葡萄糖	$C_6H_{12}O_6$	水果、蜂蜜	营养物质 食品工业原料
二糖				
多糖				

目标检测十一

一、选择题

1. 葡萄糖是单糖的主要原因是(　　)。

A. 在糖类物质中含碳原子数最少　　B. 不能水解成更简单的糖

C. 分子中含有多个羟基　　D. 在糖类分子中结构最简单

2. 下列各组物质中，不是同分异构体的是(　　)。

A. 葡萄糖和果糖　　B. 蔗糖和麦芽糖

C. 淀粉和纤维素　　D. 丁醛和丁酮

3. 下列说法中，错误的是(　　)。

A. 碘化钾溶液能使淀粉显蓝色

B. 纤维素的水解难于淀粉的水解

C. 用淀粉制乙醇不仅仅发生了水解反应

D. 多糖一般没有还原性，也没有甜味

4. L-链霉糖是链霉素的一个组成部分，其结构简式如下图所示，下列有关 L-链霉糖的说法中，错误的是(　　)。

A. 能发生银镜反应

B. 能发生酯化反应

C. 能与 H_2发生加成反应

D. 能与烧碱溶液发生中和反应

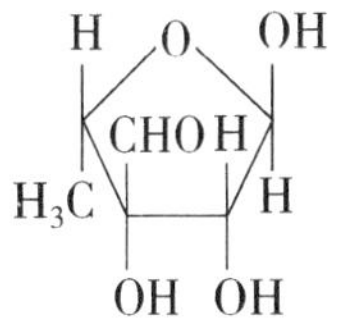

L-链霉糖

5. 木糖醇是一种新型的甜味剂，甜味足，溶解性好，防龋齿，满足糖尿病患者的需要。它是一种白色粉末状的结晶，结构简式为：

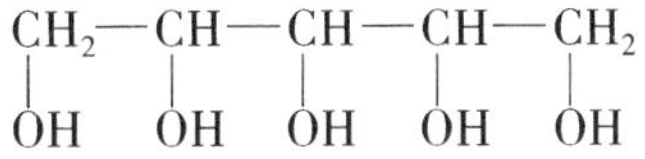

下列有关木糖醇的叙述中，不正确的是(　　)。

A. 木糖醇是一种单糖，不能发生水解反应

B. 1mol 木糖醇与足量钠反应最多可产生 2.5mol H_2

C. 木糖醇易溶解于水，能发生酯化反应

D. 糖尿病患者可以食用

6. 下列物质中，在一定条件下既能发生银镜反应，又能发生水解反应的是(　　)。

A. 甲酸甲酯　　B. 蔗糖　　C. 葡萄糖　　D. 淀粉

7. 有广告称某品牌的八宝粥(含糯米、红豆、桂圆等)不含糖，适合糖尿病患者食用。你认为下列选项中，判断错误的是(　　)。

A. 该广告有可能误导消费者

B. 糖尿病患者应少吃含糖的食品，该八宝粥未加糖，可以放心食用

C. 不含糖不等于没有糖类物质，糖尿病患者食用时需慎重考虑

D. 不能盲从广告的宣传

8. 酒精、乙酸和葡萄糖三种溶液，只用一种试剂就能将它们鉴别开来，该试剂是(　　)。

A. 金属钠　　B. 石蕊试液

C. 新制氢氧化铜悬浊液　　D. $NaHCO_3$溶液

9. 下列关于糖类的说法中，不正确的是(　　)。

A. 含有碳、氢、氧三种元素

B. 一定是符合通式 $C_n(H_2O)_m$的化合物

C. 不一定都有甜味

D. 一般是多羟基醛或多羟基酮以及能水解生成它们的物质

10. 以葡萄糖为原料经一步反应不能得到的是(　　)。

A. 乙醛　　B. 二氧化碳　　C. 己六醇　　D. 葡萄糖酸

二、写出下列化学反应方程式

1. 写出葡萄糖与下列试剂作用的反应方程式。

(1) 溴水

(2) 托伦试剂

2. 写出蔗糖、麦芽糖的水解反应方程式。

三、用化学方法鉴别下列各组化合物

1. 麦芽糖和蔗糖

2. 淀粉和纤维素

3. D-葡萄糖和 D-果糖

第十二章　酯和油脂

酯是常见的羧酸衍生物，具有酯结构的药物在化学合成及半合成药物中占有很大的比例，例如：局部麻醉药盐酸普鲁卡因、琥乙红霉素等。油脂和磷脂是天然的酯类化合物，是人类生命物质的重要组成，对动植物的生命活动起着重要的调节作用。

第一节　酯

一、酯的结构和命名

（一）酯的结构

羧酸中羧基上的羟基被烃氧基取代所得到的产物称为酯，一般可由羧酸与醇发生脱水反应制得，通式为 $(Ar)R-\overset{\overset{\displaystyle O}{\|}}{C}-OR'(Ar')$ 。

（二）酯的命名

酯根据相应的酸和醇来命名，称作“某酸某酯”。例如：

$$CH_3CH_2-\overset{\overset{\displaystyle O}{\|}}{C}-O-C_2H_5 \qquad H_3C-\overset{\overset{\displaystyle O}{\|}}{C}-OCH_2C_6H_5 \qquad C_6H_5-\overset{\overset{\displaystyle O}{\|}}{C}-OCH_2C_6H_5$$

丙酸乙酯　　乙酸苄酯　　苯甲酸苄酯

$$CH_2\begin{cases}COOC_2H_5\\COOC_2H_5\end{cases} \qquad CH_2\begin{cases}COOCH_3\\COOC_2H_5\end{cases}$$

丙二酸二乙酯　　丙二酸甲乙酯

二、酯的性质

（一）物理性质

低级酯是具有芳香气味的无色液体，存在于植物的花及果实中；高级酯是蜡状固体。酯在水中溶解度很小，易溶于乙醇、乙醚等有机溶剂。酯是极性化合物，但因分子间不能形成氢键，故其沸点比相对分子质量相近的醇和羧酸都低。例如，乙酸乙酯的相对分子质量为88，沸点为77℃；正丁醇的相对分子质量为74，沸点为118℃；乙酸的相对分子质量为60，沸点为118℃。水果由于酯的存在而有香味，如苹果中含有戊酸异戊酯，香蕉中含有乙酸异戊酯。

（二）化学性质

1. 水解反应

酯的水解反应是指酯在催化剂作用下水解生成羧酸和醇的反应。酯的水解反应比酰卤和酸酐难，与酰胺类似，需要酸或碱催化。酯在酸性条件下的水解反应实际上是酸和醇进行酯化反应的逆反应。

$$R-\overset{\overset{\displaystyle O}{\|}}{C}-O-R' + H_2O \underset{\text{酯化}}{\overset{\text{水解}}{\rightleftharpoons}} R-\overset{\overset{\displaystyle O}{\|}}{C}-OH + R'OH$$

2. 醇解反应

酯和醇在酸或碱催化下生成新的酯和新的醇的反应称为酯的醇解反应，又称为酯交换反应。

$$R-\overset{\overset{\displaystyle O}{\|}}{C}-O-R' + R''OH \rightleftharpoons R-\overset{\overset{\displaystyle O}{\|}}{C}-OR'' + R'OH$$

酯交换反应可以用于由药效弱的酯生成药效强的酯。

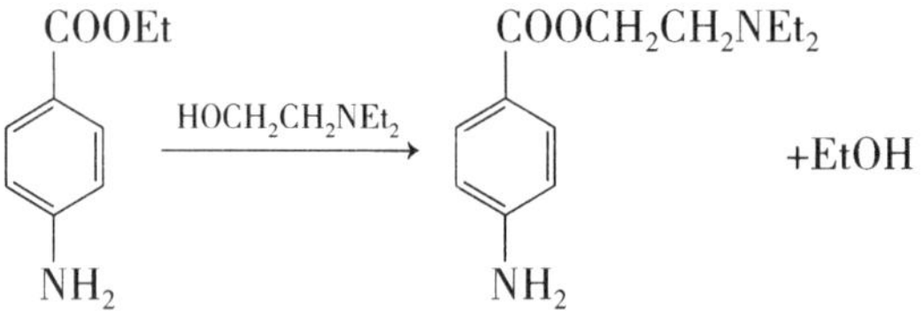

对氨基苯甲酸乙酯　　　　普鲁卡因(局麻剂)

第二节　油　　脂

油脂是重要的营养物质，我们日常食用的花生油、大豆油和动物油等都属于油脂。在室温下，植物油脂通常呈液态，称为油；动物油脂通常呈固态，称为脂肪。

油脂可以看作高级脂肪酸与甘油(丙三醇)通过酯化反应生成的酯。结构可以表示为：

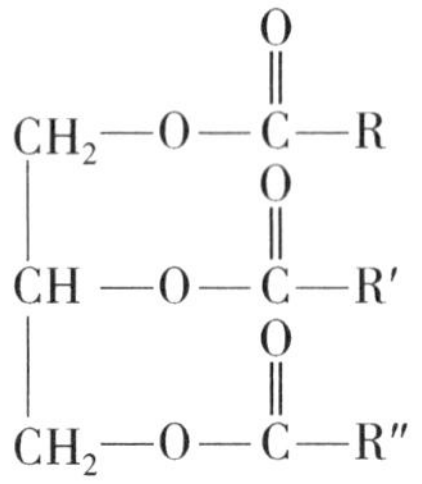

油脂结构中的 R、R′、R″代表高级脂肪酸的烃基，可以相同，也可以不同。常见的高级脂肪酸有饱和脂肪酸，如硬脂酸($C_{17}H_{35}COOH$)和软脂酸($C_{15}H_{31}COOH$)，以及不饱和脂肪酸，如油酸($C_{17}H_{33}COOH$)和亚油酸($C_{17}H_{31}COOH$)。

一、油脂的性质

油脂的密度比水小，黏度比较大，触摸时有明显的油腻感。油脂难溶于水，易溶于有机溶剂。食品工业中根据这一性质，常使用有机溶剂来提取植物种子里的油。

(一) 氢化反应

脂肪酸的饱和程度对油脂的熔点影响很大。植物油含较多不饱和脂肪酸的甘油酯，熔点较低；动物油含较多饱和脂肪酸的甘油酯，熔点较高。人们发现，液态植物油可以与氢气发生加成反应，生成类似动物脂肪的硬化油脂。工业上常将液态植物油在一定条件下与氢气发生加成反应，提高其饱和程度，生成固态的氢化植物油。

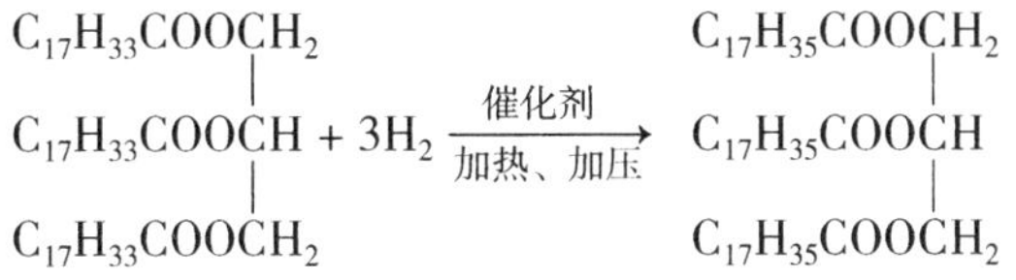

油酸甘油酯(油)　　硬脂酸甘油酯(脂肪)

氢化植物油性质稳定，不易变质，便于运输和储存，可用来生产人造奶油、起酥油、代可可脂等食品工业原料。

（二）水解反应

在催化剂的存在下，油脂可发生水解反应；碱性条件下，油脂可水解生成高级脂肪酸盐和甘油；酸性条件下，油脂可水解生成高级脂肪酸和甘油。

1. 碱性条件下水解

油脂在氢氧化钠或氢氧化钾存在的条件下水解，得到甘油和高级脂肪酸钠盐或钾盐，即肥皂。因此，该反应也称为皂化反应。

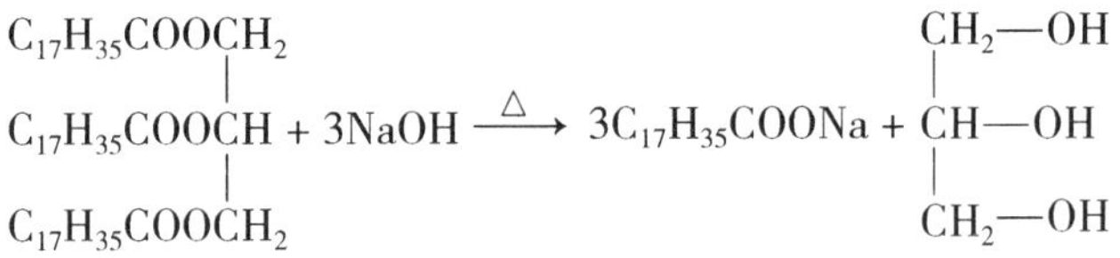

硬脂酸甘油酯

2. 酸性条件下水解

酸性条件下，油脂可水解生成高级脂肪酸和甘油。

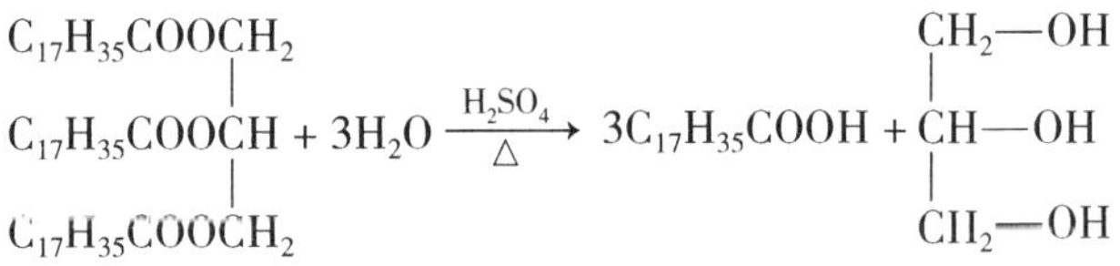

油脂水解通式可表示为：

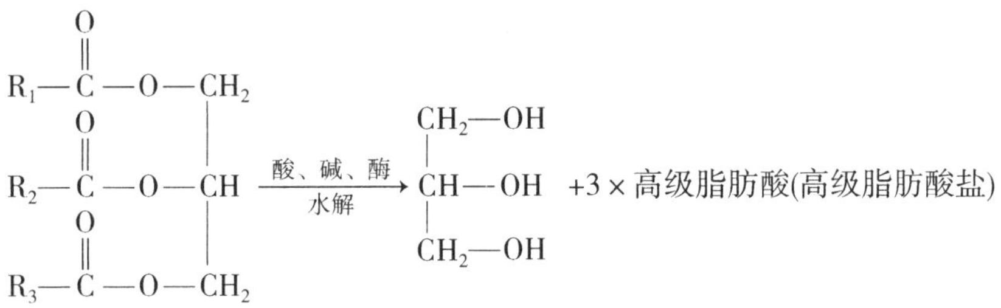

（三）油脂的酸败

油脂久置后产生异味的现象称为酸败，酸败是由于受空气中的氧和微生物的作用，油脂中的不饱和键被氧化、水解而产生有刺激性臭味的低分子醛、低分子酮和游离脂肪酸等。空气、光、热、潮气或霉菌可加速油脂的酸败。

油脂的酸败程度可用酸值来表示。中和 1g 油脂中的游离脂肪酸所需氢氧化钾的毫克数，称为油脂的酸值，酸值越大说明油脂酸败的程度越高，通常酸值大于6.0的油脂不宜食用。为防止油脂的酸败，油脂应储存于密闭的容器中，放置于阴凉处以及添加适当的抗氧化剂。

二、油脂的功能应用

油脂在人体小肠中通过酶的催化反应可以发生水解，生成高级脂肪酸和甘油，然后再分别发生氧化反应释放能量。

(一) 食品工业

油脂能促进脂溶性维生素(如维生素A、D、E、K)的吸收，并为人体提供亚油酸等必需脂肪酸。在烹饪过程中，油脂不仅是加热介质，还会赋予食物令人愉悦的风味和口感。但是摄入过多的油脂会影响健康，因此在日常饮食中要注意合理控制油脂的摄入量。

奶油俗称黄油，是将牛乳中的脂肪成分经过提炼浓缩得到的动物油脂产品。奶油中含有较多的饱和脂肪酸甘油酯，熔化温度在30℃左右。这使其在室温下有一定硬度，具有可塑性，适于糕点裱花和保持糕点外形完整；奶油的熔化温度低，因此入口即化，具有良好的口感。另外，奶油具有浓郁的奶香味，还含有较丰富的脂溶性维生素，一直是制作蛋糕、饼干、面包等烘焙食品和巧克力、冰激淋的重要原料，受到人们的普遍喜爱。奶油不易保存，且生产成本较高，因此人们很早就开始寻找其替代品。

氢化植物油不易变质，且成本低廉，被大量用来生产人造奶油，又称人造黄油、植物奶油、麦淇淋，是以氢化植物油和植物油为主要原料，加入水、乳制品、乳化剂、防腐剂、抗氧化奶油剂、香精、色素、维生素等物质生产出来的。其外观和风味与天然奶油十分接近，具有良好的加工性能，能够延长食品的保质期，且成本较低，在现代食品工业中应用广泛。

(二) 化学工业

在工业上常利用油脂在碱性条件下的水解反应获得高级脂肪酸盐和甘油，进行肥皂生产。

目标检测十二

一、选择题

1. 下列物质属于酯类的是(　　)。

A. 石油　　B. 甘油　　C. 矿物油　　D. 花生油

2. 酯在酸性条件下的水解产物是(　　)。

A. 酸和醇　　B. 醛和醇　　C. 酸和醚　　D. 酸和酮

3. 油脂的皂化反应是指油脂的(　　)。

A. 氢化反应　　B. 碱性水解反应　　C. 加成反应　　D. 氧化反应

4. 关于油和脂肪的比较中，错误的是(　　)。

A. 油的熔点较低，脂肪的熔点较高

B. 油含有不饱和烃基的相对量比脂肪少

C. 油和脂肪都不易溶于水，而易溶于汽油、乙醇、苯等有机溶剂

D. 油经过氢化反应可以转化为脂肪

5. 液态油转化为固态脂肪的过程中，发生的反应是(　　)。

A. 取代反应　　B. 酯化反应　　C. 氧化反应　　D. 还原反应

6. 下列关于油脂的说法中，不正确的是(　　)。

A. 油脂属于酯类　　B. 油脂没有固定的熔点、沸点

C. 油脂都不能使溴水褪色　　D. 油脂发生水解时都能生成丙三醇

7. 可以判断油脂皂化反应基本完成的现象是(　　)。

A. 反应液使红色石蕊试纸变蓝色　　B. 反应液使蓝色石蕊试纸变红色

C. 反应后静置，反应液分为两层　　D. 反应后静置，反应液不分层

8. 化学与社会、生产、生活密切相关。下列说法中，不正确的是(　　)。

A.“地沟油”禁止食用，但可以用来制肥皂或燃油

B. 石英具有很好的导电性能，可用于生产光导纤维

C. 酯类物质是形成水果香味的主要成分

D. 从海水中提取物质不一定通过化学反应才能实现

9. 下列说法中，正确的是(　　)。

A. 油脂的相对分子质量较大，属于高分子化合物

B. 油脂在碱性条件下水解比在酸性条件下水解更容易发生

C. 油脂中烃基的饱和程度越大，其熔点越低

D. 不含其他杂质的油脂是纯净物

10. 下列物质中，既能发生水解反应又能发生氢化反应的是(　　)。

A. 硬脂酸甘油酯　　B. 软脂酸甘油酯

C. 油酸甘油酯　　D. 亚油酸

11. 天然油脂是由(　　)组成。

A. 同种单甘油酯　　B. 各种单甘油酯的混合物

C. 同种混甘油酯　　D. 各种混甘油酯的混合物

12. 油脂的下列性质和用途与其含有的不饱和碳碳双键有关的是(　　)。

A. 某些油脂兼有酯的一些化学性质　　B. 油脂可用于生产甘油

C. 油脂可以为人体提供能量　　D. 植物油可用于生产氢化植物油

13. 下列说法中，正确的是(　　)。

A. NaCl 和 $CuCl_2$ 稀溶液都能使蛋白质变性

B. 葡萄糖溶液能发生银镜反应

C. 蛋白质和油脂都是高分子化合物

D. 油脂及其水解产物都不能与金属钠反应

二、讨论分析，请简要回答下列问题

1. 未成熟苹果的果肉遇碘酒呈现蓝色，成熟苹果的汁液能与银氨溶液发生反应，试解释原因。

2. 在以淀粉为原料生产葡萄糖的水解过程中，可用什么方法来检验淀粉的水解是否完全？

3. 为什么可以用热的碱性溶液洗涤沾有油脂的器皿？

4. 如何鉴别蚕丝和人造丝(主要成分为纤维素)织物？

第十三章　化学实验

第一节　化学实验基本知识

一、实验室规则

为培养学生良好的科学素质和实验习惯，保证有机化学实验正常、有序、安全、有效地进行，保证实训教学效果，学生必须遵守以下规则。

（1）进入实验室之前，认真学习《实验室规则》，了解实验室的注意事项、有关规定、事故处理办法及急救常识。在实验室内必须穿好实验服，备齐实验记录本及与实验有关的其他用品。

（2）实验课前必须认真预习，写好预习报告，教师认真检查每个学生的预习情况，达到预习要求才可以开始实验。每次实验装置装配完毕后，需经实验指导教师检查，确认合格后方可开始操作。

（3）在实验过程中，仔细观察、积极思考，及时、认真地记录实验现象和实验数据，不得擅自离开实验台。实验结束后写出符合规范的实验报告，并经教师审阅、签字。

（4）遵守课堂纪律，不得旷课、迟到、早退。实验室内要保持安静，不得喧哗、打闹。

（5）不准在实验室内吃东西、吸烟等；不得穿背心、拖鞋进入实验室；不得出现不文明的行为。

（6）爱护仪器，节约药品，取完药品要盖好瓶盖，仪器损坏要及时报损。实验中若发生异常情况，必须立即报告老师，并做出恰当处理。

（7）保持实验室整洁。自始至终应保持台面、地面、水池等的清洁，书包、衣物及与实验无关的物品应放在指定地点。

（8）公用仪器、药品试剂用完要放回原处。不得将实验所用仪器、药品等随意带出实验室。

（9）废弃的有机溶剂、废液及废渣不得倒进水池，必须倒在指定的废液缸或废液桶中。

（10）实验结束后，应将玻璃仪器等清洗干净，整理实验台。值日生要做好清洁卫生，检查实验室安全，关好门、窗和水、电、煤气闸门等。

二、化学实验常用的玻璃仪器及装置

（一）常见玻璃仪器

（1）普通玻璃仪器，如图 13-1 所示。

（2）标准磨口玻璃仪器：有机化学实验中除通常使用的普通玻璃仪器，还会使用大量带有标准磨口的玻璃仪器(有标准内磨口和标准外磨口两种)，这类仪器具有标准化、通用化、系列化等特点。

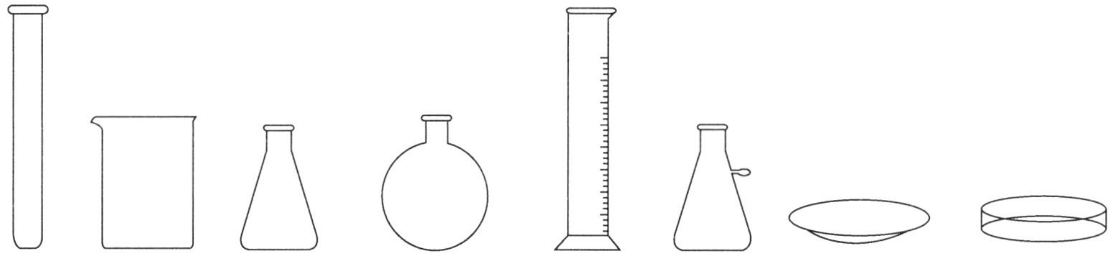

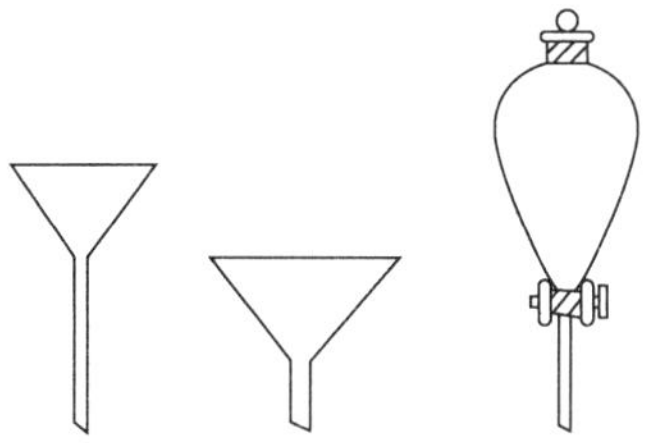

图 13-1　普通玻璃仪器

磨口玻璃仪器在组合时，不需要软木塞或橡皮塞来连接，它们是借助相同型号的内外磨口互相连接，相同磨口型号的不同种仪器可任意组合，仪器组装方便，拆卸灵活，还能避免反应物和产物被塞子污染。

玻璃仪器的磨口都是圆锥体形的，有大端和小端之别。标准磨口采用国际通用的 1/10 锥度，即磨口每增加 10 个单位长度，小端直径就比大端直径缩小 1 个单位。由于玻璃仪器的容量和用途不同，所以标准磨口有不同的编号。常用的标准磨口编号有 10、14、19、24、29、34、40、50 等多种。有时也用两个数字表示标准磨口的规格，例如 10/30 表示磨口大端直径是 10mm，磨口长度为 30mm，磨口型号写作 $\Phi 10$。

常用标准磨口玻璃仪器如图 13-2~图 13-4 所示。

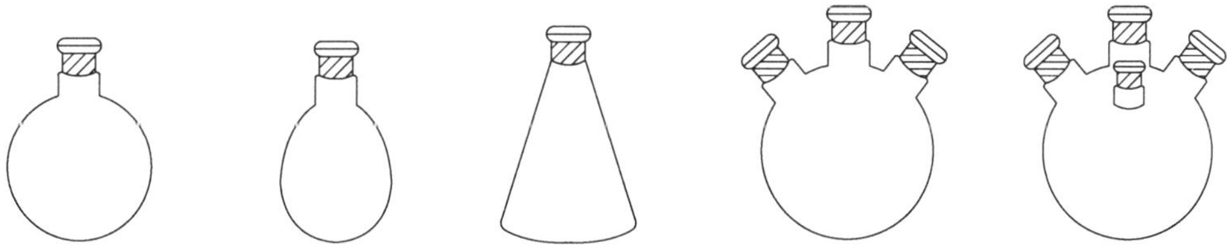

图 13-2　磨口容器

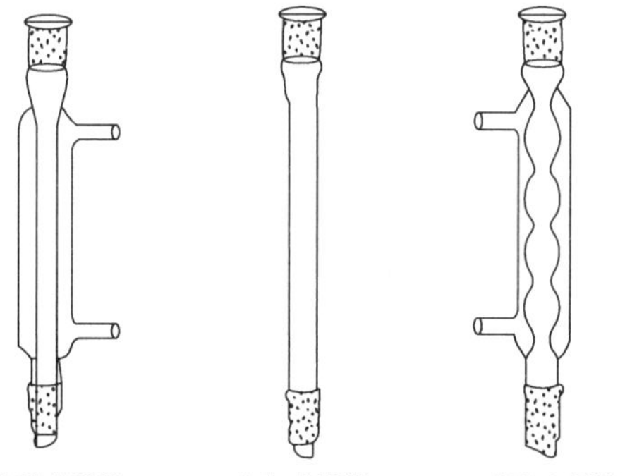

图 13-3　冷凝管

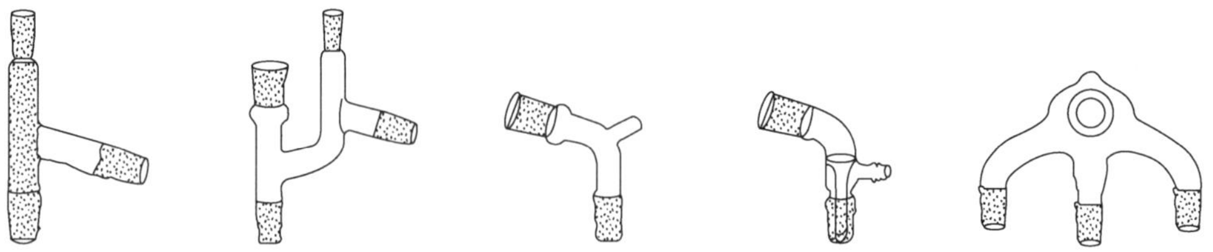

图 13-4　蒸馏头和接引管

（二）玻璃仪器使用注意事项

化学实验用的玻璃仪器一般是用钾玻璃制成的，使用时应注意以下几点。

（1）玻璃仪器应轻拿轻放，使用时要特别注意保护带有玻璃塞的仪器，防止塞子掉落破碎。除试管等少数玻璃仪器外，一般的玻璃仪器如需较长时间放置，应在磨口和活塞之间夹一小纸条，以防粘连。如果发生粘连，可在磨口缝隙处滴加少量有机溶剂（甘油或机油），然后用吹风机加热，使之慢慢渗入，或者将之水煮后用木块轻轻敲击塞子，使之打开。

（2）一般玻璃仪器在使用时，不必在磨口处涂抹凡士林等润滑剂，以免污染反应物和产物。但当反应中要使用强碱或要高温加热时，则应涂抹少许润滑剂，以避免因碱性腐蚀或高温作用而发生粘连，无法拆开。减压蒸馏时，磨口应用真空油脂润涂好，防止漏气。

（3）安装仪器时，磨口对接角度要适合，否则磨口会因倾斜应力的作用而破裂。同时，磨口必须清洁，不黏着固体杂物，否则磨口对接不紧密会导致漏气。硬的固体颗粒易损坏磨口，使用时需注意。

（4）厚壁玻璃仪器如吸滤瓶不能加热；用火焰加热玻璃仪器至少要垫上石棉网（试管除外）；平底仪器，如平底烧瓶、锥形瓶不耐压，不能用于减压系统；广口容器不能存放液体有机物。

（5）最常用的液体膨胀式温度计有酒精温度计和水银温度计两种。前者适用于测量0~60℃的温度，后者可测量-30~300℃的温度，一般选用高出被测物可达到的最高温度10~20℃的温度计比较合适。另外，不能将温度计当作玻璃棒使用。

（6）在进行有机化学实验时必须正确选用玻璃仪器。例如：

① 长颈圆底烧瓶常用于水蒸气蒸馏实验；三口烧瓶适用于带机械搅拌的实验；而克氏蒸馏烧瓶适用于减压蒸馏实验。

② 直形冷凝管只适宜蒸馏沸点低于140℃的物质，当蒸馏沸点高于140℃的物质时，需使用空气冷凝管。至于球形冷凝管，由于其内管冷却面积较大，有较好的冷凝效果，所以适用于加热回流实验，但也不能冷却沸点高于140℃的物质。

③ 分液漏斗常用于液体的萃取、洗涤和分离；滴液漏斗用于需将反应物逐滴加入反应器中的实验；布氏漏斗是瓷质的多孔板漏斗，在减压过滤时使用；小型多孔板漏斗用于减压过滤少量物质。

（7）用完玻璃仪器后应立即拆卸、洗净。若长期连接放置，可能会使磨口连接处粘连，不易拆开。

（三）玻璃仪器的洗涤、干燥和保养

有机化学实验使用的玻璃仪器应当是清洁干燥的，以免由于仪器上的污物影响实验结果

及产物的纯度。为及时处理实验残渣，应养成实验完毕立即洗净仪器的习惯。

洗涤仪器的方法很多，应根据实验要求、污物性质及污染程度选用。最简易的方法先是用毛刷和去污粉擦洗，如在肥皂液里掺入一些去污粉，洗涤效果会更好(但要注意，切勿用去污粉擦洗磨口，以免损坏磨口)，然后用清水冲洗，最后用纯化水洗，清洗完成后，将仪器倒置，器壁不挂水珠，即为洗净。

对于碱性或酸性残渣，可分别用酸或碱液处理后，再用水洗净。清洗后的溶液应倒入指定的回收瓶内，不准倒入水槽和水池中。对于碳化残留，要先用铬酸洗液清洗，再用水冲洗。但必须注意，不能用大量的化学试剂或有机溶剂清洗仪器，这样不仅浪费，而且危险。

干燥仪器最简单的方法是倒置晾干。对于严格无水实验，可将仪器放入烘箱中进一步烘干。但要注意，带活塞的仪器放入烘箱时，需取下塞子，以防磨口和塞子受热粘连。急待使用的仪器，可将水尽量沥干，然后用少量丙酮和乙醇摇洗，回收溶剂后，用吹风机吹干。

烘干玻璃仪器时需注意：仪器烘干后，应使用坩埚钳将其取出，放在石棉板上让其冷却，切不可使很热的仪器沾上冷水，以免炸裂。有些仪器不宜采用烘箱烘干法干燥，如吸滤瓶、计量器皿容量瓶、吸管、滴定管及冷凝管等。

第二节　溶液的配制和稀释

一、溶液的配制

(一) 实验目的

(1) 掌握溶液浓度的计算方法及溶液的配制方法。

(2) 规范操作溶解、定容等过程。

(二) 实验用品

(1) 仪器：10mL 量杯、50mL 烧杯、50mL 量筒、100mL 容量瓶、玻璃棒、分析天平。

(2) 试剂：浓 H_2SO_4、浓 HCl、0.2mol/L HAc 溶液、固体 NaCl、1mol/L NaOH 溶液、固体葡萄糖。

(三) 实验步骤

1. 医用消毒酒精的配制

(1) 计算：配制 100mL 75%消毒酒精溶液所需 95%酒精的体积。

(2) 配制：用量筒量取所需体积的 95%酒精，然后转移至 100mL 容量瓶中，加水稀释至刻度，摇匀，将配制好的溶液倒入细口瓶中，贴上标签。

2. 生理盐水的配制

(1) 计算：配制 100mL 生理盐水所需 NaCl 的质量。

(2) 配制：在分析天平上称出所需 NaCl 的质量，置于 50mL 烧杯中，加 20mL 水使其溶解，转移到 100mL 容量瓶中，用少量蒸馏水洗涤烧杯 2~3 次，将洗液转移至容量瓶中，加蒸馏水至刻度，混匀，将配制好的溶液倒入细口瓶中，贴上标签。

3. 配制 100mL 50g/L 的葡萄糖溶液

（1）计算：配制 100mL 50g/L 葡萄糖溶液所需葡萄糖的质量。

（2）配制：用分析天平称出所需葡萄糖的质量，置于 50mL 烧杯中，加水使溶解，转移到 100mL 量瓶中，用少量蒸馏水洗涤烧杯 2~3 次，将洗液并入容量瓶中，加蒸馏水至刻度，混匀。配制好的溶液倒入细口瓶中，贴上标签。

二、溶液的稀释

（一）实验目的

（1）掌握溶液浓度的计算方法及溶液的稀释方法。

（2）规范操作移液管等器具。

（二）实验用品

（1）仪器：10mL 量杯、50mL 烧杯、50mL 量筒、50mL 容量瓶、100mL 容量瓶、25mL 移液管、分析天平。

（2）试剂：市售浓盐酸、0.2mol/L HAc 溶液、固体 NaCl、1mol/L NaOH 溶液、固体葡萄糖。

（三）实验步骤

1. 配置 0.1mol/L HAc

用移液管准确移取 25mL 0.2mol/L HAc 溶液，置于 50mL 容量瓶中，加水稀释至刻度，混匀。配制好的溶液倒入细口瓶中，贴上标签。

2. 配制 50mL 1mol/L HCl 溶液

（1）计算：50mL 1mol/L HCl 溶液所需市售浓盐酸的体积。

（2）配制：用 10mL 量筒量取所需浓盐酸的体积，倒入 50mL 烧杯内，加少量水稀释。将上述溶液转移至 50mL 容量瓶中，用少量蒸馏水洗涤烧杯 2~3 次，将洗液转移至容量瓶中，加蒸馏水至刻度，混匀。配制好的溶液倒入细口瓶中，贴上标签。

3. 配制 100mL 0.1mol/L NaOH 溶液

（1）计算：100mL 0.1mol/L NaOH 溶液所需 1mol/L NaOH 溶液的体积（mL）。

（2）稀释：用 10mL 量筒量取所需 1mol/L 的 NaOH 溶液的体积，将上述溶液转移到 100mL 容量瓶中，加蒸馏水至刻度，混匀。配制好的溶液倒入细口瓶中，贴上标签。

（四）实验注意事项

（1）在配制溶液时，应先根据所需配制溶液的浓度、体积，计算出溶质的用量。

（2）稀释浓溶液时，应先根据稀释前后溶质物质的量不变的原则，计算出所需浓溶液的体积，然后加水稀释。

（3）在配制溶液时，应根据配制要求选择所用的仪器。如果对溶液组成浓度的准确度要求不高，可用台秤、量筒、量杯等仪器进行配制；若要求溶液的浓度比较准确，则应用分析天平、移液管、刻度吸管、容量瓶等仪器进行配制。

（五）实验思考

（1）能否在量筒、容量瓶中直接溶解固体试剂？为什么？

（2）洗净的移液管还要用待取液润洗吗？为什么？容量瓶需要润洗吗？

第三节　有机化学实验基本操作

一、蒸馏

（一）实验目的

（1）熟悉蒸馏法分离混合物的方法。

（2）认识蒸馏和测定沸点的原理及应用。

（3）学会正确组装蒸馏有关仪器，能进行蒸馏和沸点测定操作。

（二）实验原理

液体物质在一定的温度下有一定的蒸气压，液体的蒸气压随着温度的升高而增大。当液体的蒸气压等于大气压（外界施于液面的总压力）时，有大量气泡从液体内部逸出而沸腾，这时的温度称为该物质的沸点。沸点与液体所受的外界压力有关，通常是指液体在大气压为101. 325kPa时沸腾的温度。

将液体加热沸腾，使液体变为蒸气，蒸气在冷凝器内冷凝为液体，这一过程称为蒸馏。通过蒸馏，可以将易挥发的和不易挥发的物质分离，不同沸点的液体混合物（沸点相差大于30℃的）也可彼此分离。蒸馏时的冷凝液（也称馏液）开始馏出和最后一滴馏出的温度就是这种液体的沸点范围（也称沸程）。纯净的液体有一定的沸点，而且沸程很短，一般为0. 5～1℃。不纯净的液体没有固定的沸点，沸程较大。所以通过蒸馏可以精制液体物质、测定液体的沸点，并判定它是否纯净。

（三）实验装置

蒸馏的装置如图13-5所示。

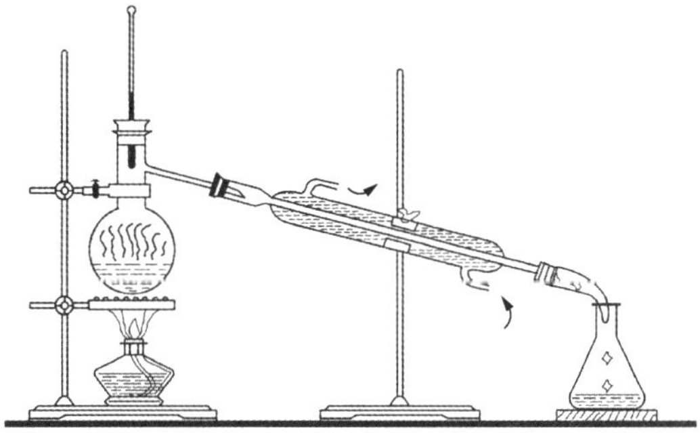

图13-5　蒸馏装置图

（四）主要仪器及试剂

（1）仪器：圆底烧瓶、温度计、蒸馏头、冷凝器、接引管、锥形瓶、电炉、加热套、量筒、烧杯、毛细管、橡皮圈、铁架台。

（2）试剂：沸石、氯仿、工业乙醇。

（五）实验步骤

1. 实验准备

温度计水银球的上限应和蒸馏烧瓶支管的下限在同一水平线上。冷凝管下端进水口接橡皮管，与自来水龙头连接，上端出水口接橡皮管，导入水槽中。冷凝管出水口应向上以保证冷凝管的套管中充满冷水。

注意：安装顺序一般从热源开始，即首先在铁架台上放置热源酒精灯（也可以是热浴锅或电热套），然后确定蒸馏烧瓶的位置，用铁夹夹住。在另一铁架台上用夹子夹住冷凝管的中上部，调整铁架台和夹子的位置，使冷凝管的中心线与蒸馏烧瓶支管的中心线成一条直线，然后再接上接引管和接收器。

2. 实验操作

（1）按照蒸馏装置图，从下到上、从左到右连接仪器，并检查装置是否处于同一平面、是否装配严密、是否与大气相通。

（2）在 100mL 蒸馏瓶中用长颈漏斗或沿着面对蒸馏烧瓶支管的瓶颈壁，小心倒入 40mL 工业乙醇。

（3）向蒸馏烧瓶中加入 2~3 粒沸石。

（4）加热前，先向冷却管中缓缓通入冷水，再打开电热套(或用水浴锅)进行加热蒸馏。慢慢增大火力使之沸腾，再调节火力，使温度恒定，控制蒸馏速度为 1~2 滴/s，分别收集 77℃以下、77~79℃的馏分。当瓶内只剩下少量(0.5~1mL)液体时，若维持原来的加热速度，温度计的读数会突然下降，则可停止蒸馏。

（5）称量 77~79℃的馏分，并计算回收率。

馏分质量：__________________；回收率：__________________。

（6）回收乙醇，拆卸装置(从右到左、从上到下)，清理实验台。

（六）注意事项

（1）液体量不能少于烧瓶容量的 1/3，也不能超过 2/3。液体量过多，沸腾时液体可能冲出烧瓶；液体量太少，则烧瓶容量相对太大，当蒸馏结束，冷却后就会有较多未馏出的残液。

（2）温度计水银球上线应与蒸馏烧瓶支管下线对齐；漏斗的下端必须伸到蒸馏烧瓶支管以下，避免液体从支管流出。

（3）准备两个接收器，可用锥形瓶或圆底烧瓶充当。一个接收低馏分，另一个接收产品的馏分，蒸馏易燃液体时(如乙醚)，应在接引管的支管处接一根橡皮管将尾气导至水槽或室外。

（4）仪器安装顺序：一般是从下到上、从左(头)到右(尾)、先难后易、逐个装配，蒸馏装置严禁安装成封闭体系；拆仪器时则相反，从尾到头、从上到下。

（5）蒸馏可将沸点不同的液体分开，但各组分沸点至少相差 30℃以上。

（6）液体的沸点高于 140℃时用空气冷凝管。

（7）进行简单蒸馏时，安装好装置以后，应先通冷凝水，再进行加热。

（8）加热不能过快，被测液体不宜太少，以防液体全部汽化。

（9）热源的选择：沸点在 100℃以下的液体可用沸水浴或水蒸气浴；100℃以上的液体可用油浴(250℃以下)或沙浴(350℃以下)；再高则可直接用火焰加热，但必须在蒸馏烧瓶下置一石棉网，否则会由于受热不均匀造成局部过热而引起产品分解或烧瓶破裂。

（10）开始加热时，可以让温度上升稍快些，当液体接近沸腾时，调节温度缓慢上升。当蒸气达到温度计水银球部时，温度急剧上升，这时，调低温度，使水银球上液滴温度和蒸气温度达到平衡，然后再稍加大火焰进行蒸馏。注意控制火焰(或浴温)，使温度计水银球部总保持有液珠，此时的温度为气、液达到平衡时的温度，温度计的读数即为馏出液的沸点。

（七）思考题

（1）蒸馏时加入沸石的作用是什么？如果蒸馏前忘记加沸石，能否立即将沸石加至接近沸腾的液体中？当重新进行蒸馏时，用过的沸石能否继续使用？

（2）向冷凝管通水是由下而上，反过来效果会怎样？把橡皮管套进冷凝管侧管时，怎样才能防止其不折断侧管？

（3）为什么蒸馏烧瓶所盛液体的量不能超过其容积的2/3，也不能少于1/3?

（4）当有馏出液流出时，如果发现冷凝管未通冷水，能否立即通水?为什么?应该如何正确处理?

二、水蒸气蒸馏

（一）实验目的

（1）学习水蒸气蒸馏的基本原理及其应用。

（2）初步掌握水蒸气蒸馏的装置及其操作方法。

（二）实验原理

在不溶或难溶于水但具有一定挥发性的有机化合物中通入水蒸气，使有机化合物在低于100℃的温度下随水蒸气蒸馏出来，这种操作过程称为水蒸气蒸馏。它是分离、提纯有机化合物的重要方法之一，该法适用于具有挥发性、能随水蒸气蒸馏而不被破坏、在水中稳定且难溶或不溶于水的植物活性成分的提取。尤其适用于混有大量固体、树脂状或焦油状杂质的有机物。

当水与不溶于水的有机物混合时，整个体系的蒸气压力遵循道尔顿分压定律，即其液面上的蒸气压等于各组分单独存在时的蒸气压之和，可表示为：

$$P_{混合物}=P_{水}+P_{有机物}$$

当两者的饱和蒸气压之和等于外界大气压时，混合物开始沸腾，这时的温度为混合物的沸点，此沸点必定比混合物中任何一组分的沸点都低。因此，常压下应用水蒸气蒸馏，能在低于100℃的情况下，将高沸点组分与水一起蒸出来。蒸馏时，混合物沸点保持不变，直到有机物全部随水蒸出，温度才会上升至水的沸点。

（三）实验装置

水蒸气导出管与蒸馏导管之间用一T形管连接，在T形管支管上连接一段短橡皮管，用螺旋夹夹紧。T形管用来除去水蒸气中冷凝下来的水，在操作发生不正常的情况时，打开螺旋夹，可使水蒸气发生器与大气相通。被蒸馏液体的量不能超过蒸馏烧瓶容积的1/3。水蒸气导入管应正对烧瓶底中央，距瓶底8~10mm，以利于水蒸气和被蒸馏液体充分接触，并起搅拌作用，导出管连接在一直形冷凝管上。

图13-6是水蒸气蒸馏装置图。

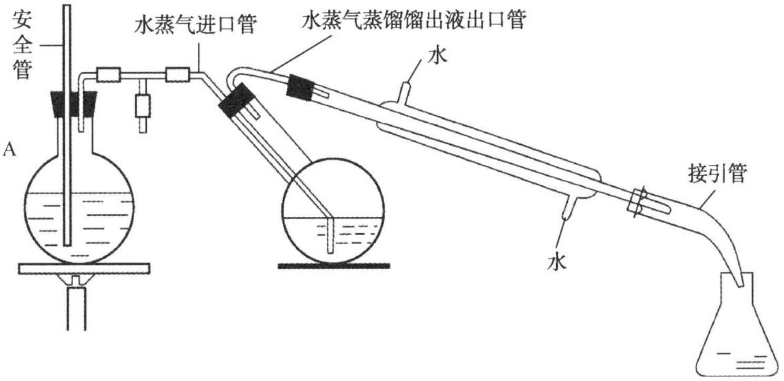

图13-6　水蒸气蒸馏装置(标准磨口仪器)

（四）主要仪器及试剂

（1）仪器：圆底烧瓶(250mL)、圆底烧瓶(150mL)、三通管、克氏蒸馏头、直形冷凝管、接引管、锥形瓶。

（2）试剂：甲苯(50mL)。

（五）实验步骤

（1）检漏。如图 13-6 所示，按顺序组装仪器，把 T 形管换成三通管，蒸馏头换成克氏蒸馏头，其支管插入一支量程为 100℃的水银温度计即可，应认真检查水蒸气蒸馏装置，必须严密不漏气。

（2）加料。在 250mL 的圆底烧瓶中(水蒸气发生器)加入约 2/3 容器体积的水，并加入几粒沸石。取 50mL 甲苯倒入 150mL 的圆底烧瓶中，操作前再仔细检查一遍装置是否正确，各仪器之间的连接是否紧密，有没有漏气，确认都无问题，则通冷凝水。

（3）加热。开始蒸馏时，应先打开三通管上的螺旋夹，直接加热水蒸气发生器，当有蒸气从三通管冲出时，旋紧螺旋夹，使水蒸气通入圆底烧瓶，开始蒸馏。水蒸气同时起加热、搅拌物料和带出有机物蒸气的作用。如果水蒸气在烧瓶中过多冷凝，特别是在室温较低时，可用小火加热圆底烧瓶。

（4）收集馏分。当冷凝管中出现混浊液滴时，调节火焰，使馏出速度为 2~3 滴/s。当温度计读数、馏出液速度恒定后，改用 50mL 量筒收集馏分。记录甲苯和水混合物的沸点、室温和大气压。当馏出液无明显油珠、澄清透明时，便可停止蒸馏。用软木塞塞住量筒，静置至完全分层，准确读取甲苯和水的体积。

（5）后处理。蒸馏完毕，应先取下三通管上的夹子，移走热源，待稍冷却后再关冷却水，以免发生倒吸现象。拆除仪器(顺序与组装时相反)，洗净。

（六）数据记录

（1）产品的性状：__________；

（2）蒸馏前的样品体积：__________；

（3）甲苯和水混合物的沸点：__________；

（4）蒸馏后的产品体积：__________；

（5）计算回收率：__________。

（七）注意事项

（1）进行水蒸气蒸馏时，先将溶液(混合液或混有少量水的固体)置于圆底烧瓶中，加热水蒸气发生器至接近沸腾后旋紧三通管上的螺旋夹，使水蒸气均匀进入圆底烧瓶。

（2）需中断蒸馏或蒸馏完毕时，一定要先打开螺旋夹使装置通大气，然后才可以停止加热，否则圆底烧瓶中的液体会倒吸入水蒸气发生器中。

（3）蒸馏时应随时注意安全管中水柱的高度，防止系统堵塞。一旦发现水柱不正常上升或烧瓶中液体有倒吸，就说明系统堵塞，此时应立刻打开三通管的螺旋夹，移去火焰，找出原因。待堵塞排除后，才能继续蒸馏。

（八）思考题

（1）什么情况下可以利用水蒸气蒸馏进行分离提纯？

（2）水蒸气蒸馏利用的什么原理？

（3）水蒸气蒸馏装置中安全管和三通管有什么作用？

（4）进行水蒸气蒸馏时，安全管和水蒸气导管末端为什么要接近烧瓶底部？

三、分馏

（一）实验目的

（1）掌握实验室常用的分馏装置，并能进行简单的分馏操作。

（2）熟悉分馏的原理与意义。

（3）了解分馏柱的种类和选用方法。

（二）实验原理

分馏是利用分馏柱将多次汽化—冷凝过程在一次操作中完成的方法。因此，分馏实际上是多次蒸馏。它更适合分离提纯沸点相差不大的液体有机混合物。进行分馏的必要性：①蒸馏分离不彻底；②多次蒸馏烦琐、费时，浪费极大。

蒸馏和分馏的原理基本相同，实际上分馏便是多次蒸馏。分馏比蒸馏多装一根分馏柱（或分馏管）。当沸腾的混合物蒸气进入分馏柱后，沸点较高的组分易被空气冷凝成液体，冷凝液中含有较多的高沸点组分，未被冷凝的蒸气中含有较多的低沸点组分；冷凝液流下，与上升的蒸气接触，两者进行热量交换，结果，上升的蒸气中所含的高沸点组分被流下的较冷的液体所冷凝，而低沸点组分仍呈蒸气上升。与此同时，在流下的冷凝液中，低沸点组分被上升的较热的蒸气所汽化，而高沸点组分仍呈液态。液相与气相在分馏柱中如此反复地进行交换，低沸点组分不断上升，进入冷凝管中，冷凝为液体而馏出；高沸点组分则不断回流到加热的容器中，使沸点不同的组分彼此分离。

（三）主要仪器及试剂

（1）仪器：圆底烧瓶、分馏柱、蒸馏头、温度计套管、温度计、冷凝管（直形冷凝管或空气冷凝管）、接引管、接收器、长颈漏斗、量筒、烧杯、铁架台、电热套。

（2）试剂：75%乙醇。

（四）实验装置

本实验的装置如图 13-7 所示。

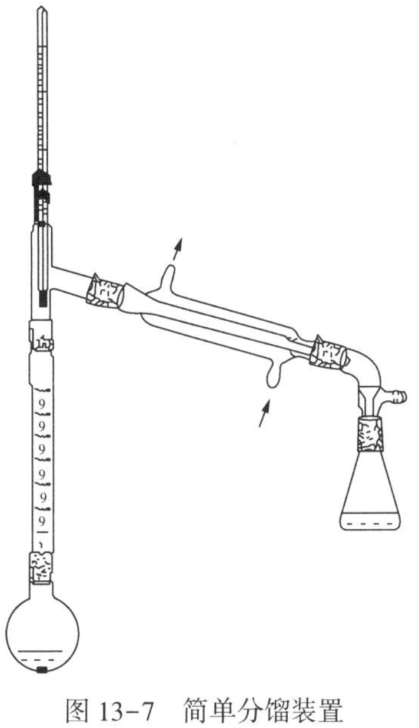

图 13-7　简单分馏装置

（五）实验步骤

（1）按简单分馏装置安装仪器，准备 3 个接收器，分别注明“1 号”“2 号”“3 号”。

（2）在 100mL 蒸馏瓶中用长颈漏斗或沿着面对蒸馏烧瓶支管的瓶颈壁，小心倒入 75%乙醇和水各 20mL，并加入 1~2 粒沸石。

（3）缓慢加热水浴至沸腾后，蒸汽慢慢进入分馏柱中，此时应控制加热程度，使温度慢慢上升，以保持分馏柱中有一个均匀的温度梯度。当冷凝管中有馏出液流出时，迅速记录温度计所示的温度。控制加热速度，使馏出液以 1 滴/s 的速度流出。

（4）将 80℃以前的馏分收集在 1 号瓶中。

（5）移去水浴，擦干烧瓶外壁，置于电热套中小火加热，收集 80～95℃的馏分于 2 号瓶中。

（6）当蒸气达到 95℃时，停止蒸馏，移去热源，冷却几分钟，使分馏柱内的液体回流至烧瓶。卸下烧瓶，将残液倒入 3 号瓶。

（7）量出并记录各馏分的体积。

（8）以柱顶温度为纵坐标，馏出液体积为横坐标，将实验结果绘成温度-体积曲线，讨论分馏效率。

（9）回收乙醇，拆卸装置(从右到左、从上到下)，清理实验台。

（六）数据记录

表 13-1　75%乙醇与水混合物的分馏数据记录表

馏出液体积/mL	第一滴	5	10	15	20	30
温度/℃						

用坐标纸以馏出液体积为横坐标，温度为纵坐标作图，讨论分馏效率。

（七）思考题

（1）分馏和蒸馏在原理及装置上有哪些异同？分馏操作时，影响分馏效率的因素有哪些？

（2）若加热太快，馏出液每秒钟的流出滴数超过要求，为什么用分馏法分离两种液体的能力会显著下降？

（3）为了取得较好的分离效果，为什么分馏柱必须保持回流液？

（4）在分离两种沸点相近的液体时，为什么装有填料的分馏柱比不装填料的效率高？

（5）在分馏时通常用水浴或油浴加热，与明火直接加热相比，水浴或油浴加热有什么优点？

（6）在什么情况下须用分馏法提纯液体物质？分馏的原理是什么？

（7）简单分馏需要注意什么才能获得较好的分馏效果？

（8）可以将分馏柱顶上温度计的水银柱插下去些吗？为什么？

四、萃取

（一）实验目的

（1）了解萃取的原理和应用。

（2）能使用分液漏斗进行萃取和洗涤分离液体有机物的操作。

（3）熟悉萃取装置。

（二）实验原理

萃取是利用系统中组分在溶剂中有不同的溶解度来分离混合物的单元操作。它是一种提取和纯化有机化合物的常用方法。

萃取通常分为液-液萃取和液-固萃取。

对液-液萃取而言，有两类萃取剂。一类萃取剂通常为有机溶剂，其萃取原理是：利用物质在两种互不相溶(或微溶)的溶剂中的溶解度(或分配系数)不同，使物质从一种溶剂转移到另一种溶剂中，从而达到将物质提取出来的目的。有机化合物在有机溶剂中的溶解度通常高于在水中的溶解度，因此，可用与水不相溶或微溶的有机溶剂从水溶液中将有机化合物提取出来。依照分配定律，用一定量的溶剂分多次萃取比一次萃取的效率高，一般萃取 3 次即可将绝大部分的物质提取出来。另一类萃取剂是反应型试剂，其萃取原理是利用它与被萃取的物质发生化学反应。这种萃取常用于从化合物中洗去少量杂质或分离混合物，方法与前面介绍的相同。例如稀酸、稀碱可以分别萃取或除去有机相中的碱性物质和酸性物质。在制备乙酸乙酯时，从反应器蒸出的乙酸乙酯中含有乙酸、乙醚和乙醇，用碳酸钠溶液洗去其中的乙酸，用氯化钙溶液洗去其中的乙醇，实际上就是萃取过程。

对于液-固萃取而言，萃取原理是：利用固体样品中被提取的物质和杂质在同一液体溶剂中溶解度的不同而达到分离和提取的目的。

从混合物中提取需要的物质时，选择萃取溶剂的基本原则是：萃取溶剂对被提取物有较大的溶解度，并且与原溶剂不相溶或微溶；两溶剂之间的相对密度差异较大(以利于分层)；化学稳定性好，与原溶剂和被提取物都不反应；沸点较低，萃取后易用常压蒸馏回收。此外，也应考虑价廉、毒性小、不易着火等条件。

（三）主要仪器

（1）仪器：分液漏斗(125mL)、烧杯(150mL)、烧杯(250mL)、锥形瓶(100mL)、量筒、酒精灯、索氏提取器(又称脂肪提取器)。

（2）试剂：乙醚、无水硫酸镁。

（四）实验步骤

1. 液-液萃取

在苯胺制备实验中，水蒸气蒸馏所得的馏出液分离下层苯胺后，收集的水层里面还有一定量的苯胺，可以用乙醚进行萃取。

取 125mL 分液漏斗，取出玻璃活塞，擦干，在中间小孔两侧沾上少许凡士林(注意勿堵塞中间小孔)，把活塞放回原处，塞紧，并来回旋转几下，使凡士林分布均匀，以防止渗漏。将分液漏斗放在铁圈中(铁圈固定在铁架上)，关好活塞，依次从上口倒入上述水溶液和乙醚，塞好并旋转玻璃塞，取下分液漏斗，按如图 13-8 所示的方法握住分液漏斗进行振摇。

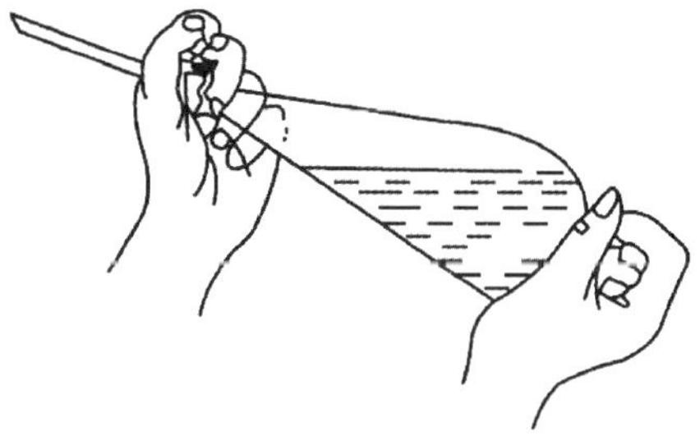

图 13-8　分液漏斗振摇方法

开始时稍慢，每振摇几次，就将漏斗向上倾斜，打开活塞，把分液漏斗中的乙醚蒸气放出，然后关闭活塞，再振摇，如此重复，2~3min 后将漏斗放回铁圈中静置。待分液漏斗中两液体层完全分开后，打开上面的塞子，小心旋开活塞，放出下面水层，到快放完时，把活塞关紧些，让水层逐滴流下，一旦分离完毕，立即关闭活塞(静置片刻再观察有无分离完全)。把乙醚层从分液漏斗的上口倒出，密塞储存于小锥形瓶中，然后把水层倒回分液漏斗中，用新的 20mL 乙醚按同法再次进行萃取，共 3 次。合并萃取液，往萃取液中加入无水硫酸镁(或无水硫酸钠)进行干燥，再蒸馏挥发乙醚，留下的即为苯胺(可用蒸馏法进行精制)。

2. 液-固萃取

实验室常用索氏提取器进行液-固萃取，这是一种连续提取装置，如图 13-9 所示。

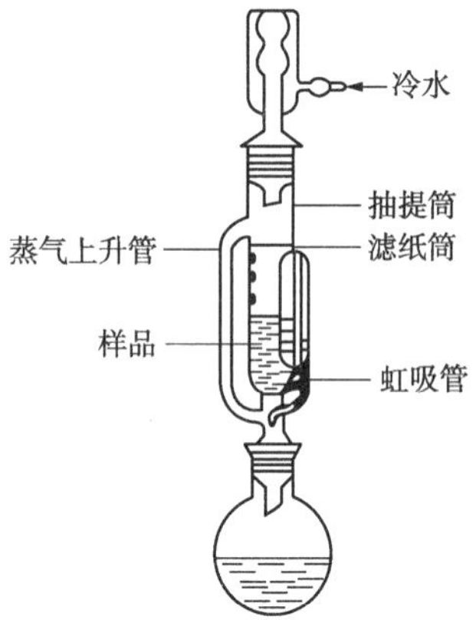

图 13-9　索氏提取器装置

首先把固体物质粉碎研细，放在圆柱形滤纸筒中。滤纸筒的直径小于索氏提取器的内径，其下端用细线扎紧，其高度以介于索氏提取器外侧的虹吸管和蒸气上升管管口之间为宜。提取器下口与盛有萃取溶剂的圆底烧瓶连接，上口与回流冷凝管相连。向圆底烧瓶中投入几粒沸石，开始加热(如为易燃性溶剂，需用水浴加热)，溶剂沸腾后，其蒸气通过提取器外侧直径较大的支管上升，被冷凝管冷凝为液体，回滴到盛有固体物质粉末的圆柱形滤纸筒内，可溶性物质便被萃取到热溶剂中。当溶液的液面超过直径较小的虹吸管顶端时，溶液会通过虹吸管自动虹吸流回圆底烧瓶。溶剂回流和虹吸作用重复循环，使固体中的成分被萃取出来而集中于烧瓶中，然后再经回收溶剂精制而获得纯的成分。

(五) 注意事项

(1) 分液漏斗玻璃塞和活塞要用线或橡皮筋拴在漏斗体上，以免掉下打破或调错。

(2) 活塞要涂上凡士林(上面的玻璃塞可涂可不涂)。

(3) 放入液体总量不能超过漏斗容量的 3/4。

(4)不能用手拿分液漏斗的下端。

(5) 分液漏斗要放在铁圈上，打开上面的玻璃塞后，才能开启下面的活塞。

(6) 下层液体通过活塞放出，上层液体从上面的漏斗口倒出。

(7) 在萃取过程中(尤其是溶液呈碱性时)常常会产生乳化现象，静置难以分层，影响两相分离。解决的办法主要有：

① 延长静置时间；

② 加入少量电解质(如氯化钠)以盐析破坏溶剂(适用于水与有机溶剂)；

③ 加入少量稀硫酸(适用于碱性溶液与有机溶剂)；

④ 进行过滤(适用于存在少量轻质沉淀时)。

(六) 思考题

(1) 萃取的原理是什么？为什么萃取也是一种分离提纯有机物的方法？萃取适用于哪些情况？

(2) 萃取所用的溶剂应具备哪些条件？在用量和次数方面应注意什么？

(3) 怎样正确使用分液漏斗？怎样才能使两层液体分离干净？

(4) 索氏提取器的工作原理是什么？适用于萃取哪些物质？与分液漏斗萃取有何不同？

第四节　有机化合物的制备

一、正丁醚的制备

(一) 实验目的

(1) 掌握醇脱水制醚的反应原理和制备单醚的方法。

（2）学习分水器的使用方法和实验操作。

（3）学会回流蒸馏的基本操作和技能。

（二）实验原理

主反应：

$$2CH_3CH_2CH_2CH_2OH \xrightarrow{H_2SO_4,\ 134\sim135℃} CH_3CH_2CH_2CH_2OCH_2CH_2CH_2CH_3+H_2O$$

副反应：

$$CH_3CH_2CH_2CH_2OH \underset{>135℃}{\overset{H_2SO_4}{\rightleftharpoons}} C_4H_8+H_2O$$

（三）实验装置

本实验的装置如图 13-10 所示。

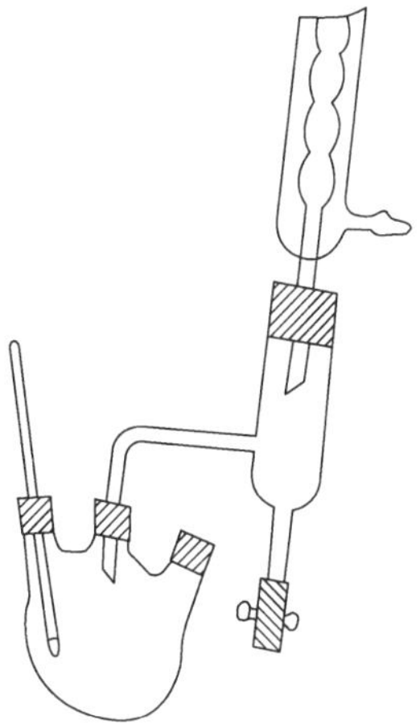

图 13-10　回流蒸馏装置

（四）主要仪器及试剂

（1）仪器：电热套、铁架台、十字夹、万能夹、分水器、温度计及接头、冷凝器、玻璃塞、蒸馏头、接引管、三口连接管、锥形瓶、量筒、分液漏斗、烧瓶。

（2）试剂：正丁醇、浓硫酸、无水氯化钙、50%硫酸溶液。

（五）实验步骤

（1）按图 13-10 组装好回流蒸馏装置，在 100mL 三颈烧瓶中加入 12.5g(15.5mL)正丁醇和约 4g(2.2mL)浓硫酸，摇动使混合均匀，并加入几粒沸石。

（2）在三颈烧瓶的一瓶口装上温度计，另一瓶口装上分水器，分水器上端接回流冷凝管。

（3）在分水器中加入 2mL 水，然后将烧瓶放在电热套中用小火加热，回流。

（4）继续加热至瓶内温度升高到 134~135℃（约需 20min）。待分水器全部被水充满时，反应已基本完成。

（5）冷却反应物，将它连同分水器里的水一起倒入内盛 25mL 水的分液漏斗中，充分振摇，静置，分出粗产物正丁醚。

（6）将粗产物用两份 8mL 50%硫酸洗涤两次，再用 10mL 水洗涤一次，然后用无水氯化钙干燥。

（7）干燥后的产物倒入蒸馏烧瓶中，蒸馏收集 139~142℃的馏分。

纯正丁醚为无色液体，沸点为 142℃，相对密度（d_4^{20}）为 0.769，折射率（n_D^{20}）为 1.3992。

（六）思考题

（1）写出实验各洗涤步骤中各层的成分。

（2）反应结束后为什么要将混合物倒入 25mL 水中？其后各洗涤步骤的目的是什么？

（3）正丁醚的制备过程中为什么要使用分水器？它有什么作用？

二、乙酸乙酯的制备

（一）实验目的

（1）掌握蒸馏、分液漏斗的使用等操作。

（2）熟悉酯化反应的原理及应用，熟悉滴液漏斗的使用方法。

（3）学习酯的制备方法。

（4）学会制备乙酸乙酯的操作。

（二）实验原理

在一定温度并有少量浓硫酸催化下，羧酸和醇发生酯化反应生成酯。但酯化反应是可逆反应，生成的酯又可以水解为羧酸和醇，硫酸能使反应较快达到平衡。为了提高酯的产率，可以采取下列措施：

（1）增加反应物酸或醇的用量；

（2）加浓硫酸把生成的水除去；

（3）反应时不断移去生成的酯。

在本实验中，乙醇比乙酸便宜，所以乙醇是过量的。生成的乙酸乙酯随即被蒸馏而出，以促进可逆反应向生成酯的方向进行。

主反应：

$$CH_3COOH+CH_3CH_2OH \underset{\triangle}{\overset{浓\ H_2SO_4}{\rightleftharpoons}} CH_3COOCH_2CH_3+H_2O$$

副反应：

$$CH_3CH_2OH \underset{170℃}{\overset{浓\ H_2SO_4}{\rightleftharpoons}} CH_2{=}CH_2+H_2O$$

$$2CH_3CH_2OH \underset{140℃}{\overset{浓\ H_2SO_4}{\rightleftharpoons}} (CH_3CH_2)_2O+H_2O$$

（三）实验装置

本实验的装置如图 13-11 所示。

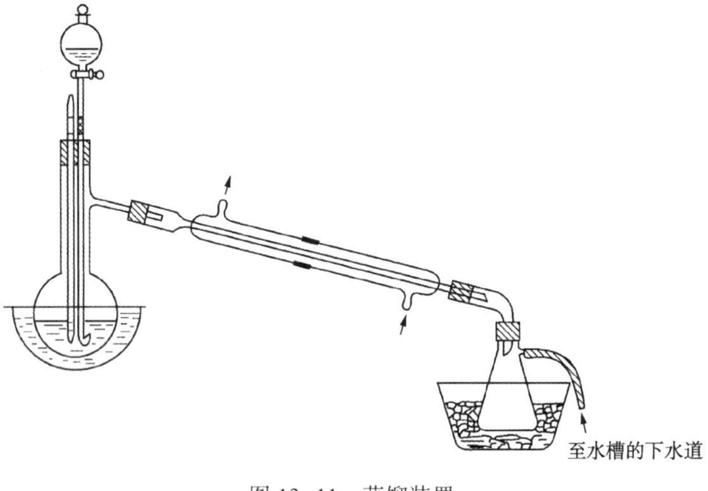

图 13-11　蒸馏装置

（四）主要仪器及试剂

（1）仪器：圆底烧瓶、冷凝管、蒸馏头、接引管、分液漏斗、加热套、铁架台、锥形瓶。

（2）试剂：无水乙醇、冰醋酸、浓硫酸、饱和碳酸钠溶液、饱和食盐水、饱和氯化钙溶液、无水硫酸镁。

（五）实验步骤

（1）在 100mL 蒸馏烧瓶上配置一个双孔塞子（也可用三口烧瓶代替蒸馏烧瓶）。一孔插入一支温度计，温度计的水银球要伸到距瓶底约 2mm 处。另一孔插入一根末端有钩形弯头的玻璃管，弯头也要伸到距瓶底约 2mm 处。玻璃管的上端通过一段橡皮管与分液漏斗连接。蒸馏烧瓶的侧管连接冷凝管与接引管，接引管伸到外面用冰水冷却的锥形瓶中。

（2）在蒸馏烧瓶中加入 3mL 乙醇，在不断振荡和冷却下，小心滴入 3mL 浓硫酸，混合均匀，并加入 2 粒沸石。在分液漏斗中加入 20mL 乙醇和 14.3mL 冰醋酸的混合液。然后用小火加热蒸馏，当混合物的温度达到 120℃左右时，开始滴加乙醇和冰醋酸混合液，调节加料速度使其和蒸出乙酸乙酯的速度大致相等，同时保持反应混合物的温度在 120~125℃。加完全部混合液约需 90min，滴加完毕后再继续加热 10min，直到不再有液体馏出为止。

（3）反应完成后，首先拆下接收产物的锥形瓶，塞上塞子；再按要求拆除制备装置。然后在不断振荡下向接收产物的锥形瓶中慢慢加入饱和碳酸钠溶液，直到上层液体的 pH 值为 7~8 为止（用 pH 试纸检验）。将混合液倒入分液漏斗中，分出水层后，用等体积的饱和食盐水洗涤；放出下层食盐溶液，再用等体积的饱和氯化钙溶液洗涤酯层两次，弃去水层；将粗乙酸乙酯倒入干燥的 50mL 的锥形瓶中，加入 3~5g 无水硫酸镁干燥，干燥时间约 30min，加塞放置，期间要间歇振荡，直至液体澄清。

（4）将乙酸乙酯通过长颈漏斗小心地过滤至 60mL 的蒸馏烧瓶中，加入沸石，用水浴加热蒸馏。用已知质量的洁净锥形瓶收集 73~78℃的馏分，称量。

（六）数据记录

原料	产物	产率

计算：

$$产率=\frac{V_{产品}}{V_{理论}}\times100\%或产率=\frac{W_{产品}}{W_{理论}}\times100\%$$

（七）注意事项

（1）加浓硫酸时要缓慢加入，且边加边振荡。

（2）洗涤时注意放气，有机层用饱和食盐水洗涤后，尽量将水相分干净。

（3）用饱和氯化钙溶液洗涤之前，一定要先用饱和食盐水洗，否则会产生沉淀，给分液带来困难。

（4）酯化反应的温度必须严格控制在 110~120℃，温度低反应不完全，温度高会增加副产物（如乙醚）而降低酯的纯度和产量。

（5）温度计的水银球部分应距离烧瓶底约 2cm，使其能正确指示温度。分液漏斗的末端应插入反应物液面以下约 2cm（如漏斗的末端不够长，可用胶管或橡皮管接上一段玻璃管）。若在液面之上，滴入的乙醇受热蒸发，不能参与反应，影响产量；若插入太深，因压力关系有可能使反应物难以滴入。

（6）要控制从分液漏斗滴入反应物的速度，使其与馏液蒸出的速度大体一致。如滴加太快会使醋酸和乙醇来不及反应就被蒸出，或使反应物温度迅速下降，两者都将影响酯的产量。

（八）思考题

（1）蒸出的粗乙酸乙酯中主要有哪些杂质？如何除去？

（2）能否用氢氧化钠溶液代替饱和碳酸钠溶液来洗涤？为什么？

（3）酯化反应有什么特点？本实验采取了哪些措施使反应尽量向正反应方向进行？

（4）在酯化反应中用作催化剂的硫酸，一般只取醇质量的3%，本实验为什么多用了大约一倍？

（5）醋酸是否可以过量使用？为什么？

三、从茶叶中提取咖啡因

（一）实验目的

（1）掌握从茶叶中提取咖啡因的原理和方法。

（2）学习索氏提取器连续抽提的方法。

（3）熟悉升华操作的方法及作用。

（二）实验原理

茶叶含有生物碱—含量3%~5%的咖啡因、含量较少的茶碱和可可豆碱。此外，茶叶中还含有11%~12%的丹宁酸(又称鞣酸)，以及叶绿素、纤维素、蛋白质等。

咖啡因是白色针状晶体，无臭、味苦，易溶于水、乙醇、丙酮、氯仿，微溶于石油醚，难溶于乙醚和苯，100℃时失去结晶水，并开始升华，178℃时升华很快。无水咖啡因的熔点为238℃。

本实验先用适当的溶剂(95%乙醇)从茶叶中提取咖啡因，并在索氏提取器中连续抽提，然后浓缩、焙炒得到粗制咖啡因，最后通过升华提纯得到纯净的咖啡因。

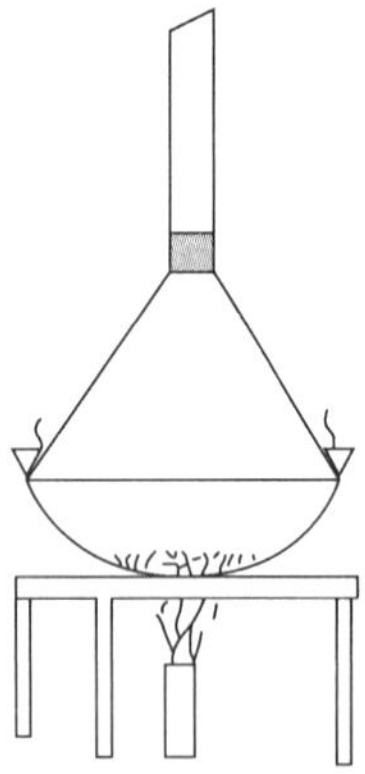

图13-12　常压升华装置图

（三）实验装置

常压升华装置如图13-12所示。

（四）主要仪器及试剂

（1）仪器：索氏提取器、圆底烧瓶、滤纸、石棉网、沙浴锅、小刀。

（2）试剂：95%乙醇(120mL)、氧化钙(3g)、茶叶(10g)。

（五）实验步骤

（1）按图13-12装配索氏提取器。称取10g茶叶(或茶叶末)，放入索氏提取器的滤纸套筒中，然后在250mL圆底烧瓶中加入120mL 95%乙醇和2~3粒沸石，水浴加热。连续抽提2.5~3h后，待冷凝液刚刚虹吸下去时，立即停止加热。然后将装置改装成蒸馏装置，回收抽提液中的大部分乙醇(约100mL)，将残液趁热倒入蒸发皿中，拌入3g研细的氧化钙，在水蒸气浴上蒸干。将蒸发皿移至煤气灯上，隔着石棉网焙炒片刻(务必使水分全部除去)，冷却后，擦去沾在蒸发皿边上的粉末，以免升华时污染产物。

（2）按图13-12组装实验装置，用沙浴小心加热升华。将沙浴温度控制在220~230℃(温度太高会使产物碳化)。当滤纸上出现白色针状结晶时，适当控制火焰以降低升华速度；当沙浴温度达到230℃(或发现有棕色烟雾)时，立即停止加热，冷却至100℃左右，小心揭开漏斗和滤纸，仔细地把附在纸上及器皿周围的咖啡因晶体用小刀刮下。如果残渣仍为绿色，可再次升华，直至残渣变为棕色为止。合并两次所得的咖啡因，称量，测熔点。

产量：70~100mg；实测的熔点范围：236~237℃。

（六）注意事项

（1）滤纸套筒要紧贴器壁，其高度以介于虹吸管和蒸气上升管管口之间为宜，将滤纸套筒上部折成凹形，以保证回流液均匀浸透被萃取物。必须注意，滤纸包茶叶末时要严防漏出而堵塞虹吸管。

（2）水蒸气浴加热后，务必使水分全部除去，如留有少量水分，会在升华开始时产生一些烟雾污染器皿。

（3）在萃取回流充分的情况下，纯化产物的升华操作是本实验成败的关键。在升华过程中必须始终小火。严格控制加热温度，如温度太高，会使产品发黄，被升华物很快烤焦；温度太低，咖啡因会在蒸发皿内壁上结出，与残渣混在一起。为节省实验时间，沙浴可预先加热至接近100℃。

（七）思考题

（1）蒸发皿中加氧化钙起什么作用？

（2）用什么方法可以测定提取的咖啡因的纯度？

四、从黄连中提取黄连素

（一）实验目的

（1）掌握从中草药中提取生物碱的原理和方法。

（2）熟悉索氏提取器连续抽提的方法。

（3）了解中药成分的提取方法。

（二）实验原理

黄连素是中药黄连等的主要有效成分，抗菌能力很强，在临床上有广泛应用。

黄连素是黄色针状晶体，微溶于水和乙醇，较易溶于热水和热乙醇，几乎不溶于乙醚。黄连素的盐酸盐难溶于冷水，但易溶于热水。本实验就是利用这些性质来提取黄连素的。

（三）主要仪器及试剂

（1）仪器：索氏提取器、圆底烧瓶、水泵、漏斗。

（2）试剂：95%乙醇、黄连、丙酮、石灰乳、1%醋酸。

（四）实验步骤

（1）装配索氏提取器。称取10g由中药黄连切成的细小碎片，磨细后放入索氏提取器的滤纸套筒中，然后在下方的250mL圆底烧瓶中加入100mL 95%乙醇和2~3粒沸石，水浴加热，连续提取1~2h，待冷凝液刚刚虹吸下去时，立即停止加热。

（2）在水泵减压下蒸出乙醇（回收），直至得到棕红色糖浆状物质。再加入1%醋酸20mL，加热溶解，抽滤除去不溶物。

（3）于滤液中逐滴加入浓盐酸，至溶液混浊为止（约8mL）；冰水浴冷却，即有黄色针状的黄连素盐酸盐析出，抽滤，结晶用冰水洗涤两次，再用丙酮洗涤一次，干燥，烘干后称量。

（五）注意事项

（1）得到纯净的黄连素晶体比较困难。向黄连素盐酸盐中加热水至刚好溶解，煮沸，用石灰乳调节至 pH 值为 8.5~9.8，稍冷却后滤去杂质，滤液继续冷却到室温以下，即有针状体的黄连素析出，抽滤，将晶体在 50~60℃下干燥。

（2）丙酮具有挥发性，注意要在通风设备中使用。

（六）思考题

（1）为何用石灰乳而不用强碱氢氧化钠来调节溶液的酸碱度？

（2）黄连素是哪种生物碱类的化合物？

第五节　有机化合物的性质实验

一、醇和酚的性质

（一）实验目的

（1）熟悉醇和酚的主要化学性质以及它们性质上的异同。

（2）学会醇和酚的鉴别方法。

（二）主要仪器和试剂

（1）仪器：试管、试管架、酒精灯、镊子、小刀、量筒、烧杯、滴管、表面皿。

（2）试剂：乙醇、无水乙醇、正丁醇、仲丁醇、叔丁醇、乙二醇、甘油、苯酚、乙醚、金属钠、酚酞试液、蓝色石蕊试纸、稀硫酸、浓硫酸、浓盐酸、0.17mol/L 重铬酸钾溶液、卢卡斯试剂、0.2mol/L 苯酚溶液、0.2mol/L 邻苯二酚溶液、0.2mol/L 苯甲醇溶液、2.5mol/L 氢氧化钠溶液、0.3mol/L 硫酸铜溶液、饱和碳酸氢钠溶液、饱和氨水、0.06mol/L 三氯化铁溶液、0.03mol/L 高锰酸钾溶液。

（三）实验步骤

醇的性质

（1）醇与金属钠的反应。取 3 支干燥的试管，编号，分别加入 1mL 蒸馏水、无水乙醇和正丁醇，再各放入一粒绿豆大小的洁净金属钠，观察反应速度的差异。待金属钠完全溶解后，将金属钠与乙醇反应后的溶液倒在表面皿上，使剩余的乙醇挥发，如有必要可水浴加热表面皿。乙醇挥发后残留在表面皿上的固体为乙醇钠。滴加数滴水于乙醇钠上使其溶解，然后再滴入 1 滴酚酞试液，记录并解释发生的现象。

（2）醇的氧化反应。取 4 支干燥的试管，编号，1~3 号试管中分别加入正丁醇、仲丁醇、叔丁醇各 10 滴，4 号试管中加入 10 滴蒸馏水作为对照。然后各加入 1mL 稀硫酸、10 滴 0.17mol/L 重铬酸钾溶液，振荡，记录并解释发生的现象。

（3）醇与卢卡斯试剂的反应。取 3 支干燥的试管，分别加入正丁醇、仲丁醇、叔丁醇各 10 滴，在 50~60℃水浴中预热片刻。然后同时向 3 支试管中加入卢卡斯试剂各 1mL，用软木塞塞住试管，振荡，静置，观察发生的现象，记录混合液体变混浊和出现分层所需要的时间。

（4）甘油与氢氧化铜的反应。取干燥试管 2 支，各加入 1mL 2.5mol/L 氢氧化钠溶液和

10滴0.3mol/L硫酸铜溶液，摇匀。然后往一支试管中加入5滴10%的乙二醇，振荡；往另一支试管中加入5滴10%的甘油，振荡，观察并记录发生的变化。

酚的性质

（1）酚的溶解性和弱酸性。称取0.3g苯酚放入试管中，加入3mL水，振荡试管后观察是否溶解。用玻璃棒蘸一滴溶液，以蓝色石蕊试纸检验溶液的酸碱性。加热试管观察苯酚发生的变化。将溶液分装在两支试管中，冷却后两试管均出现混浊。向其中一支试管加入几滴5%氢氧化钠溶液，观察现象。再加入10%盐酸，观察有何变化。在另一支试管中加入5%碳酸氢钠溶液，观察混浊液是否溶解。

（2）酚与溴水的反应。在试管中加入1mL饱和溴水，再滴入2滴0.2mol/L的苯酚溶液，振荡，观察并记录发生的现象。

（3）酚与三氯化铁的显色反应。取小试管3支，分别加入0.2mol/L苯酚溶液、0.2mol/L邻苯二酚溶液、0.2mol/L苯甲醇溶液各5滴，再各滴入1滴0.06mol/L三氯化铁溶液，振荡，观察并记录发生的现象。

（4）酚的氧化反应。在试管中加入1mL 0.2mol/L的苯酚溶液，再加入10滴2.5mol/L氢氧化钠溶液，最后加入5~6滴0.03mol/L高锰酸钾溶液，观察并记录发生的现象。

（四）注意事项

（1）在酚与三氯化铁的显色反应中，三氯化铁不宜多加，否则三氯化铁的颜色将会掩盖反应产生的颜色，尤其是在酚含量较低时。

（2）酚有腐蚀性，在使用时需注意安全。

（五）思考题

（1）为什么卢卡斯试剂可以鉴别伯醇、仲醇、叔醇？应用此方法时有什么条件限制？

（2）为什么苯酚能溶于氢氧化钠溶液而不能溶于碳酸氢钠溶液？

（3）醇和酚都有羟基，为什么有不同的化学性质？

（4）为什么苯酚比苯更容易发生溴代反应？

二、醛和酮的性质

（一）实验目的

（1）熟悉醛和酮的主要化学性质以及它们性质上的异同。

（2）学会醛和酮的鉴别方法。

（二）主要仪器及试剂

（1）仪器：试管、烧杯、温度计、石棉网、酒精灯。

（2）试剂：正丁醛、苯甲醛、丙酮、苯乙酮、甲醛、乙醛、无水乙醇、正丁醇、2,4-二硝基苯肼、95%乙醇、40%乙醛水溶液、浓硫酸、氢氧化钠、氨水、亚硫酸氢钠、硝酸银、斐林试剂A液（硫酸铜溶液）、斐林试剂B液（酒石酸钾钠的氢氧化钠溶液）、碘化钾、碘。

（三）实验步骤

亲核加成反应

（1）与饱和亚硫酸氢钠溶液加成。取4支干燥的试管，各加入2mL新配制的饱和亚硫酸氢钠溶液，然后分别滴加 8~10 滴正丁醛、苯甲醛、丙酮、苯乙酮，用力振荡，使混合均匀，将试管置于冰水浴中冷却，观察有无沉淀析出，记录沉淀析出所需的时间。

（2）与 2,4-二硝基苯肼的加成反应。取 4 支试管，各加入 2mL 2,4-二硝基苯肼试剂，再分别滴加 2~3 滴正丁醛、苯甲醛、丙酮，用力振荡，使混合均匀，观察有无沉淀析出。如无，静置数分钟后观察；再无，可微热 1min 后振荡，冷却后再观察。

（3）α-氢原子的反应——碘仿反应。取 5 支试管，各加入 1mL 碘-碘化钾溶液，并分别加入 5 滴 40%乙醛水溶液、丙酮、乙醇、苯乙酮。然后一边滴加 10%氢氧化钠溶液，一边振荡试管，直到碘的颜色接近消失，反应液呈微黄色为止。观察有无黄色沉淀。如无沉淀，可在 60℃水浴中温热 2~3min，冷却后观察。比较各试管所得结果。

与弱氧化剂反应

（1）银镜反应。在洁净的试管中加入 4mL 2%硝酸银溶液和 2 滴 5%氧化钠溶液，然后一边滴加 2%氨水，一边振摇试管，直到生成的棕色氧化银沉淀刚好溶解为止，此即托伦试剂。

将此溶液平均分置于 4 支干净试管中，分别加入 3~4 滴甲醛、乙醛、丙酮、苯甲醛，振荡均匀，静置后观察。如无变化，可在 40~50℃水浴中温热，有银镜生成，则表明化合物分子中有醛基。

（2）与斐林试剂反应。将斐林试剂 A 液和斐林试剂 B 液各 4mL 加入大试管中，混合均匀，然后平均分装到 4 支小试管中，分别加入 10 滴甲醛、乙醛、丙酮和苯甲醛。振荡均匀，置于沸水浴中，加热 3~5min，观察颜色变化及有无红色沉淀析出。

（四）注意事项

（1）进行碘仿反应时应注意，碘试剂样品不能过多，否则生成的碘仿可能会溶于醛酮中。另外，滴加氢氧化钠溶液时也不能过量，加到溶液呈淡黄色(有微量的碘存在)即可。

（2）进行银镜反应时应将试管洗涤干净，加入碱液时不要过量，否则会影响实验效果。实验完毕，立即用稀硝酸洗涤银镜。

（3）饱和亚硫酸氢钠溶液必须使用新配置的。

（五）思考题

（1）哪些试剂可用于醛和酮的鉴别?

（2）进行银镜反应时，应注意什么问题?

三、糖的性质

（一）实验目的

（1）熟悉糖的主要性质。

（2）学会区别不同类型糖的性质差异。

（二）主要仪器及试剂

（1）仪器：试管、试管夹、水浴锅、酒精灯、白瓷点滴板、滴管、玻璃棒。

（2）试剂：浓盐酸、浓硝酸、浓硫酸、冰醋酸、氢氧化钠、硝酸银、硫酸铜、酒石酸甲酸、葡萄糖溶液、果糖溶液、蔗糖溶液、麦芽糖溶液、淀粉溶液、碘试剂、活性炭。

（三）实验步骤

糖的还原性

（1）与斐林试剂的反应。取 4 支洁净试管，各加入 0.5mL 斐林试剂 A 液和斐林试剂 B

液，混合均匀后置于水浴上加热，分别加入5%的葡萄糖、果糖、蔗糖、麦芽糖溶液各5~6滴，振荡，加热，注意观察溶液的颜色变化和有无沉淀析出。

（2）与托伦试剂的反应。取4支洁净试管，各加入1mL托伦试剂，再分别加入0.5mL 5%的葡萄糖、果糖、蔗糖、麦芽糖溶液，混合均匀后置于60~80℃的热水浴中温热，观察有无银镜生成。

淀粉的性质

（1）碘-淀粉实验。取一支试管，加入2mL水和5滴2%淀粉溶液，然后加入1滴0.1%碘液，观察现象。将试管放入沸水浴中加热，有何变化？冷却后又发生什么变化？

（2）淀粉水解。取一支试管，加入1mL 2%淀粉溶液，再加3滴浓盐酸，在沸水浴中或水蒸气浴中加热至100℃，保持10min，冷却后，逐滴加入10%氢氧化钠溶液，中和至红色石蕊试纸刚变蓝，然后做斐林实验，并与未经水解的2%淀粉溶液进行的斐林实验作比较。

纤维素的性质

（1）纤维素水解。取一支试管，加入2mL 65%的硫酸，再加入少许脱脂棉，用玻璃棒搅拌至脱脂棉全溶，形成无色黏稠液。取1mL倒入盛有5mL水的另一试管中，观察有何现象。将剩余的黏稠液置于热水浴中加热至亮黄色，然后取出试管，冷却后倒入盛有5mL水的另一试管中，观察结果。将上述两支原盛有5mL水的试管中的试液分别用30%氢氧化钠溶液中和至红色石蕊试纸刚变蓝，分别做斐林实验，观察结果。

（2）纤维素硝酸酯。取一支大试管，加入2mL浓硝酸，边摇动边慢慢滴加4mL浓硫酸，用玻璃棒将一小团脱脂棉（约0.2g）浸入热混酸中，将试管置于60~70℃水浴中加热，同时不断搅拌。5min后，用玻璃棒取出脱脂棉，放在烧杯中，用水充分洗涤，除去酸性。将水尽量挤出，并用滤纸吸干，最后将脱脂棉疏松地放在表面皿上，在沸水浴上干燥，即得浅黄色纤维素硝酸酯。

用镊子夹取少许干燥的纤维素硝酸酯，用火点燃，观察其燃烧情况并与脱脂棉的燃烧情况作比较。

（四）注意事项

（1）淀粉与碘作用主要是靠范德华力和吸附作用形成一种络合物，显蓝色，加热时蓝色消失，冷却后又复显色，是一个可逆过程。

（2）由于纤维素的游离羟基与硫酸形成酸式硫酸酯，故纤维素溶于硫酸。纤维素经硫酸部分水解的产物也溶于浓硫酸，但不溶于水且无还原性，因此当用水稀释酸溶液时即有沉淀析出。当在酸中加热后，纤维素水解生成二糖和单糖而溶于水并具还原性。

（3）实验刚生成的纤维素二硝酸酯没有爆炸性，但如果延长反应时间，温度又较高，则纤维素二硝酸酯可生成纤维素三硝酸酯，具有爆炸性。因此，该实验要控制水浴温度和反应时间。

（五）思考题

（1）何谓还原性糖？用什么方法来鉴别还原性糖和非还原性糖？

（2）碘在实验中主要起什么作用？

参 考 文 献

[1] 仲继燕，吴旭，林丽，主编. 药用有机化学[M]. 重庆：重庆大学出版社，2020.

[2] 张雪昀，倪汀，主编. 药用化学基础(一)——无机化学[M]. 3 版. 北京：中国医药科技出版社，2020.

[3] 张雪昀，高娟，主编. 药用化学基础(二)——有机化学[M]. 3 版. 北京：中国医药科技出版社，2020.

[4] 彭秀丽，李炎武，主编. 医用化学[M]. 武汉：华中科技大学出版社，2021.

[5] 赵志才，高雅男，主编. 药用化学基础[M]. 北京：化学工业出版社，2020.

[6] 邢其毅，裴伟伟，徐瑞秋，等编. 基础有机化学[M]. 4 版. 北京：北京大学出版社，2016.

[7] 陆涛主编. 有机化学[M]. 北京：人民卫生出版社，2016.

[8] 秦川，荣国斌，编. 大学基础有机化学习题精析[M]. 北京：化学工业出版社，2016.

[9] 高职高专化学教材编写组. 有机化学实验[M]. 北京：高等教育出版社，2008.

[10] 陈常兴，秦子平，主编. 医用化学[M]. 8 版. 北京：人民卫生出版社，2018.

元素周期表

原子序数 — 92 U — 元素符号，红色指放射性元素

元素名称 — 铀

注*的是人造元素

$5f^36d^17s^2$ — 外围电子层排布，括号指可能的电子层排布

238.0 — 相对原子质量(加括号的数据为该放射性元素半衰期最长同位素的质量数)

非金属　　金属　　过渡元素

周期＼族	ⅠA 1	ⅡA 2	ⅢB 3	ⅣB 4	ⅤB 5	ⅥB 6	ⅦB 7	Ⅷ 8	Ⅷ 9	Ⅷ 10	ⅠB 11	ⅡB 12	ⅢA 13	ⅣA 14	ⅤA 15	ⅥA 16	ⅦA 17	0 18	电子层	0族电子数
1	1 H 氢 $1s^1$ 1.008																	2 He 氦 $1s^2$ 4.003	K	2
2	3 Li 锂 $2s^1$ 6.941	4 Be 铍 $2s^2$ 9.012											5 B 硼 $2s^22p^1$ 10.81	6 C 碳 $2s^22p^2$ 12.01	7 N 氮 $2s^22p^3$ 14.01	8 O 氧 $2s^22p^4$ 16.00	9 F 氟 $2s^22p^5$ 19.00	10 Ne 氖 $2s^22p^6$ 20.18	L K	8 2
3	11 Na 钠 $3s^1$ 22.99	12 Mg 镁 $3s^2$ 24.31											13 Al 铝 $3s^23p^1$ 26.98	14 Si 硅 $3s^23p^2$ 28.09	15 P 磷 $3s^23p^3$ 30.97	16 S 硫 $3s^23p^4$ 32.06	17 Cl 氯 $3s^23p^5$ 34.45	18 Ar 氩 $3s^33p^6$ 39.95	M L K	8 8 2
4	19 K 钾 $4s^1$ 39.10	20 Ca 钙 $4s^2$ 40.08	21 Sc 钪 $3d^14s^2$ 44.96	22 Ti 钛 $3d^24s^2$ 47.87	23 V 钒 $3d^34s^2$ 50.94	24 Cr 铬 $3d^54s^1$ 52.00	25 Mn 锰 $3d^54s^2$ 54.94	26 Fe 铁 $3d^64s^2$ 55.85	27 Co 钴 $3d^74s^2$ 58.93	28 Ni 镍 $3d^84s^2$ 58.69	29 Cu 铜 $3d^{10}4s^1$ 63.55	30 Zn 锌 $3d^{10}4s^2$ 65.41	31 Ga 镓 $4s^24p^1$ 69.72	32 Ge 锗 $4s^24p^2$ 72.64	33 As 砷 $4s^24p^3$ 74.92	34 Se 硒 $4s^24p^4$ 78.96	35 Br 溴 $4s^24p^5$ 79.90	36 Kr 氪 $4s^24p^6$ 83.80	N M L K	8 18 8 2
5	37 Rb 铷 $5s^1$ 85.47	38 Sr 锶 $5s^2$ 87.62	39 Y 钇 $4d^15s^2$ 88.91	40 Zr 锆 $4d^25s^2$ 91.22	41 Nb 铌 $4d^45s^1$ 92.91	42 Mo 钼 $4d^55s^1$ 95.94	43 Tc 锝 $4d^55s^2$ [98]	44 Ru 钌 $4d^75s^1$ 101.1	45 Rh 铑 $4d^85s^1$ 102.9	46 Pd 钯 $4d^{10}$ 106.4	47 Ag 银 $4d^{10}5s^1$ 107.9	48 Cd 镉 $4d^{10}5s^2$ 112.4	49 In 铟 $5s^25p^1$ 114.8	50 Sn 锡 $5s^25p^2$ 118.7	51 Sb 锑 $5s^25p^3$ 121.8	52 Te 碲 $5s^25p^4$ 127.6	53 I 碘 $5s^25p^5$ 126.9	54 Xe 氙 $5s^25p^6$ 131.3	O N M L K	8 18 18 8 2
6	55 Cs 铯 $6s^1$ 132.9	56 Ba 钡 $6s^2$ 137.3	57~71 La~Lu 镧系	72 Hf 铪 $5d^26s^2$ 178.5	73 Ta 钽 $5d^36s^2$ 180.9	74 W 钨 $5d^46s^2$ 183.8	75 Re 铼 $5d^56s^2$ 186.2	76 Os 锇 $5d^66s^2$ 190.2	77 Ir 铱 $5d^76s^2$ 192.2	78 Pt 铂 $5d^96s^1$ 195.1	79 Au 金 $5d^{10}6s^1$ 197.0	80 Hg 汞 $5d^{10}6s^2$ 200.6	81 Tl 铊 $6s^26p^1$ 204.4	82 Pb 铅 $6s^26p^2$ 207.2	83 Bi 铋 $6s^26p^3$ 209.0	84 Po 钋 $6s^26p^4$ [209]	85 At 砹 $6s^26p^5$ [210]	86 Rn 氡 $6s^26p^6$ [222]	P O N M L K	8 18 32 18 8 2
7	87 Fr 钫 $7s^1$ [223]	88 Ra 镭 $7s^2$ [226]	89~103 Ac~Lr 锕系	104 Rf 𬬻* $(6d^27s^2)$ [261]	105 Db 𬭊* $(6d^37s^2)$ [262]	106 Sg 𬭳* [266]	107 Bh 𬭛* [264]	108 Hs 𬭶* [265]	109 Mt 鿏* [266]	109 Ds 𫟼* [269]	111 Rg 𬬭* [272]	112 Cn * [277]	......							

镧系	57 La 镧 $5d^16s^2$ 138.9	58 Ce 铈 $4f^15d^16s^2$ 140.1	59 Pr 镨 $4f^36s^2$ 140.9	60 Nd 钕 $4f^46s^2$ 144.2	61 Pm 钷 $4f^56s^2$ [145]	62 Sm 钐 $4f^66s^2$ 150.4	63 Eu 铕 $4f^76s^2$ 152.0	64 Gd 钆 $4f^75d^16s^2$ 157.3	65 Tb 铽 $4f^96s^2$ 158.9	66 Dy 镝 $4f^{10}6s^2$ 162.5	67 Ho 钬 $4f^{11}6s^2$ 164.9	68 Er 铒 $4f^{12}7s^2$ 167.3	69 Tm 铥 $4f^{13}6s^2$ 168.9	70 Yb 镱 $4f^{14}6s^2$ 173.0	71 Lu 镥 $4f^{14}5d^16s^2$ 175.0
锕系	89 Ac 锕 $6d^17s^2$ [227]	90 Th 钍 $6d^27s^2$ 232.0	91 Pa 镤 $5f^26d^17s^2$ 231.0	92 U 铀 $5f^36d^27s^2$ 238.0	93 Np 镎 $5f^46d^17s^2$ [237]	94 Pu 钚 $5f^67s^2$ [244]	95 Am 镅* $5f^77s^2$ [243]	96 Cm 锔* $5f^76d^17s^2$ [247]	97 Bk 锫* $5f^97s^2$ [247]	98 Cf 锎* $5f^{10}7s^2$ [251]	99 Es 锿* $5f^{11}7s^2$ [252]	100 Fm 镄* $5f^{12}7s^2$ [257]	101 Md 钔* $(5f^{13}7s^2)$ [258]	102 No 锘* $(5f^{14}7s^2)$ [259]	103 Lr 铹* $(5f^{14}6d^17s^2)$ [262]

注：

相对原子质量录自2001年国际原子量表，并全部取4位有效数字。

习题答案

目标检测一

一、最佳选择题

1-8　A　B　C　C　D　C　B　B

二、简答题

略

目标检测二

一、填空题

1. 原子　离子　（或电子）
2. 18g/mol　5mol
3. 氯化钠的质量　物质的量
4. 53　78

二、选择题

1-5　C　B　D　C　A

三、计算题

1. 无水乙醇150mL　蒸馏水50mL
2. NaCl的质量为4.5g。

目标检测三

一、填空题

1. 氯化钠　水　酒精　水
2. (1)有半透膜存在　(2)半透膜两端存在浓度差
3. 280~320mmol/L　9g/L NaCl溶液(生理盐水)　50g/L葡萄糖
4. 胀大　溶血　皱缩　胞浆分离

二、选择题

1-6　D　A　B　D　A　AD

三、简答题

略

目标检测四

一、选择题

1-6　D　C　C　A　D　C

二、思考题

略

目标检测五

一、选择题

1-5　D　C　B　D　D

6-10　A　B　C　D　A

二、填空题

1. 碳碳单键　碳碳双键　碳碳三键　链状　环状

2. 分子组成　结构　乙醇

3. 碳

4. 主要性质　羟基　羧基　醚基

三、简答题

1. 略

2. 略

3. ①溴原子　溴丙烷　②羧基　丙酸　③酚羟基　苯酚

④醇羟基　苯甲醇　⑤醛基　丙醛　⑥醚基　甲醚

⑦酯基　乙酸丙酯　⑧羰基　丙酮

目标检测六

一、选择题

1-5　D　C　B　B　D

6-10　B　D　A　B　B

11-15　C　C　D　B　D

16-20　C　B　B　D　C

21-25　D　D　D　B　C

二、用系统命名法命名下列烃

(1) 2,3,5-三甲基己烷　(2) 2,4-二甲基-1-戊烯

(3) 2,3,4,5-四甲基己烷　(4) 3,4-二甲基-1-己烯

(5) 2,2,3-三甲基戊烷　(6) 4-甲基-3-乙基-1-己烯

(7) 2,4-二甲基己烷　(8) 4-甲基-4-乙基辛烷

三、写出下列有机化合物的结构简式

(1)

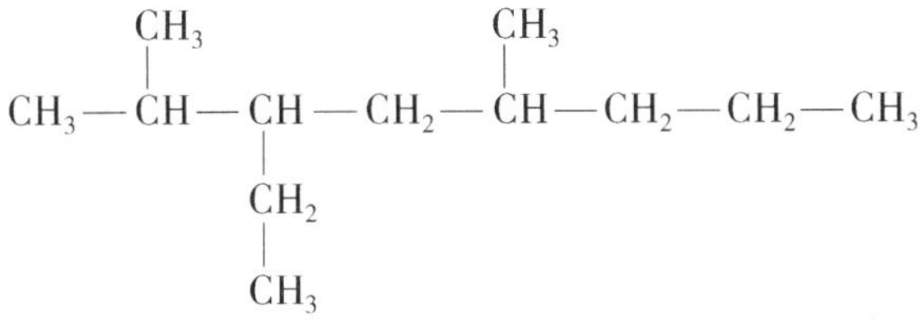

(2)

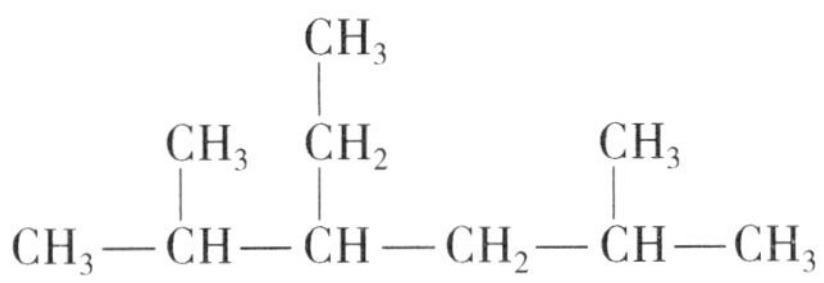

(3) 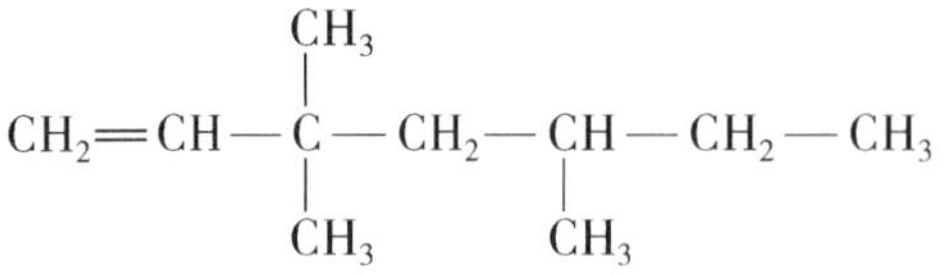

(4) 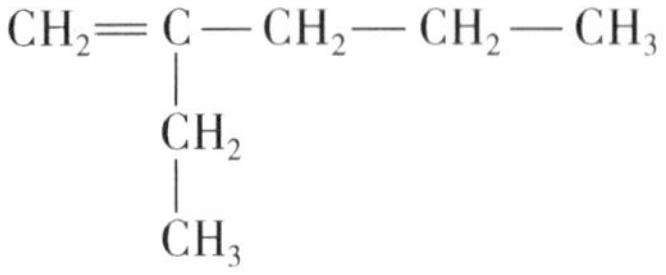

(5) 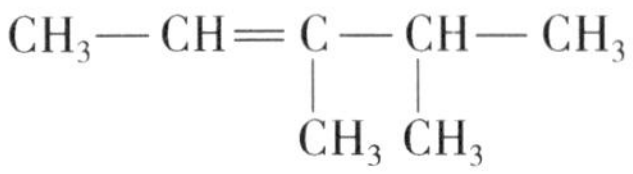

(6) 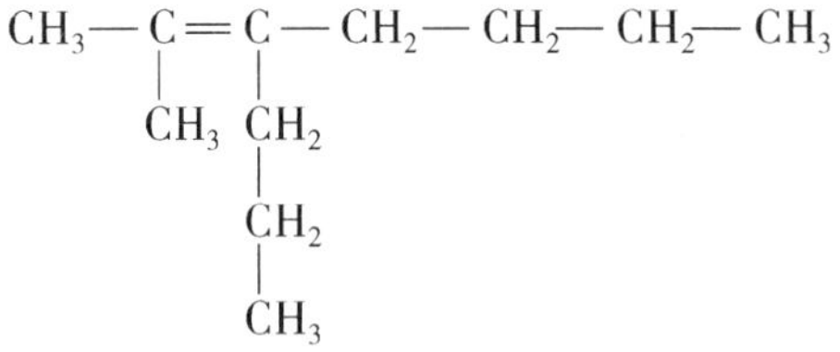

(7) 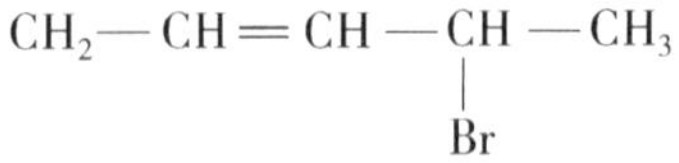

(8) 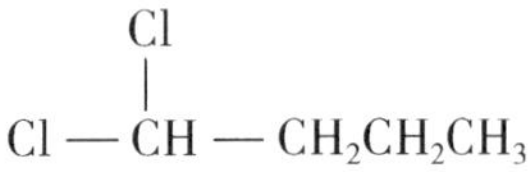

(9) 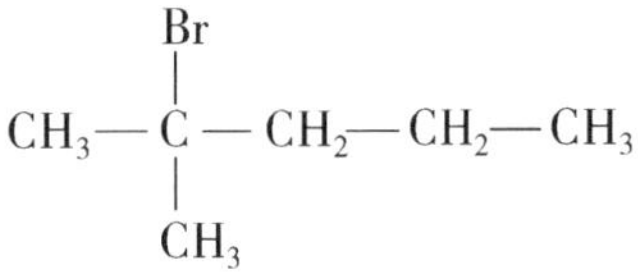

(10) 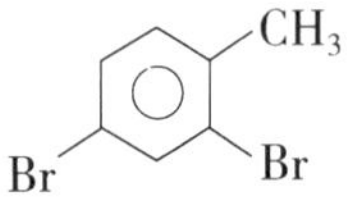

四、请写出下列反应的化学方程式。

(1) $CH_2{=}CH_2 + Cl_2 \xrightarrow{40℃，0.1\sim0.2MPa} CH_2Cl-CH_2Cl$

(2) $CH_2{=}CH_2 + HCl \xrightarrow[0.3\sim0.4MPa]{无水AlCl_3，30\sim40℃} CH_3CH_2Cl$

(3) $nCH_2{=}CHCl \xrightarrow[0.3\sim0.4MPa]{催化剂} \text{+}CH_2-\underset{\underset{Cl}{|}}{CH}\text{+}_n$

(4) $CH_2{=}CH_2 + Br_2 \longrightarrow CH_2Br-CH_2Br$

(5) $CH_2{=}CH_2 + H_2O \xrightarrow[催化剂]{加热，加压} CH_3CH_2OH$

目标检测七

一、选择题

1-5　C　C　A　D　D

6-10　B　D　A　D　B

二、用系统命名法命名下列化合物

1. 2-甲基-1-丙醇　2. 2-甲基-2-丙醇　3. 苯丙醚　4. 苯乙醚

三、按表中要求完成下列实验并填表

实验步骤	实验现象	实验结论
	得到混浊液体	室温下，苯酚在水中的溶解度较小
	混浊液体变澄清	苯酚能与 NaOH 溶液反应，表现了苯酚的酸性
	两溶液均变混浊	苯酚的酸性比碳酸的酸性弱

1. 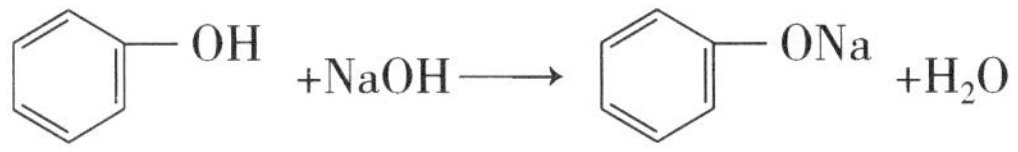

2. 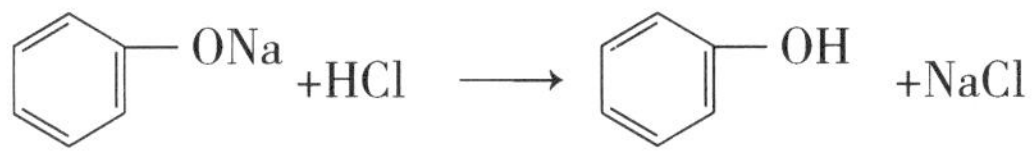

3. 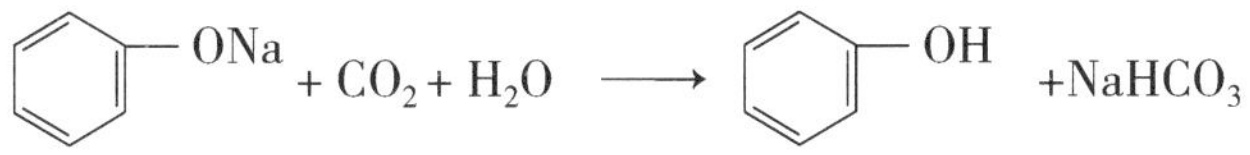

目标检测八

一、选择题

1-5　A　D　A　C　D

6-10　A　C　C　D　A

二、思考并回答问题

(1) 属于醛类的：

① $CH_3CH_2CH_2CH_2CHO$　戊醛

② CH_3CH_2CHCHO (CH 上连 CH_3)　2-甲基丁醛

③ CH_3CHCH_2CHO (CH 上连 CH_3)　3-甲基丁醛

④ CH_3CCHO (C 上连两个 CH_3)　2,2-二甲基丙醛

(2) 属于酮类的：

① $CH_3—C(=O)—CH_2CH_2CH_3$　2-戊酮

② $CH_3CH_2—C(=O)—CH_2CH_3$　3-戊酮

③ $CH_3—C(=O)—CHCH_3$ (CH 上连 CH_3)　3-甲基-2-丁酮

三、写出下列反应的主要生成物

略

目标检测九

一、选择题

1-5　D　A　B　A　D

6-10　B　A　B　D　B

11-15　B　D　C　C　C

二、思考并回答问题

1. 羟基、羧基

2. ①③

3. $HOOC\overset{Br}{\overset{|}{C}}HCH_2COOH + H_2O \xrightarrow{\text{一定条件}} HOOC\overset{OH}{\overset{|}{C}}HCH_2COOH + HBr$

三、用系统命名法命名下列化合物

略

四、写出下列羧酸衍生物的结构简式

略

目标检测十

一、选择题

1-5　D　A　A　D　A

6-10　B　D　B　C　C

11-15　D　A　C　D　B

二、思考并回答问题

1.（1）A　B　C　D

（2）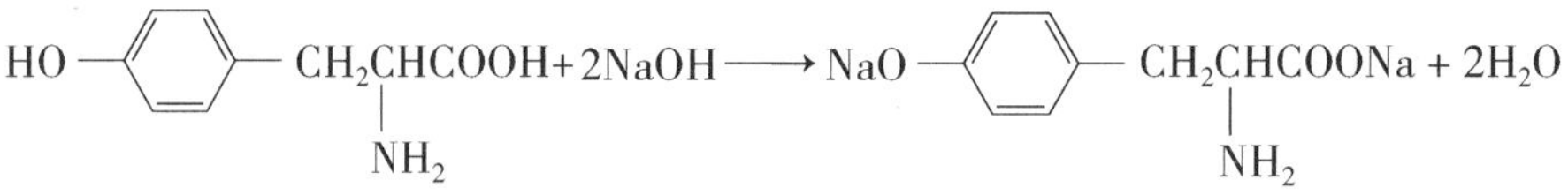

（3）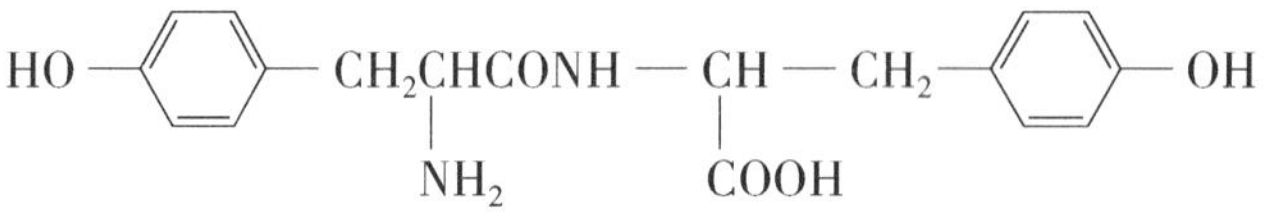

2. 略

目标检测十一

一、选择题

1-5　B　C　A　D　A

6-10　A　B　C　B　A

二、写出下列化学反应方程式

1.（1）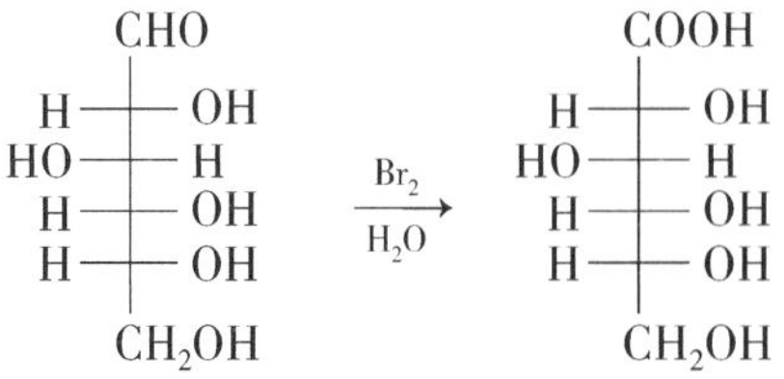

D-葡萄糖　　D-葡萄糖酸

(2) $CH_2OH(CHOH)_4CHO+2[Ag(NH_3)_2]OH \longrightarrow CH_2OH(CHOH)_4COONH_4+2Ag\downarrow+3NH_3+H_2O$

2. $\underset{麦芽糖}{C_{12}H_{22}O_{11}} + H_2O \xrightarrow[\triangle]{H^+} \underset{葡萄糖}{2C_6H_{12}O_6}$

$\underset{蔗糖}{C_{12}H_{22}O_{11}} + H_2O \xrightarrow[\triangle]{H^+} \underset{葡萄糖}{C_6H_{12}O_6} + \underset{果糖}{C_6H_{12}O_6}$

三、用化学方法鉴别下列各组化合物

1. 麦芽糖、蔗糖 $\xrightarrow{班氏试剂}$ 麦芽糖：$Cu_2O\downarrow$(砖红色)；蔗糖：无变化

2. 淀粉、纤维素 $\xrightarrow{碘溶液}$ 淀粉：显蓝色；纤维素：无变化

3. D–葡萄糖、D–果糖 $\xrightarrow{Br_2水}$ D–葡萄糖：褪色；D–果糖：无变化

目标检测十二

一、选择题

1-5 D A B B D

6-10 C D B B C

11-13 D D B

二、讨论分析，请简要回答下列问题

略